心理状态辨治析要系列

中医眼中的

郁闷不舒

齐向华　滕晶 ◎ 主编

山东科学技术出版社
·济南·

图书在版编目（CIP）数据

中医眼中的郁闷不舒 / 齐向华，滕晶主编 . -- 济南：山东科学技术出版社，2023.9（2024.6 重印）

（心理状态辨治析要系列）

ISBN 978-7-5723-1577-0

Ⅰ . ①中… Ⅱ . ①齐… ②滕… Ⅲ . ①抑郁症 - 辨证论治 Ⅳ . ① R277.7

中国国家版本馆 CIP 数据核字(2023)第 030543 号

中医眼中的郁闷不舒
ZHONGYI YANZHONG DE YUMEN BUSHU

责任编辑：马　祥

装帧设计：侯　宇

主管单位：山东出版传媒股份有限公司

出 版 者：山东科学技术出版社
地址：济南市市中区舜耕路 517 号
邮编：250003　电话：（0531）82098088
网址：www.lkj.com.cn
电子邮件：sdkj@sdcbcm.com

发 行 者：山东科学技术出版社
地址：济南市市中区舜耕路 517 号
邮编：250003　电话：（0531）82098067

印 刷 者：山东临沂新华印刷物流集团有限责任公司
地址：山东省临沂市高新技术产业开发区新华路东段
邮编：276017　电话：（0539）2925659

规格：16 开（170 mm×240 mm）

印张：18.25　字数：260 千　彩页：2

版次：2023 年 9 月第 1 版　印次：2024 年 6 月第 2 次印刷

定价：55.00 元

前言

  随着现代社会物质生活水平的提高和生活节奏的加快，人们感受到的来自工作、生活、学习的压力越来越大，这对人们的身心健康产生了很大的影响，心理疾病已成为不容忽视的重大问题。近年来，中医心理学研究更多关注的是中医心理干预与现代疾病治疗的相关性，忽略了深入挖掘直接导致疾病产生的心理根源。只有从更高的心理层面上研究心理疾病，才能更全面地认识疾病。

  郁闷不舒状态是笔者通过多年临床实践总结出的五种心理紊乱状态之一，是一种常见的心理状态，临床表现为患者心情压抑不舒畅、不能痛快表达自己的情感、长期闷闷不乐等。"郁闷"已成为当前导致心理疾病的重要因素之一。中医古代文献有"郁闷"的相关记载，但尚未将其作为致病状态开展系统研究以及提出相应干预措施。在此背景下，笔者通过文献整理归纳，借鉴现代心理学的研究成果，构建了完整的郁闷不舒状态辨证诊疗体系，以期为中医治疗现代心理疾病提供新思路和新方法。

  本书鲜明地提出了郁闷不舒状态致病的观点，并将其作为一种持续状态加以认识，总结出郁闷不舒状态下的各种躯体病症、心理病症及脉象特点，最终形成现代中医心理学视角下的郁闷不舒状态致病的新型诊疗模式，力求体现中医治疗现代心理疾病的特色。本书围绕着郁闷不舒状态的理论和临床研究，按照诊疗疾病和预防调护的思维模式分六章论述。前三章从郁闷不舒状态理论体系的构建、郁闷不舒状态的临床辨识和常见病证展开描述，后三章临床实践部分则通过郁闷不舒状态的临床辨证治疗、预防调护、古今郁闷不舒状态病案分析分别阐述。全书观点新颖，内容翔实，在诊断郁闷不舒状态时运用了大量《系统辨证脉学培训教程》中的脉诊方法，简单实用。在用药方面，本书收集了大量古代方药，探讨了"心理"用药及"五神"辨证用药的规律，记录了大量的古今验案并附有详细的解析。本书将中医心理学和现代心理学相衔接，以中国本土文化为核心内容，从新的视角诠释现代心理疾病，极大地丰富了中医心理学的内容，以期为今后的研究开辟新的思路。

本书的编写得到了各界同仁的帮助，在此一并表示感谢。由于编写人员学识有限，学术观点有待进一步提高，敬请有关专家和读者不吝赐教，以便提高本书的学术水平和实用价值。

本书由山东省中西医结合专病防治项目——抑郁障碍防治项目（YXH2019ZXY006）提供资金支持。

齐向华　滕　晶

2023 年 8 月

目录

第一章 郁闷不舒状态理论体系的构建

第一节 "郁闷"的相关概念梳理

喜、怒、忧、思、悲、恐、惊七种情志活动简称"七情"。"七情"首见于宋代陈言（字无择）的《三因极一病证方论》，书云："七情，人之常性。"其理论则源于《黄帝内经》，《素问·举痛论》曰："百病生于气也，怒则气上，喜则气缓，悲则气消，恐则气下，寒则气收，炅则气泄，惊则气乱，劳则气耗，思则气结，九气不同，何病之生？"这九种生于气的病证，除了寒、炅、劳之外，余者均为陈言所说"七情"内容，而"郁"并没有作为一种单独的情志因素出现在"七情"中，古代医家常把"郁"归于"忧"的范畴。

"郁"的论述首见于《黄帝内经》，《素问·六元正纪大论》有"木郁达之，火郁发之，土郁夺之，金郁泄之，水郁折之"之说，是郁病治疗的雏形。《灵枢·本神》曰："忧愁者，气闭塞而不行。"此时古人已对情志致郁有了一定的认识。随着现代社会的发展，以及生活和工作节奏越来越快，人们面对的各种压力也越来越大。在学业、工作、住房、养老等诸多压力之下，人们的理想与现实常产生矛盾，当期望或熟悉的事情没有发生时，心理压力会增大，造成心理不平衡，又由于人与人之间的交流变少，缺乏合理的排解不良情绪的途径和方法，这种压力与不平衡长期埋藏在心中，就可能产生郁闷的心理，久而久之形成郁闷不舒状态，从而引发各种疾病。本节将从相关概念入手，按照心理认知过程的顺序依次对郁、闷、结、积进行论述，为后文详细介绍郁闷致病理论提供理论基础。

一、有关"郁"的论述

（一）"郁"的训诂学研究

[字形] 小篆中写作"鬱"。

[构造] 会意字。篆文从臼（相对的双手），从缶（器皿），从宀（表蒙覆），从鬯（表香草泡酒），从彡（表香气散发），会用双手在器皿里用郁金香草炮制香酒之意。古人将郁金香草捣碎放在黑黍酿造的酒中，盖严以微火煮之，使不跑气，冷后饮用，则芳香浓郁，令人舒泰畅达，称之为郁鬯酒，用来祀神、赐予、敬客。此字正是这一酿造过程的写照，隶变后楷书写作"鬱"，如今简作"郁"。

[本义]《说文解字·鬯部》："鬱，芳草也。十叶为贯，百贯筑以煮之为鬱。从臼、冂、缶、鬯。彡，其饰也。"析形不准确，所释为引申义。

[演变] "鬱"，本义指用郁金香草合黑黍酿造香酒，也表示郁金香草，后来借用原本当草木丛生繁茂讲的"欝"来表示。①郁，从阝（邑）有声。读 yù，本义指地名（即右扶风的郁夷之地，在今陕西省）。②用作"欝"的简化字，表示酿造、酝酿。③表示郁金香草。有郁其鬯，有俨其彝。④繁茂、繁盛。郁彼北林。⑤表示地名。⑥香气浓重，香气散发。践椒涂之郁烈，步蘅薄而流放；郁郁菲菲，众香发越。⑦引申为富有文采。周监于二代，郁郁乎文哉，吾从周。⑧引申为忧愁郁结。心郁郁之忧思兮，独永叹乎增伤。

[组字] 鬱，如今不单用，只作偏旁，现归入"彡"部。凡从"鬱"取义的字皆与浓盛等义有关。

以"鬱"作声兼义符的字有：欝（郁）。

（二）现代汉语对"郁"的诠释

《辞海》将"郁"的解释如下。

1. 郁 ①通"彧"，文饰、文采明盛貌。张协《七命》："群萌反素，时文载郁。"②通"燠"，温暖。刘孝标《广绝交论》："叙温郁则寒谷成暄。"③香气浓厚。《文选·司马相如〈上林赋〉》："芬芳沤郁，酷烈淑郁。"李善注引郭璞曰："香气盛也。"④姓。

2. 鬱、欝、欎 ①繁盛貌，如苍郁、葱郁。《诗·秦风·晨风》："郁彼北林。"②忧郁，如抑郁、积郁成疾。《吕氏春秋·侈乐》："故乐愈侈而民愈郁，国愈乱。"③闭塞，蕴结。《淮南子·氾论》："譬犹不知音之歌也，浊之则郁而无转。"④腐臭。《荀子·正名》："香臭芬郁……以鼻异。"⑤果木名，即郁李。《诗·豳风·七月》："六月食郁及薁。"潘岳《闲居赋》："梅、杏、郁、棣之属"。

（三）中医学对"郁"的认识

郁病的病名虽首见于《医学正传》，但在《黄帝内经》中已有关于五气之郁的论述，《素问·六元正纪大论》曰："木郁达之，火郁发之，土郁夺之，金郁泄之，水郁折之，然调其气，过者折之，以其畏也，所谓泻之。"以此来治疗郁之甚者。《灵枢·本神》曰："愁忧者，气闭塞而不行。"此时古人已对情志致郁有一定的认识。《诸病源候论·结气候》曰："结气病者，忧思所生也。心有所存，神有所止，气留而不行，故结于内。"这里指出忧思会导致气机郁结。元代朱震亨（字彦修，号丹溪）《丹溪心法·六郁五十二》曰："气血冲和，万病不生，一有怫郁，诸病生焉。故人身诸病，多生于郁。"此处不仅提出了因郁致病的学说，还阐述了气、血、痰、火、湿、食六郁之说，并创立了六郁汤、越鞠丸等方剂治疗六郁。明代以后，医家已逐渐把情志之郁作为郁病的主要内容。《古今医统大全·郁证门》说："郁为七情不舒，遂成郁结，既郁之久，变病多端。"《临证指南医案·郁》中记载的病例均属情志之郁。吴明珠认为"郁"有广义和狭义之分，广义之"郁"指气、血、痰、火、食、湿等病理因素导致人体气机郁滞不通，故有"六郁"之说；狭义之"郁"则指精神情志抑郁导致肝气郁滞。

二、有关"闷"的论述

（一）"闷"的训诂学研究

[字形] 小篆中写作"閔"。

[构造] 形声兼会意字。篆文从心，从门（表关闭），会心中憋闷之意。门也兼表声，隶变后楷书写作"悶"，如今简作"闷"。

[本义]《说文解字·心部》："悶，满也。从心，门声。"本义为憋闷，不舒畅。

[演变] 闷，①本义指憋闷，不舒畅。四望青天解人闷；闷闷不乐；烦闷。②引申为不透气。闷罐子车。③又引申为失去知觉。一口气没上来，闷倒在地。④又读 mēn，引申为因空气不流通而感到不舒服。天气闷热。⑤又引申为密闭、关闭。话闷在心里。⑥引申为不机灵。这孩子有点发闷。⑦方言指声音不响亮。说话闷声闷气。

[组字] 闷，如今既可单用，也可作偏旁，现归入"门"部。凡从闷取义的字皆与憋闷、密闭等义有关。

以"闷"作声兼义符的字有：焖（mèn）。

（二）现代汉语对"闷"的诠释

《辞海》将"闷"的解释如下。

1. mēn　①气不通畅，如闷热。《素问·风论》："风者，善行而数变，腠理开则洒然寒，闭则热而闷。"②声音低沉不响亮，如闷雷。汤式《一枝花·言志》套曲："闷弓儿难射鹏雕。"③沉默，不作声，如闷声不响。④密闭着使不出气。《儿女英雄传》第七回："这人在筐里闷了半日。"

2. mèn　①忧愤，烦闷。《易·乾》："遁世无闷。"《红楼梦》第二十六回："怎么又要睡觉？你闷得很，出去逛逛不好？"②密闭的，如闷子车。

（三）中医学对"闷"的认识

《素问·刺热》曰："心热病者，先不乐，数日乃热，热争则卒心痛，烦闷善呕，头痛面赤，无汗。"此处的"闷"即为憋闷、心情不舒、不畅快的意思。《黄帝内经太素》曰："血并于上，气并于下，心烦悗善怒。"此处"悗"同"闷"，血盛上冲心，故心烦闷而喜怒。《医碥·痞满》曰："痞满，但内觉满闷，而外无胀急之形也。"此处的闷为因寒、热、食滞、痰凝、血瘀或脾湿等原因使中气不运而致胸中或腹中满闷。

"郁"与"闷"二字在古代文献中多同时出现，《叶氏医效秘传·懊憹》曰："懊憹者，心中懊憹，郁闷不舒之貌，比之烦闷尤甚者也。"《简明医彀·伤寒·变证》认为："懊憹：郁闷恼乱，甚于烦躁也，汗下之不当，正气内虚，宜栀子豆豉汤微吐之。"《古今医统大全·懊憹》曰："懊为烦恼，憹为郁闷之貌，即心下烦恼，郁郁然不舒，愤愤然无奈，心中不安，比之烦躁而甚者也。"这说明郁闷是一种比烦闷、烦躁更为严重的状态。

三、有关"结"的论述

（一）"结"的训诂学研究

［字形］小篆中写作"結"。

［构造］形声字。篆文从系，古声。隶变后楷书写作"結"。如今类推简作"结"。

［本义］《说文解字·系部》："結，缔也。从系，吉声。"本义为打结。

［演变］结，①本义指打结，编织。上古结绳而治；结草衔环；编结。②用作名词，指系成的扣。蝴蝶结；领结；打结。③进而引申为像结的东西。东风吹尽去年愁，解放丁香结；喉结；症结。④引申为结果，结束。故君子行，思乎其所结；了结；完结；总结；结束。⑤又引申为聚合。寒风摧树木，严霜结庭兰；凝结；郁结；结冰。⑥引申为构建。结庐在人境，而无车马喧；结构。⑦又引申特指旧时保证附则的字据。具结。⑧读 jiē，由缩成结，引申为生长出。桃树结果。⑨又引申为坚硬，健壮。墙砌得不结实；身子骨结实。

［组字］结，如今可单用，一般不作偏旁，现归入"系"部。

（二）现代汉语对"结"的诠释

《辞海》对"结"的解释如下。

1.用线绳等物打结或编制　亦指结成之物。《老子》："善结，无绳约而不可解。"

2.扎缚　《文选·张衡〈西京赋〉》："但观罝罗之所罥结，竿殳之所拒掁毕。"李善注引薛综曰："结，缚也。"

3.结交；勾结　《史记·吴王濞列传》："乃身自为使，使于胶西，面结之。"

4.凝聚；凝固　周兴嗣《千字文》："露结为霜。"

5.屈曲；盘结　《礼记·月令》："蚯蚓结。"孙绰《游天台山赋》："结根弥于华岱。"引申为收敛。《礼记·曲礼上》："德车解旌。"郑玄注："结，谓收敛之也。德车，乘车。"

6.旧时向官府承担责任或承认了结的证件　《老残游记》第十八回："可以令其具结了案。"

7.突出的块状物　韩愈《石鼎联句诗序》："长颈而高结喉中。"亦即谓突出。《山海经·海外南经》："结匈国……其为人结匈（胸）。"

（三）中医学对"结"的认识

中医文献中对"结"的描述较多。《素问·举痛论》曰："思则心有所存，神有所归，正气留而不行，故气结矣。"《灵枢·本神》："忧愁者，气闭塞而不行。"文中认为忧愁思虑使气机不畅，导致气结，常表现为郁郁不舒。

此外，"结"还有痰结、血结、食积结等诸多分类。《太平圣惠方》云："忧愁思虑，气逆痰结，皆生是疾也。"《女科精要·乳症》曰："妇人有忧怒抑郁，朝夕积累，脾气消阻，肝气横逆，气血亏损，筋失荣养，郁滞与痰结成隐核……慎不可治。"文中认为忧愁思虑、恼怒抑郁均可引起痰结，进而产生诸病。《内伤集要·内伤虚损失血症治》曰："妇人有甚郁作渴，呕吐吞酸而血崩，以火治，或时效或不效，此肝气结也。肝藏血，气结宜血结，何反崩。"《辨证录·肝痈门》曰："肝中郁气苦不能宣，而血因之结矣。血结不通，遂化脓而成痈，其势似乎稍缓，然肝性最急，痈成而毒发其骤也。"肝藏血，气能行血，故肝气郁结易使血结不通。《杂病广要·积聚》曰："心有郁结，乘怒强食，以致气不升降，胸腹胀满，噫噫声不绝，或三五日一遍，于饮食后，气闭不通，必须吐出所唉之物，候腹胀空虚，气方稍通，病势将深，连日呕吐诸物不停。"《黄帝内经太素·阴阳杂说》认为"饮食自倍，肠胃乃伤"，并指出"若饮食自倍，则气不通，夭人寿命也，此则伤腑也"。这些论述均认为饮食积滞会使气机闭塞不通，损伤脏腑。

四、有关"积"的论述

（一）"积"的训诂学研究

［**字形**］小篆中写作"𥢵"。

［**构造**］形声字。篆文从禾，责声。隶变后楷书写作"積"。如今类推简作"积"，改为从"只"声。

［**本义**］《说文解字·禾部》："積，聚也。从禾，责声。"本义为积聚谷物。

［**演变**］积，①本义指积聚谷物。获之挃挃（zhì，割禾声），积之栗栗（众多貌）。②引申泛指积聚。积土成山，风雨兴焉；积水成渊，蛟龙生焉；积年累月；积少成多。③用作名词指积聚之物。居则具一日之积，行则备一夕之卫；汉之为汉几四十年矣，公私之积，犹可哀痛。④由积聚又引申指积久而成的、习惯的。悲夫！有如此之势，而为秦人积威之所劫，日削月割，以趋于亡；积怨。⑤引申作中医术语，积久渐成的内脏疾病。食积，血积，痰积，气积，虫积。⑥又引申用作数学术语。指乘积。⑦用于"积极"，表示向上的，热心的。发挥积极作用。

［**组字**］积，如今可单用，一般不作偏旁，现归入"禾"部。

（二）现代汉语对"积"的诠释

《辞海》对"积"的解释如下。

1.聚，储蓄　《诗·周颂·载芟》："有实其积，万亿及姊。"《国语·楚语下》："无一日之积，恤民之故也。"韦昭注："积，储也。"

2.积久而成的　《荀子·解蔽》："私其所积，唯恐闻其恶也。"

3.留滞　《庄子·天道》："天道运而无所积。"

4.若干个数相乘的结果　称为这些数的"积"。

（三）中医学对"积"的认识

"积"作为病名，与"聚"常相提并用，首见于《黄帝内经》。《灵枢·五变》曰："人之善病肠中积聚者……如此，则肠胃恶，恶则邪气留止，积聚乃伤；脾胃之间，寒温不次，邪气稍至，蓄积留止，大聚乃起。"但"积"与"聚"在病理和临床表现上有明显的区别，《难经·五十五难》讨论了积与聚的症状和鉴别，认为"积者，五脏所生；聚者，六腑所成"，即积是属阴的五脏所生，而聚是属阳的六腑所成。在症状方面，中医认为"积者，阴气也，其始发有常处，其痛不离其部，上下有所终始，左右有所穷处"。《金匮要略·五脏风寒积聚病脉证并治》曰："积者，脏病也，终不移；聚者，腑病也，发作有时。"《中医内科学》认为积聚是腹内结块，或痛或胀的病症，积属有形，结块固定不移，痛有定处，病在血分，是为脏病；聚属无形，包块聚散无常，痛无定处，病在气分，是为腑病。

通过上文对郁、闷、结、积的论述及其相互关系的阐述，读者认识了"郁""闷""结""积"所包含的内容，也为后文提出郁闷致病理论奠定了基础。

第二节　现代心理学对"郁闷"的相关认识

中医学对"郁"的认识有广义和狭义之分，郁闷不舒状态属于郁病情志类的狭义范畴，表现为患者自觉心情压抑不舒畅，不能痛快地表达自己的情感，持续时间较长，具有一定的稳态。现代心理学对"郁闷"的相关研究比较少，认为郁闷不舒状态是郁病的一个分支，是一种病理结果，并可以作为导致疾病进一步发生的病机，且心理活动内容有别于常态。

一、关于郁闷的概念

郁，《说文解字》："鬱，积也。"闷，《说文解字》："满也。"郁闷，《辞海》释为：①积聚在内心的烦闷；②沉闷，不舒畅。吴明珠认为"郁"有广义和狭义之分，广之"郁"指气、血、痰、火、食、湿等病理因素导致人体气机郁滞不通，故有"六郁"之说；狭义之"郁"则指精神情志抑郁导致肝气郁滞。目前，郁闷不舒的意义有两种：一是七情之一的情绪反应，是基本的病因；二是机体的状态，是一种临床表现，是长期生闷气之后出现的心情抑郁，是一种自觉症状。

在很多古代文献中，郁病一般不作病名而论，但对气郁能够致病的学说则传言甚早。《素问·举痛论》里就有"百病生于气也"的记载，同时，古人认为郁闷与情志内伤亦密切相关。如《灵枢·本神》中提出："忧愁者，气闭塞而不通也。"隋代的巢元方在其著作中说："结气者……气留而不行，故结于内。"这些论述均从不同侧面表明忧愁思虑可导致气机不畅，表现为郁闷不舒。金元时期，医家们对郁病的病机进行了深入研究，尤其是从邪实入手辨治，如朱丹溪在"百病皆生于气"理论的启发下，认识到"气血冲和，万病不生，一有怫郁，百病生矣"，并提出人体的气、血、痰、火、食、湿均可以郁结，其中气郁为众郁之首，此代表了金元时代的特色。随着医学的发展，明清以来的许多医家继承了这些观点，并对郁病的病因病机进行了更深层次地探讨，指出邪气外袭、饮食无度以及情志内伤均可导致郁病。其中，《医经溯洄集》指出："凡病之起，多由乎郁。郁者，滞而不通之义。或因所乘而为郁，或不因所乘而本气自郁，皆郁也。岂惟五运之变能使然哉？郁既非五运之变可拘……固可扩焉而充之矣。可扩而充，其应变不穷之理也欤。"此标志着郁病概念的广泛化。随之，医家们认识到情志因素在郁病中的致病作用，如清代的唐大烈在《吴医汇讲》中言："郁证之起，必有所因，盖因郁致疾，不待外感六淫，而于情志更多。"又如明代徐春甫所著的《古今医统大全》中所言："郁为七情不舒，遂成气结，既郁日久，变生多端。"这些论述认为情志不舒致郁的原因是气机结滞。张介宾（号景岳）则提出"因病而郁"和"因郁而病"的观点，其在《景岳全书》中说：

"凡五气之郁则诸病皆有，此因病而郁也。至若情志之郁，则总由乎心，此因郁而病也。"并且，张氏还认为思虑、恼怒及忧愁都是郁闷不舒的重要因素。清代医家叶桂（字天士）在总结古人经验的基础上，对郁的病因、部位和转化进行了全面总结，他认为郁闷不舒可以由外邪着人而致，抑或七情内伤致病，导致气机郁滞不畅，或郁于营卫，或郁于经络、脏腑，郁滞日久，易伤及血分，导致郁劳沉疴之疾，其在《临证指南医案》中说："故六气之著人乎，皆能郁而致病……总之，邪不解散，即谓之郁，此外感六气而成者也。今所辑者，七情之郁居多……因情志不遂，则郁而成病矣……郁则气滞，气滞久则必化火热……初伤气分，久必血分，延及郁劳沉疴。"至此，郁闷不舒的概念及其病因病机的认识已臻完备。

二、心理活动及过程

心理活动是人脑对客观现实的反映，是人们或动物（具有心理现象）在进行语言、行为、表情等活动前所进行的思维。人的心理活动有很多种，在不同环境下每个人的心理活动也是不一样的，没有完全相同的。中医学的"郁闷"包含在心理学的忧郁或抑郁范畴之中，属于忧郁或抑郁的一种表现。忧郁与抑郁也是有明显区别的，忧郁是一种正常的情绪，当人们遇到精神压力、生活挫折、生老病死等问题时就会很自然地产生忧郁情绪。忧郁的程度比较轻，而且"事出有因"，通常是短期性的，通过自我调适，充分发挥自我心理防卫功能，可重新保持心理平稳。抑郁障碍则是一种病理心理性的忧郁障碍，程度比较严重，通常无缘无故地产生，缺乏客观精神应激的条件，常影响患者的学习和工作，更有甚者可以产生严重的消极自杀行为，典型的抑郁障碍有节律性症状特征，表现为晨重夜轻的变化规律。抑郁障碍常持续存在，甚至不经治疗难以自行缓解，症状还会逐渐加重恶化。

三、异常心理的判断

异常心理是指个体在某个时期或长期没有能力按社会认可的适宜的方式行动，以致其行为后果对本人或社会不适应的心理状态。异常心理与正常心理是相对的，二者之间在某些情况下可能有本质的差别，但在更多情况下又可能只是程度的不同。异常心理的表现受多种因素影响，诸如生物因素、心理状态、社会环境等，选取的角度不一样，异常心理的判定标准也就不尽相同。此外，异常心理很难依靠现代医学的理化检手段诊断，但却可以充分利用中医脉诊这一特色诊察手段，从脉象学上辨析人的心理状态，目前国内已有不少专家正在从新的角度潜心研究脉诊，可以弥补单纯的心理问题无仪器可查的不足。对于郁闷不舒状态，除了判断是否有明确的刺激源以外，还要对其发生时伴随出现的其他情绪进行分析。长期持续的郁闷有可能转变为病态抑郁，使个体处于更加无助和无法应对的境地，并导致心理和生理上的功能障碍，可表现为身体过度反应，如体重下降、睡眠失常、四肢无力、疲劳、胃肠不适等。

四、相关的临床疾病

由于生活条件、生活环境、所受教育及所从事的实践活动的差异，尤其是个体的承受能力不同，"郁闷"对人的影响是不可小觑的。古籍中常将郁闷不舒作为病因论述，郁闷不舒既可以作为疾病发生的诱因，也可以作为引起疾病发生的主要病机。郁闷不舒状态是患者非正常的心理内容，不仅影响昼日的生活工作和生理功能，而且影响气血在夜晚的运行，最终导致全身的气血阴阳失调，随着病情的迁延，结合患者不同的个性和体质会发生多种病证，如失眠、中风、肿瘤等。

若人长期处于郁闷状态，且无人诉说，情绪不能疏解，这种郁闷程度就会日益加重，对工作、生活等失去兴趣，对人和事物产生负面想法和看法，对自己甚至对未来产生悲观与绝望情绪，这种极端的状态持续下去就会形成抑郁障碍。郁闷不舒状态与抑郁障碍的临床表现都有可能出现情绪低落、兴趣下降等症状。两者的区别在于，郁闷不舒状态是一种更为稳定的心理紊乱状态，心理紊乱状态既是抑郁障碍的主要表现，又作为核心病机导致整个人体的脏腑紊乱和气血失调，加重心理情绪抑郁，引发一系列躯体症状。郁闷不舒状态作为抑郁障碍的前状态，与抑郁障碍的发生有着直接联系。

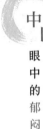
五、郁闷不舒与述情障碍

郁闷不舒状态属郁病情志类狭义范畴，主要是指患者自觉心情压抑不舒畅，不能痛快表达自己情感的一种状态。其持续时间较长，具有一定的稳态，且心理活动内容有别于常态。其意义有两种：一是七情之一的情绪反应，是基本的病因；二是机体的状态，是一种临床表现，是由于长期生闷气之后而出现的心情抑郁，是一种自觉症状。

述情障碍（Alexitymia）又称作"情感表达不能"或"情感难言症"，一般认为，它不是一种独立的精神疾病，可以是一种人格特征，也可以是某些躯体或精神疾病较常见到的心理特点，或为其继发症状。1973年由Peter Sifneos命名之后，"述情障碍"得到了精神病学和心身医学研究者的广泛重视。国内最早由张建平在中国心理学会"个性"研讨会上做了述情障碍个性特点的研究概况报告。此后，国内对述情障碍的研究逐渐增多，从最初零散、缺乏系统性、研究方向单一，到多层次、多学科领域的方向发展，并对述情障碍的本质、检测、发病机制以及治疗进行了深入探讨。

段志荣的研究结果表明，抑郁障碍患者较正常人存在明显的述情障碍，他们相对缺乏情感描述，对情绪和躯体感受识别的能力、内在愿望和情绪及感受的表露也比正常人差，证实了述情障碍在抑郁障碍的发生、发展过程中起着重要的作用，并多表现为难以区分的情绪障碍与躯体障碍，而某些情绪障碍仅以各种躯体不适来表达，这些对抑郁障碍的诊治有现实意义。

笔者对失眠症的郁闷不舒状态与述情障碍做了相关性研究，结果显示情感难以描述在失眠症的发生和维持中起着重要的作用，恰当地表述自己的情感能够有效地宣泄内心的负面因素，保持健康的心理状态。因此，在失眠症的研究和治疗中要充分认识描述情感的关键作用，注重恢复患者紊乱的心理状态，从而达到治疗目的。

第三节 现代医学对"因郁致病"的认识

一、现代医学对情志致病的认识

随着医学模式向"生物—心理—社会"模式的转变，心理因素与疾病之间的关系日益受到人们的关注。

情志是中医学对人类情绪的特有称谓，是以七情为基础的情绪活动的总体概括。它是人对内外环境变化进行认知评价而产生的涉及心理、生理两大系统的复杂反应，是具有内心体验、外在表情及相应的生理和行为的变化，可发生在一定的情景之中，其反应和表达方式与个体心理、生理状态有关。

现代医学认为，情绪变化通过神经—内分泌—免疫系统导致疾病发生。神经、内分泌与免疫系统之间通过多种共同的介导物质（神经递质、激素和细胞因子）相互作用及调节，构成机体内复杂的多维立体调控网络。免疫系统通过免疫调节介质如白介素、干扰素（IFN）、肿瘤坏死因子等作用于下丘脑—垂体前叶—肾上腺皮质轴而影响神经和内分泌系统的状态。神经系统可通过下丘脑—垂体前叶—肾上腺皮质—免疫器官这一多级路径调节内分泌和免疫系统的功能，而内分泌系统则可通过激素控制神经系统和免疫系统的活动。这三个系统之间不仅存在大的回路，而且彼此之间进行着直接的双向交流，对机体在不同条件下稳态的维持起着决定性的作用。情绪心理应激，导致神经—内分泌—免疫调节网络功能失调，是产生各种身心疾病的重要原因之一。

临床研究发现，负性情绪图片可以诱发被试者明显的负性情绪，使其收缩压、舒张压、唾液皮质醇水平明显上升，分泌型免疫球蛋白 A（SIgA）水平下降。某些外周分子水平的生理化学变化亦可以直接影响人的情绪变化。试验发现，在情绪忧虑紧张等各种精神刺激下，细胞和体液免疫功能下降，肾上腺增大，甲状腺功能受抑制，血中淋巴细胞减少。在应激状态下，机体糖皮质激素分泌亢进，抑制免疫功能，影响巨噬细胞、B淋巴细胞、T淋巴细胞、NK细胞及免疫抗体的功能。而情绪愉快能增强免疫功能，表现为淋巴细胞对有丝分裂原的增殖反应增强，NK细胞活性增强。

通过对银屑病患者进行研究，发现其抑郁分、焦虑分、时间匆忙感+争强好胜和敌意（TH+CH）分和考试焦虑量表（TAS）总分与神经肽Y（NPY）、白细胞介素-6（IL-6）、白细胞介素-8（IL-8）和皮质醇水平有显著相关性。焦虑抑郁情绪可以引起神经肽Y等神经肽水平的升高，继而可能通过对内分泌系统和免疫系统的影响来参与疾病的发生、发展。抑郁障碍患者的细胞免疫功能和免疫细胞数目出现改变，主要包括有丝分裂原刺激的淋巴细胞增生反应降低、白细胞数目增加、自然杀伤细胞的数目和活性以及淋巴细胞亚群数目的改变。

越来越多的研究表明，情志与人体疾病的发生有着密不可分的关系。如何在当今临床实践中更好地发挥中医学"情志致病"理论的指导作用，改善和缓解患者的不适症状，是中医心理学研究中一个重大的现实课题。

二、"因郁致病"的理论研究

情志的活动，以五脏精气为物质基础，情志为病，内伤五脏，主要是破坏了脏腑之间和人体内外的相对平衡状态，使五脏气化失常，气血不和，阴阳失调而致病。《灵枢·本神》曰"愁忧者，气闭塞而不行"，并指出"脾忧愁而不解则伤意，意伤则悗乱，四肢不举，毛悴色夭，死于春"。郁闷不舒多由情志所伤，肝气郁结，逐渐引起五脏气机不和所致，可涉及肝、心、脾、肾等脏。

（一）郁与肝

肝喜条达主疏泄，调畅全身气机，使脏腑经络之气畅通。若长期情怀不畅，郁闷不舒，则肝失疏泄，气机紊乱，则会引起情志活动的异常。《医旨绪余·论五郁》曰："夫《内经》曰：木郁达之，木郁者，肝郁也。达者，条达、通达之谓也。木性上升，佛逆不随，则郁。"《医碥》曰："木郁者，肝气不舒也。"可见，肝脏对情志活动起着重要的调节作用。

现代研究认为，中医学的肝包括现代医学的肝脏及神经内分泌系统、消化系统、血液循环系统等部分功能。临床观察肝脏的生理功能和病理变化与大脑皮质的兴奋、抑制以及自主神经（特别是交感神经）的功能等多种因素密切相关，而情志变化主要引起大脑皮质功能改变和神经内分泌功能紊乱。悲哀、忧愁等情志变化导致肝郁证时，作用于免疫系统的主要物质——神经介质和内分泌激素，如去甲肾上腺素、肾上腺素、5-羟色胺、多巴胺、胰岛素、乙酰胆碱及肽类物质等多项指标均发生变化；交感神经偏亢，而交感神经有抑制免疫反应作用；肝郁证患者巨噬细胞免疫功能明显降低，补体 C_3、免疫球蛋白 A（IgA）水平下降，T 淋巴细胞转化率明显降低，T 细胞功能抑制，脾淋巴细胞转化率明显降低，增殖程度明显下降，L－Ⅱ产生功能降低；肝郁大鼠胸腺、脾脏重量、L－Ⅰ明显降低。长期处于激怒状态的人，中枢神经系统和免疫功能紊乱。持续激怒的大鼠，腹腔巨噬细胞的吞噬功能和产生白细胞介素-1（IL-1）的能力明显抑制，并伴有体重下降、胸腺萎缩、T 细胞功能抑制，导致免疫功能下降。

黄炳山对肝郁气滞证及相关证候进行了现代病理、生理学基础的研究，认为肝脏功能与大脑皮质的兴奋与抑制以及自主神经功能等多种因素有关。严灿等发现肝郁证大鼠的胸腺、脾脏重量减轻，全血 T 淋巴细胞转化率降低，说明其免疫功能呈低下状态，这都表明中医肝脏与神经、内分泌免疫网络调节存在着必然的联系。

（二）郁与心

心藏神，为五脏六腑之大主，张景岳指出"情志之郁，则总由乎心"，《类经·疾病类·情志九气》曰："情志之伤，虽五脏各有所属，然求其所由，则无不从心而发。"情志病多由心而发，累及肝胆。肝藏血，心主血，若心主血功能失常，则肝失所藏，肝体失养而成郁。此即"血少，不能养肝"而成郁之谓。

现代研究认为，忧郁与心血管病之间的密切双向关系业已明确。严重忧郁者常有冠心病及急性心血管并发症，兼有忧郁的心血管病患者的罹患率及病死率明显高于无忧郁的心血管病患者。

此外，许多研究证明，未经药物治疗的重性抑郁障碍患者中，其催乳素（PRL）功能亢进。皮质醇的长期分泌可引起高血压、高胆固醇血症、高三酰甘油血症、钠潴留、血容量增加、心肌钾减少，降低室颤阈值，并增加冠状动脉 α-肾上腺受体对儿茶酚胺的敏感性。此外，类固醇还可导致内皮细胞和内膜损伤，破坏正常修复能力，与动脉粥样硬化形成有关。

（三）郁与脾

《素问·阴阳应象大论》云："谷气通于脾，雨气通于肾，六经为川，肠胃为海，九窍为水注之气。"李杲（字明之，号东垣）《脾胃论·脾胃盛衰论》中说："百病皆由脾胃衰而生也。"这些论述皆表明了脾胃的重要性。中医学认为，脾胃能够运化水谷，化生精微，为后天之本，气血化生之源，为五脏活动提供物质来源。脾胃居于中焦，升降相因，通连上下，为诸脏气机升降之枢纽，而脏腑气机的升降出入协调和谐是脏腑功能得以正常发挥及产生情志活动的先决条件。因此，中焦气机紊乱是情志致病的主要机制或恶化的主要因素。

研究认为，中医学的脾胃实质上是一个多元性功能单位，包括现代医学的脾、胰、消化道和神经系统的部分功能。研究发现，至少有 20 种胃肠多肽存在于大脑组织中，这种胃肠和神经系统双重性分布的肽类称为"脑肠肽"，它与人的情志活动有关，说明神经系统和胃肠道在起源和功能上有密切关系。有人甚至推测，胃—肠—胰内分泌系统，通过脑肠肽，影响脑肠轴，很可能是中医认为脾胃与情志活动有关的物质基础。另有研究认为，情绪变化常伴有胃肠道功能的改变，抑郁性退缩可使胃肠运动减弱及分泌减少、胃黏膜苍白。

（四）郁与肾

中医学认为，肾主藏精，主骨髓汇聚于脑，而元神内守于脑，由肾之精髓转化，故而情志禀于脑而根于肾，肾为情志活动提供了重要的物质基础。肾为先天之本，内藏元阴元阳，肾中精气是机体生命活动之本。肾阴、肾阳为人体各脏腑之本，对机体各脏腑有重要的调节作用，五脏乃至全身阴阳均受控于肾。若肾阴不足，心火独亢，心肾失交，亦可见惊悸、失眠、多梦、健忘等症，正如《景岳全书·不寐》所云："思虑劳倦，惊恐忧疑，及别无所累而常多不寐者，总属真阴精血之不足，阴阳不交，而神有不安其室耳。"

现代医学研究认为，肾的功能不仅包括解剖学的肾脏，还包括神经、内分泌、生殖、造血、免疫等系统的功能。李秀英认为慢性肾衰竭以虚实夹杂为基本病机，而实邪郁阻，脏腑气机滞而不通，升降失常，会导致变证丛生，这些变证如不能进行及时有效的干预，常导致病情坏转，肾衰竭进展加速。治疗中常从"郁"论治，提出三焦郁阻，主理中焦；疏解肝郁，用药轻灵；开达肺郁，气血调和；疏解肾郁，不妄用补；调理血郁，谨忌攻破，使脏腑气机调和，正气得养，邪气得祛等临证思路与方法，在延缓慢性肾衰竭疾病进展中疗效显著。

三、"因郁致病"与"因病致郁"

情志是中医学对情绪的特有称谓，是对包括七情在内的所有情志的统称，七情是喜、怒、忧、思、悲、惊、恐七种常见情志的统称。情志在一般情况下不会导致或诱导疾病，但在突然、强烈或长期性的情志刺激下，超过了正常的生理活动范围而又不能适应时，使脏腑气血功能紊乱，形成一种心理紊乱状态，就会导致疾病的发生。情志太过之时，则损伤五脏，怒伤肝，喜伤心，思伤脾，悲忧伤肺，恐惊伤肾。而体内脏腑功能长期失调，又会引起人的精神情志的异常。

张介宾（字会卿，号景岳）在《景岳全书》中设有"郁证"专篇，对郁病做了详细系统地阐述。《景岳全书·杂证谟·郁证》曰："凡五气之郁，则诸病皆有，此因病而郁也。至若情志之郁，则总由乎心，此因郁而病也。"他首先提出了"因郁致病"与"因病致郁"的学说。

因郁致病，指狭义的郁病，是由于情志不舒、气机郁滞所致，以心情抑郁、情绪不宁、胸部满闷、胁肋胀痛，或易怒易哭，或咽中如有异物梗塞等症状为主要临床表现的一类病证。笔者认为，郁闷不舒的发病与情绪有很大关系，可以由忧思郁虑、孤独沮丧、精神压抑或过度紧张而诱发。患者长期处于这些不良情绪的刺激之下，引起脏腑经络气血失调，气机郁滞而导致疾病发生，即"因郁致病"。

因病致郁，指广义的郁病，包括《黄帝内经》所言"五气"之郁，涵盖外感和内伤等各种因素引起的脏腑经络气血郁滞的病证。如有的人患了疑难病或慢性病后，由于长期治疗而不愈，则会产生抑郁、绝望等悲观情绪，如果这种消极的情绪得不到疏泄，会加重固有的疾病，形成"郁—病—郁"的恶性循环。

参考文献

［1］夏征农.辞海［M］.上海：上海辞书出版社，1999.

［2］谷衍奎.汉字源流字典［M］.北京：华夏出版社，2003.

［3］孟昭兰.情绪心理学［M］.北京：北京大学出版社，2005.

［4］齐向华.失眠症中医心理紊乱状态辨证论治体系的构建［J］.中华中医药学刊，
　　2009，27（9）：1805-1807.

［5］康秀丽，齐向华.《医学衷中参西录》"思虑过度"致病案分析［J］.内蒙古中医药，
　　2008，3：56-57.

［6］段志荣.抑郁症患者的述情障碍特征［J］.中国中医药资讯，2010，2（32）：
　　146-147.

［7］张燕梅."思伤脾"与"脑肠肽"［J］.中国中医基础杂志，2000，6（1）：6-7.

［8］吴明珠.《伤寒论》《金匮要略》治郁方法［M］.北京：中医古籍出版社，2004：
　　2181.

［9］张建平."述情障碍"个性特点的研究概况［C］.中国心理学会"个性"研讨会交
　　流资料，天津：1990：4.

［10］王丽娟，白克镇.述情障碍国内研究进展［J］.神经疾病与精神卫生，2010，10（6）：
　　626-629.

［11］段志荣.抑郁症患者的述情障碍［J］.中国中医药咨询，2010，11（2）：32，
　　　146-147.

［12］洪昆辉.思维过程论［M］.昆明：云南大学出版社，2001：99.

［13］齐向华.失眠症中医诊疗［M］.北京：人民军医出版社，2007.

［14］齐向华.失眠症患者郁闷不舒状态的理论和临床研究［J］.山东中医药大学学报，
　　　2007，31（6）：449.

［15］周仲瑛.中医内科学［M］.北京.中国中医药出版社，2003.

［16］乔明琦、张惠云、王文燕，等.肝气逆、肝气郁两证发病与个性特征和情绪的相
　　　关性研究［J］.中国中医基础医学杂志，2007，13（5）：349.

［17］王功勋，郭东方.浅谈郁证［J］.环球中医院，2009，3（2）：139-140.

［18］黄炳山，范隆昌.440例肝郁气滞及其相关证候的现代病理生理学基础探讨［J］.
　　　黑龙江中医药，1989（5）：33-38.

［19］严灿，张斩春，邓中炎.肝主疏泄免疫学机制的临床与实验研究［J］.中国中医
　　　基础医学杂志，1995，1（3）：36-38.

［20］余国膺.忧郁与心血管病［J］.中国心脏起搏与心电生理杂志，2012，26（6）：
　　　477.

［21］周白丽.青海医药杂志［J］.抑郁症与心血管疾病关系的研究进展，2009，39（5）：
　　　73-75.

［22］王丽，林妍，张改华，等.从"郁"论治慢性肾衰竭的经验［J］.北京中医药，
　　　2009，28（9）：671-674.

［23］王静，滕晶.基于中医"五神"学说浅析睡眠障碍性疾病［J］.江苏中医药，
　　　2013，45（8）：6-7.

［24］乔明琦，张惠云.中医情志学［M］.北京：人民卫生出版社，2009：40.

［25］茅晓.张介宾郁证论治思想及现代临床应用探讨［J］.山西中医，2008，23（4）：1-3.

［26］郑彝伦.从脑神与五脏神相关学说探讨郁证的证治原则［J］.中西医结合心脑血
　　　管病杂志，1998，14（2）：3-4.

［27］史俍元.古代解郁剂应用规律与失眠症郁闷不舒状态治疗相关性研究［D］.济南：
　　　山东中医药大学，2012.

［28］张华祚.失眠症郁闷不舒状态量表研制及病因病机研究［D］.济南：山东中医药
　　　大学，2012.

［29］宋晓宾.失眠症郁闷不舒状态评定量表的研制及与述情障碍的相关性研究［D］.
　　　济南：山东中医药大学，2012.

第四节 郁闷不舒状态的确立

一、"状态"及"心理状态"的概念

"状态"是指相对于一定的层次及相应质在特定时刻（或时间区间）事物保持其质的相对稳定不变时的存在总和，是事物共时态或历时态在有限时空范围内相干作用的最小单位，从另一角度来讲，状态是一种功能上彼此间隔的相对独立的单位。此外，从一般意义上来讲，状态与过程是一对范畴概念，状态是过程历时态中的片断或局部，是组成某种过程的最小单位。而过程是状态的历时态集合。状态概念适用于自然、社会及思维领域，而"心理状态"可以理解为状态的哲学概念在心理学范畴的应用。

"心理"是指人的头脑反映客观现实的过程，如感觉、直觉、思维、情绪等，或泛指人的思想、感情等内心活动。人的心理活动可以分为心理过程、心理状态与个性心理特征三种形态。心理状态是指人在某一时刻的心理活动水平，可以理解为状态的哲学概念在心理学范畴的应用，是特定时刻或时间区间心理信息内容保持相对不变时心理系统各种要素及关系和功能存在的总和，这是人脑信息加工在特定时刻的功能突现，是以动态神经元集群为载体的信息过程的总和。

"心理状态"则是个体在面临一定情境时表现出的相对稳定的心理活动状态与特征。例如，学生在课堂上的专注或分心、活跃与消沉，运动员在赛场上激动与镇定、振奋与沮丧等，都是个体面临一定情境时表现出来的心理状态。心理状态除了作为心理活动的背景和效应存在外，还是心理活动存在的直接形态，如表现在认知方面聚精会神或漫不经心；表现在情绪方面的应激、心境或激情状态；表现在意志方面的朦胧模糊或动机状态等，都是人在心理活动中表现出的不同心理状态。心理状态不同，则明显会使

心理活动表现出非常大的差异性，可以说，心理状态是连接心理过程与心理特征的桥梁。

苏联心理学家尼·德·列维托夫把人的心理活动分为心理过程、心理状态、个性这三个既相互区别又相互统一的方面。他认为心理过程是暂时性的，个性心理则是比较稳定的，而心理状态则是介于二者之间的表现形式，既有暂时性，又有稳定性，是心理过程与个性心理特征相统一的表现形式。任何一种心理状态都是一些特征的结合体，即心理过程的某种特有的统一体，离开心理过程就没有也不可能有任何心理状态。《心理学原理》认为："心理状态是人的心理活动不可缺少的一种形式。它不同于心理过程和个性心理。它是心理活动在某一段时间内独有的特征。"心理状态具有以下特点：其一，心理状态具有一定的持续性、暂时动态稳定性。心理状态既不像个性差异那样持久、稳定，也不像心理过程那样流动变化，它一经产生可以持续一段时间，从几分钟到几天，甚至几个月或几年。其二，心理状态具有完整的结构，内容上兼有心理过程和个性的成分，任何一种心理状态既有各种心理过程的成分，又有个性差异的色彩。

中医心理紊乱状态是指在特定的时刻及时间区间里，保持着区别于正常的心理、情绪、认知等心理信息内容，只有个性和情志因素的结合才能够产生特定的心理紊乱状态。这种心理紊乱状态必须具有两个基本条件：一是心理信息内容异于正常；二是这种异于正常的心理信息须保持一定的时间性。

二、郁闷不舒状态的内涵

郁闷不舒状态属郁证情志类的狭义范畴，是指患者自觉心情压抑不舒畅，不能痛快表达自己情感的一种状态，持续时间长，有一定的稳定性，并且心理活动内容有别于常态。中医古籍中常将郁闷不舒作为病因论述，它既可以作为疾病发生的诱因，也以作为引起疾病发生的主要病机。郁闷不舒状态是患者非正常的心理内容，不仅影响昼日的生活工作和生理功能，而且影响气血在夜晚的运行，随着病情的迁延，结合患者不同的个性和体质会发生多种病证，最终导致全身的气血阴阳紊乱。并且，郁闷不舒与情志关系极为密切，如《医经溯洄集》曰："郁者，滞而不通之义。"《素问·举痛论》曰："思则心有所存，神有所归，正气留而不行，故气结矣。"

郁有广义、狭义之分。广义的郁，包括外邪、情志等因素所致的郁；狭义的郁，即单指情志不舒为病因的郁。明代《医学正传》中明确提出了"郁证"的概念，从此以后，各医家根据情志不舒、气机郁闷的特点展开研究，正式确立了"郁证"的病名。笔者所研究的郁闷不舒状态更偏于狭义的郁，是临床中常见的一种综合征。

三、郁闷不舒状态的病因

古人认为郁闷不舒与外感、情志内伤等多种病因有关，但以情志之因最为多见。《吴医汇讲》曰："郁证之起，必有所因，盖郁致疾，不待外感六淫，而于情志更多。"《临证指南医案》曰："故六气之著人乎，皆能郁而致病，如伤寒之邪，郁于卫，郁于营，或在经在腑在脏。在暑湿之邪，蕴结在三焦，瘟疫之邪，客于募原……总之，邪不解散，即谓之郁，此外感六气而成者也。今所辑者，七情之郁居多。如思伤脾，怒伤肝之类是也，其原总由乎心，因情志不遂，则郁而成病也。"情志之中的思虑、恼怒和忧愁等皆可导致机体气机不畅，害扰神明而产生郁闷不舒状态，如《素问·举痛论》曰："思则心有所存，神有所归，正气留而不行，故气结矣。"《灵枢·本神》曰："忧愁者，气闭塞而不行。"《张氏医通》云："郁证多缘于志虑不伸，而气先受病。"现将郁闷不舒状态的病因总结如下。

（一）情志因素

《黄帝内经》认为五志是五脏的正常情志反应，五志互相制约、动态平衡，故在一定范围内即属于正常，但不可偏废。《素问·五运行大论》认为："怒伤肝，悲胜怒；喜伤心，恐胜喜；思伤脾，怒胜思；忧伤肺，喜胜忧；恐伤肾，思胜恐。"《灵枢·本神》曰："忧愁者，气闭塞而不行。"《诸病源候论》曰："结气者，忧思所生也，心有所存，神有所止，气留而不行，故结于内。"这些论述均说明思虑忧愁可导致气机不畅，表现为抑郁不舒。"致若情志之郁,则总由乎心,此因郁而病也。"张景岳认为恼怒、思虑、忧愁都是郁闷不舒的主要因素。木性调达,若情志刺激过极,超出机体调节能力,气失疏泄,则易致肝气郁结为病。古代医家认为造成郁闷不舒状态的最主要因素即为情志因素,《灵枢·本神》云:"心怵惕思虑则伤神,神伤则恐惧自失……肺喜乐无极则伤魄,魄伤则狂,狂者意不存……肝悲哀动中则伤魂,魂伤则狂忘不精;脾愁忧而不解则伤意;肾盛怒而不止则伤志,志伤则喜忘其前言。"其中,"忧""自悲""恐惧自失""喜忘其前言"均可为郁闷不舒的表现。情志与五脏功能相联系进行说理,把郁闷不舒状态同全身五脏系统有机联系起来分析,是《黄帝内经》对郁闷不舒状态最具实用价值的论述,体现了高超的系统论思想。同时,五志之间的生克关系,可以指导临床工作者利用以情治情的方法治疗郁闷不舒。

（二）他病所及

《景岳全书》中"凡五气之郁则诸病皆有,此因病而郁也"强调了因病致郁。肝为藏血之器,若失血过多,则气有不足而郁。湿为阴邪,临床多见寒湿并存,日久伤阳而气不足则郁。笔者将此类因素统称为"他病所及"。

四、郁闷不舒状态的病机

郁闷不舒主要由情志所伤,病位主要在肝,但可涉及心、脾、肾。其病机复杂,肝气郁结,横逆乘土,出现肝脾失和之证;肝郁化火,火邪伤阴,可出现阴虚燥热证;亦可发生虚实夹杂证,且虚实之间可相互转化。

（一）实证

1.肝郁气滞　人体功能的正常维持离不开气机的循环运动。气有着重要作用,如防御、调节、固摄等。肝主疏泄,调畅情志,肝郁则气机停滞,周行不畅。"气为血之帅",肝郁则可伴血停,久之可成瘀血而致疼痛,如《孤鹤医案·女科》曰:"经阻腹痛,由肝气郁结,血不流行也。"气机停滞,妨碍水液代谢,酿湿生痰,痰气互结而变生他病,如《医灯续焰·噎膈》曰:"噎者必膈,膈者必噎也。即翻胃之先驱,积郁沉忧,气结不散,久久成此。"《张聿青医案·积聚》曰:"情志抑郁,木不条达也。致气湿瘀滞,酒积不行，名曰积聚。"可见，肝郁气滞更多的是伴随血的异常或气与痰相互搏结而为害，可为痰涎、瘰疬、腹胀、噎膈、积聚等。

2.肝气横逆　肝郁气滞，气机舒畅不利，上不得宣，下不得泄，则造成肝气横逆。如《保命歌括·胀满》曰："气胀者，因七情郁结，气道壅隔，上不得降，下不得升，身肿大而四肢瘦削，是为气肿胀病。"气逆于上则可出现上部及上中二焦症状，如头痛、胸闷、眩晕、不寐等。《张聿青医案·气郁》曰："情怀郁结，胸中之阳气，郁痹不舒，胸次窒塞不开，不纳不饥，耳胀头巅烙热，大便不行……情怀郁结，肝木失疏，以致肝阳冲侮胃土，中脘有形，不时呕吐，眩晕不寐。"肝气可横逆于任何部位，逆于上部可为头痛、不寐、目胀、肩痛；气逆于中焦则有腹痛、胃胀、呕吐、呕血；气逆于下则有便秘、泄泻、闭经等。

3.肝郁化火　气郁日久化火，火灼脉络则可出现血证。《张聿青医案·吐血》曰："良由平素郁结，郁则伤肝，木为火母，阳明胃府居肝之上，为多气多血之乡，肝郁而气火上浮，则阳明独当其冲，胃络损破，血即外溢。"肝郁化火，火性炎上，蒸灼津液成痰，遇有外风则易风痰上扰头窍，发为中风。《张聿青医案·痰火》指出："肝郁之极，气结不行，由肢胁而蔓及虚里，气郁则痰滞，滞则机窍不宣，是神机不运，在乎痰之多寡，痰踞机窍之要地，是以阻神明、乱魂魄。""气有余便是火"，郁久则必化火，火于上焦可为衄血、咳血，于中焦可为胃痛、呕血，于下焦可为便秘、血淋。

（二）虚证

肝郁化火日久，耗血伤阴，则必生阴虚之证，阴损及阳则双虚。气虚则推动不足，脏腑、经络生理功能活动减退，血液、津液生成不足，运行迟缓，输布排泄障碍。如《灵素节注类编·内伤诸病》曰："愁忧则气郁结，久则经脉闭塞而不流行也。"《邹亦仲医案新编·郁结阴亡温补自误》曰："肝郁生火，真阴被其尽灼，气机凝结，营卫失其流通，所以重裘不温之故，真气不行于卫分也。"

郁闷不舒的主要病机是气机的阻滞，在此基础上常常形成火、瘀、痰、虚等诸多病理变化，从而使体内气血阴阳失衡，神失所养，而这些病理变化又是郁闷不舒状态得以长期维持而导致疾病的关键所在。正如《临证指南医案》曰："郁则气滞，气滞久则必化火热。热则津液耗而不流，升降之机失度。初伤气分，久必血分，延及郁劳沉疴。"古代医籍对郁闷不舒状态的病机论述多以肝气郁、情志郁闷作为使动病因，气郁上逆侮金则有咳嗽、头痛，横逆中焦则有胃痛、腹痛，气逆于下则有气淋等。继而气郁化火，夹痰夹瘀，可为眩晕，为头痛，为噎膈，为呕吐，为积聚，化火伤阴则有目赤、眩晕等阴虚火旺之证。郁闷不舒状态以实证居多，但可与虚证相互转化或兼夹出现。

（三）与其他心理紊乱状态之间的转化

不同心理紊乱状态并列分布，可以相互转化、相互影响。郁闷不舒状态可转化为精神萎靡状态、烦躁焦虑状态或惊悸不安状态，并可相互伴见。

郁闷不舒者，多具有气机郁结、不得发越的病理特点，其阻碍气血运行，机体不养则出现懈怠劳倦，心神不养则神昏愦，转化为精神萎靡状态，表现为精神困倦，瞑目欲眠，思维迟滞，内容贫乏，肢体倦怠，自感能力不足等症状。

气机郁久化热，其热郁久，则更灼伤津液，使虚热实火相杂，火热内扰，或郁久伤阴，阴虚火旺，心神被扰，则性情急躁易怒，转化为烦躁焦虑状态。临床多表现为情绪烦乱不宁，坐卧不宁，肢体躁扰，口咽干燥，或自觉身热，盗汗，失眠多梦等症状。

情志不遂，肝气郁滞，肝失疏泄，肝胆气滞。如《类经·藏象类》曰："胆附于肝，相为表里。肝气虽强，非胆不断。肝胆相济，勇敢乃成。"肝胆气机通畅，同司疏泄，则肝胆共主勇怯，若肝胆气滞，可出现惊恐胆怯等病证，转变为惊悸不安状态，可出现心中惊悸、忐忑不安、精神慌乱、卧起不安、不能独处等症状。

五、郁闷不舒状态的中医心理机制

1.五神相关理论 "五神"是中医学的重要概念，包括"神、魂、魄、意、志"五种要素，是古人对人类精神、心理活动乃至部分生理活动的认识。

《黄帝内经》虽无"五神"一词，但却有"神分为五而分藏于五脏"的论述。

"神"是人体总的生命活动的体现，是精神、意识、知觉、运动的概括。就人体而言，神有广义、狭义之分，广义的神指人体的生命活力，如《灵枢·本神》云："生之来谓之精，两精相搏谓之神。"狭义的神，即心神，单指精神思维活动，如《素问·灵兰秘典论》云："心者，君主之官，神明出焉。""魂"，《灵枢·本神》有"随神往来者谓之魂"之说，《左传疏注》有"附气之神为魂"之说，唐容川则有"魂者，阳之精，气之灵也"之说。现代学者认为，魂是后天发展而成的较高级的偏于兴奋的主动的精神心理活动，包括感觉基础上的思维、想象、评价、决断、情感、意志等。"魄"，《灵枢·本神》曰："并精而出入者谓之魄。"孔颖达《史记正义》云："初生之时，耳目心识，手足运动，此魄之灵也。"可以认为，魄主要是指一些与生俱来的、本能的、较低级的神经精神活动，如新生儿啼哭、嘴触及乳头吸吮等非条件反射性动作和四肢运动、耳听、目视、冷热痛痒等感知觉及记忆等。"意"，《灵枢·本神》曰："心有所忆谓之意，"《类经·藏象类》说："一念之生，心有所向，而未定者，曰意，"《医宗金鉴》曰："意者，心神之机动而未行之谓也。""意"含有注意性质，可理解为进行思维活动或动作行为的初始状态。"志"，《灵枢·本神》有"意之所存谓之志"，张景岳《类经》注释为"意已决而卓所立者，曰志"。"志"是有着明确目标的意向性心理活动，即现代心理学所谓的意志。显然，神、魂、魄是指与生俱来的一些本能活动，而意志与后天的习性逐渐形成等有关。

2. 郁闷不舒状态的"五神"病理机制研究　笔者在研究工作中发现，五神与郁闷不舒状态的发生、发展具有相关性。通过查阅古今医籍文献，并经过临床流行病学调查和临床的时间验证，笔者认为郁闷不舒状态患者由于先天禀赋差异、七情过激或衰老体弱等原因可导致五神要素之间的协同关系出现失衡，发生病理变化，而表现为神志的紊乱，临床上据患者不同的临床表现，可分为"情绪郁闷""神伤气怠""气滞头面""睡眠紊乱"及"气滞躯干四肢"。

（1）情绪郁闷：明代张介宾在《景岳全书·郁证》曰："情志之郁，

则总由乎心，此因郁而病也。"心在志为神，情绪郁闷可致心失所主，心神不宁，影响五脏六腑，使肝失疏泄，脾失健运，造成脏腑阴阳气血失调，对本病的发病、转归、预后起着举足轻重的作用。郑彝伦以"脑神—心神—五脏神—情志活动"为信息反馈轴心，以脑神与五脏神相关学说探讨郁证证治原则，认为在病机上首伤于肝，而心、脾、肾均可影响脑神调节控制五脏神的功能，从而导致郁证的产生。

（2）神伤气怠：劳倦太过，思虑过度，或久病伤正后气血阴阳亏虚，则会出现少气倦怠的状态。《素问·举痛论》曰："思则心有所存，神有所归，正气留而不行，故气结矣。"《灵枢·本神》云："心，怵惕思虑则伤神，神伤则恐惧自失；脾，愁忧而不解则伤意。"思虑过度，心阳不振，使人精神不济，思维迟缓，精神恍惚，心情压抑不舒畅，对周围事物丧失兴趣，处于神伤气怠的状态。

（3）气滞头面：《灵枢·本神》曰："愁忧者，气闭塞而不行。"《素问·金匮真言论》曰："肝，其腧在颈项。"因此，肝气郁结常常表现为颈项部腧穴的压痛和肌肉紧张。肝喜条达，最忌郁滞，长期郁闷不舒，肝气郁结，郁而化火，邪火扰动心神，则会产生头痛、肩背部胀满、眼眶疼痛、头昏沉等症状，严重者则会产生睡眠紊乱。

（4）睡眠紊乱：失眠是最常见的睡眠紊乱疾病。张介宾在《景岳全书》中提出了"神安则寐，神不安则不寐"的观点。心舍神，他认为人之所以不寐，还是心神不安的缘故。不寐以迟寐或彻夜不寐为主症者，往往是由于操心劳神，激发君相二火，以致水亏火旺，心神不宁，神不安舍所引发；以睡前思虑纷纭，不能自主而致迟寐为主症者，多是由于脾藏营、统血、舍意，焦急思虑太过，劳伤心脾或脾精不足，脾失所养，以致意不安舍；以夜寐早寤为主症者，多是由于志不安于舍所致，肾主水藏精，为五脏之本，肾精亏虚，精亏则使志失所养，最终导致志不安舍，产生早寤症状。

（5）气滞躯干四肢：情绪郁闷过极则伤肝，肝失疏泄，气机郁滞。王夫之《读四书大全说》指出："心之为功过于身者，必以意为之传诵。"意为心神之媒介，意的功能减退，传递心神不及，必然出现动作行为不用的表现，气血虚弱，神弱意退，则喜蜷卧，气滞于躯干四肢，则出现四肢疼痛、腰部酸痛的表现。

六、郁闷不舒状态的分类

根据郁闷不舒的病因及症状表现，可以将郁闷不舒状态分为以下3种。

（一）生气恼怒而致郁闷不舒状态

《明医指掌·痈疽证六》曰："乳痈，由忿怒所逆，郁闷所遏，厚味所酿。盖乳房，阳明所经；乳头，厥阴所属。厥阴之气不通而汁不出；阳明之热沸腾，故热甚而化脓。"生气恼怒或过食肥甘厚味，使肝气郁结，郁而化热、化火，伤及阳明胃经和厥阴肝经，则会乳汁不下，严重者形成乳痈。《三因极一病证方论·内因腰痛论》曰："失志伤肾，郁怒伤肝，忧思伤脾，皆致腰痛者，以肝肾同系，脾胃表里，脾滞胃闭，最致腰痛。其证虚羸不足，面目黧黑，远行久立，力不能尽，失志所为也。"怒则气上，大怒之时气逆伤肝，怒后逆气已去，但木邪克土，伤及脾胃，中气已伤，会出现倦怠、少食等症状。肝性喜条达而恶抑郁，生气恼怒，肝失疏泄，气机郁滞，情志抑郁，产生郁闷不舒状态。

（二）思虑过度而致郁闷不舒状态

《杂病广要·诸气病》曰："郁证多缘于思虑不伸，而气先受病，故越鞠、四七始立也。"《太平惠民和剂局方》认为："男子、妇人一切气不和，多因忧愁思虑，怒气伤神，或临食忧戚，或事不随意，使郁抑之气留滞不散，停于胸膈之间，不能流畅，致心胸痞闷，胁肋虚胀。"《太平圣惠方》云："忧愁思虑，气逆痰结，皆生是疾也。"由此可见，思虑过度是导致郁闷不舒的一个重要原因，思则气结，结于心而伤于脾，平素思虑过度而生郁，使气机不畅，则产生郁闷不舒的状态。

（三）担忧愁闷而致郁闷不舒状态

《松崖医径·心痛》曰："心痛者，虽有九种，溯其由，则皆忧郁内伤、邪气外感、结聚痰饮，停于脾胃，溢于包络所致。"《杂病广要·膈噎》曰："噎膈多起于忧郁，忧郁则气结于胸臆而生痰。久者痰结成块，胶于上焦，道路窄狭，不能宽畅，饮或可下，食则难下，而病已成矣。"《景岳全书·郁证》曰："忧郁病者，则全属大虚，本无邪实，此多以衣食之累，利害之牵，及悲忧惊恐而致郁者，总皆受郁之类。盖悲则气消，忧则气沉，必伤脾肺；惊则气乱，恐则气下，必伤肝肾，此其戚戚悠悠，精气但有消索，神志不振，心脾日以耗伤。"这些均是对忧愁而致郁闷不舒的描述。情志不遂，如过度忧郁、担心、愁闷，可使肝气郁结，气机阻滞，日久则形成郁闷不舒状态。

第二章 郁闷不舒状态的临床辨识

第一节 郁闷不舒状态的症状和体征

对外界信息能产生情志反应是人区别于其他动物的重要特征之一，不同的外界信息会使人产生不同的情志变化。中医在"整体—平衡"的研究思路指导下，在长期的临床观察和实践中发现，五志和五脏之间具有对应关系，心在志为喜，肝在志为怒，脾在志为思，肺在志为忧，肾在志为恐。人的情志变化就和人体五脏精气产生了直接关联，情志变化不再是一种单独存在的意识活动，而是人体内在物质和精神意识上的外在表达。这也让情志活动这种看不见、摸不着的精神意识领域的变化，可以通过体内的五脏精气来具象化和物质化。

郁闷不舒状态所致的疾病形式是典型的心身疾病。按照心身医学的观点，心身疾病是指那些发病和心理因素密切相关的，特别是与情绪因素密切相关的，主要累及自主神经所支配的器官和组织，并导致这些器官或组织发生功能障碍及结构改变的一组疾病。目前已经明确，由于情志失调引起的心身疾病已经达到了数量多、范围广的程度，涉及内、外、妇、儿、皮肤、五官等几乎所有的临床科室。郁闷不舒状态引起的躯体性表现也可见于临床各科室，如消化系统的腹胀、五官科的眼睛干涩、神经内科的失眠症及头痛等。

对于情志致病和郁闷不舒的状态，古人在文献中早有记载。《黄帝内经》时期提出的五志七情学说为情志致病学说奠定了基础，《素问·六元正纪大论》提出五郁的治疗法则（木郁达之、火郁发之、土郁夺之、金郁泄之、水郁折之）是郁病治疗的雏形。张仲景在《金匮要略》中记载了治疗郁病的著名方剂，主要有治疗脏躁的甘麦大枣汤，治疗咽中如有炙脔的半夏厚朴汤，治疗百合病的百合地黄汤，治疗奔豚气的奔豚汤等。汉代至宋代主要将郁病作为致病病机来讨论，与脏腑经络及津液、营血、饮食失调所致病理变化同论。自金元时期起，情志致病学说日益凸显，治疗方法明晰，逐渐形成一套新的并从于外感内伤说等其他致病因素的新理论。金代张从正善于通过改变患者的认知和情感来治疗情志病。宋代陈言首倡七情内伤病因论，将七情内伤作为独立的致病因素加以讨论。明代虞抟首先将"郁证"列为正式病证名称。赵献可多从"肝郁"进行疾病论治，其提出了除直中外，伤风、伤寒、伤湿等"凡外感者俱作郁看"的外感致郁新见解。在治疗上，他根据五郁相因而首重木郁的特点，提出了"以一代五法"，认为可用逍遥散一方治疗木郁，肝胆之气疏展则诸症自解，此观点一直为后世所习用。张景岳认为郁病有因病致郁和因郁致病之说，如《景岳全书·郁证》云："凡五气之郁则诸病皆有，此因病而郁也。至若情志之郁，则总由乎心，此因郁而病也。"他认为情志之郁是"因郁而病"，将常见的情志致病概括为三类（情志三郁），即怒郁、思郁、忧郁。他指出："怒郁起于大怒气逆，为邪实在肝；思郁起于思虑，气结于心而伤于脾，甚则上及肺胃；忧郁起于悲忧惊恐，纯属虚证。"叶桂（字天士）以"郁不离肝"为其主旨，认为六郁之始为气郁，气郁之始为肝胆木郁，在病案中多有记录情志不遂的病史，治疗常用疏肝解郁之品。自明清之后，狭义的郁病多被界定为一个情志致病或某一脏腑气机郁结的狭隘范围，是人的一种不良情绪应答引起的精神和躯体上的不适。闫悦玲认为，凡脏腑气机阻滞、气血津液运行紊乱、失其通畅调达的病症皆属郁病范畴。郁病泛指外感六淫、内伤七情所引起的脏腑功能不和，从而导致气、血、痰、火、湿、食积等引起的滞塞与郁结。

郁闷不舒状态在历史上经过如此多的演化，到了现代有其特定的范围和含义。郁闷不舒状态属于郁病情志类狭义范畴，主要是指患者自觉心情压抑不舒畅，不能痛快表达自己情感的一种状态。其持续时间较长，具有一定的稳态，且心理活动内容有别于常态。那郁闷不舒状态如何界定，其表现和体征有哪些呢？为此，笔者制订了能够界定和筛查郁闷不舒状态的量表。

经过最初文献研究、问卷条目池构建，临床预测收集问卷、统计学分析等方法，笔者制订出经过临床验证有效的失眠症郁闷不舒状态调查问卷，即郁闷不舒状态评定量表，包含数十条有效症状条目，综合郁闷不舒状态的量表，评定出量表的 5 个因子分别是：情绪郁闷、气滞头面、气滞躯干四肢、睡眠紊乱、神伤气怠，从整体上来反应郁闷不舒状态的症状和体征。

一、情绪郁闷

（一）情绪低落

主要表现为显著而持久的情感低落，抑郁悲观。轻者闷闷不乐、无愉快感、兴趣减退，重者痛不欲生、悲观绝望、度日如年、生不如死。典型患者的抑郁心境有晨重夜轻的节律变化。在心境低落的基础上，患者会出现自我评价降低，产生无用感、无望感、无助感和无价值感，常伴有自责自罪，严重者有自杀倾向。

（二）心理敏感

这里借用病理生理的过敏现象来描述心理敏感现象，主要表现为心理刺激的阈值降低，很多不会对常人造成心理创伤或者在意的普通生活事件会引起患者的异常心理反应。这属于郁闷不舒状态的罹患人群，他们很在意他人的言辞、评价或看法，一些无意的举动也会认为是针对自己，在产生不良情绪后得不到宣泄，长期压抑不能自我排解，时间经久就造成了郁闷不舒状态的产生。

（三）环境压抑

除却异常的个性体质患者，正常人在工作生活学习中受到周围环境的压抑，也会产生这种病理状态。首先，中国人群受封建社会的影响，奴性心理和个人性格不被鼓舞和张扬，会造成郁闷不舒状态的易罹患性。其次，特殊生活环境造就了这种病态，例如有些人在工作中感受到不公平，却因上下级关系敢怒不敢言；家庭生活中发生冲突，但为整体和睦采取隐忍态度等。这类患者在量表筛查评定中都选择"受到周围人的压抑"的项目，说明了这种病理状态的外源性原因。

（四）善太息

太息又名叹息，是指情志抑郁、胸闷不舒时发出的长吁或短叹声。郁闷不舒状态患者由于长期抑郁，郁于上焦则胸中之气不畅，肝气的疏泄功能失调，气机壅滞胸中，伴有胸闷、胸痛或痞满。膻中为气海，人之宗气所在，《金匮要略》云"大气一转，其气乃散"，大气不转，百病丛生。郁于中焦为木郁克土，土壅而不得运化，患者有心下痞满、腹胀的症状，噫气或矢气得减。患者出现无缘无故叹气，叹气后感觉轻松等现象，正是气欲伸而不得伸之象。

（五）思虑心境

患者表现为多思多虑，无故多思，产生一些不切实际的想法或者强迫性思维，对某件事反复思考。隋代巢元方在其著作中说："结气者……气留而不行，故结于内。"思则气结，气机郁滞不畅是郁闷不舒状态滋生的温床。人时时不自主地强迫性想起或担心某个人、某件事，思虑反复发生，最终导致心系急而气结，或消耗人体的精气神，或陷入郁闷不舒的怪圈。

（六）忧愁心境

《灵枢·本神》中提出："忧愁者，气闭塞而不行。"多愁善感的人多偏内向，喜静而非动，情久郁而内结。《古今医统大全》中所言："郁为七情不舒，遂成气结，既郁日久，变生多端。"肺在志为忧，忧愁是属于非良性刺激的情志活动，尤其是在过度忧伤的情况下，往往会损伤机体正常的生理活动，损耗人体之气。因肺主气，故忧愁过度易于伤肺，所谓"悲则气消"，易使肺气失去正常的宣发肃降功能。金克木，可致木失疏泄，气留而内结。

（七）情绪改变

郁闷不舒状态患者由于气结日久易生变证。邪郁在内，必寻出路，郁闷不舒状态患者在心理上有明显的隐曲压抑感，郁久化火、化热并产生心绪上的改变，可表现为性子急、容易急躁，易发脾气，耐性变差，多见于肝郁患者。《金匮翼·卷四·癫狂惊痫》云："狂病多火而属阳，或以谋为失志，或以思虑郁结，屈无所伸，怒无所泄，以致肝胆气逆，木火合邪，乘于心则为神魂不守，乘于胃则为暴横刚强……"一方面，这些病理改变是由于心理宣泄的需求，是一种排泄，是郁闷不舒状态实证的病理演化，常见于性格外向、平素性格急躁的患者。另一方面，部分郁闷不舒状态患者出现易悲伤哭泣的情绪改变，这类患者一般性格内向、喜静少动，郁闷之结偏向肺气郁。

二、神伤气怠

神伤气怠因子是长时间的情绪积累，造成耗神伤气的病理过程。根据不同人的体质，郁闷不舒状态瘀滞久远还会导致各种病理产物的产生，躯体化症状丛生。

（一）健忘

记忆是人脑对过去经历过的事情的识记、保持、再认和回忆重现。人们在生活中感知过的事情、思考过的问题、联系过的动作、体验过的情感等都会在头脑中留下不同程度的印象。当在一定的条件下，这些存储的信息便可以被重新唤起，参与当前的活动。陈士铎云："气郁不舒，忽忽如有所失，目前之事竟不记忆，一如老人之善忘。"肝郁则木克土，而痰不能化；胃衰则土不制水，而痰不能消；于是痰积于胸中，盘踞于心外，使神明不清，使人健忘。或由于长期郁结日久耗散人的精气神，心失养而神机失用，脑失滋养而善忘。

（二）兴趣降低

兴趣指兴致，对事物喜好或关切的情绪。心理学家认为，兴趣是人们力求认识某种事物和从事某项活动的意识倾向。它表现为人们对某件事物、某项活动的选择性态度和积极的情绪反应。兴趣在人的实践活动中具有重要的意义，可以使人集中注意，产生愉快紧张的心理状态。而郁闷不舒状态患者由于受不良情绪的影响，失去了对生活、工作或学习的兴趣，同时也表现出食欲差、味觉减退、精神低落、性欲降低等症状。

（三）心神不安

心神不安表现为患者出现心悸，无故怔忡，没有安全感，坐立不安，时有惊惕难坐。《不居集》卷二十二论气郁怔忡："失意之人，怀抱抑郁，气生痰涎，涎与气搏，心神不宁，脉必沉结，或弦者是也。""因悲思郁结、怒气忧惊。惊则神舍空，舍空则生痰，是神不守舍，使人惊狂烦乱、时骂欲走、悲歌妄笑、头摇手战。"《万病回春·卷之六·产后》说明，抑郁情绪日久或忿怒而忍者导致气结，水液气化不利而生痰，痰气互结影响心神，出现怔忡、惊悸的表现。

（四）言语错乱，行动无制

患者发觉自己说话没有逻辑，或前后词不达意或喃喃自语；在行动上有时候难以控制自己，如抑制不住的发怒、狂躁或骂人毁物。症状类似于西医痴呆症的前期和歇斯底里发作。《文心雕龙》中云："心生而言立，言立而文明，自然之道也。"行为举止得当需要健康的心理和有止至的控制收放，出现异常是脑为元神之府和心为君主之官的作用失调。《景岳全书·杂证谟》："……或以郁结，或以不遂，或以思虑，或以疑惑，或以惊恐，而渐至痴呆。言辞颠倒，举动不经。"这说明郁闷等情志是机体活动中神智失常疾病的潜在病机。

（五）胆小怕事

《素问集注》曰："肝气急而志怒，故为将军之官，主春生之气，潜发未萌，故谋虑处焉。"肝为刚脏，与胆府相表里，共同司人体的谋略与决断。郁闷不舒状态的患者在长期的气机停滞过程中形成了肝气疏泄失常，胆气排泄不利，肝气抑郁而胆气怯，表现为胆小怕事，回避事态，不采取正面应对的消极态度。

（六）思维迟缓

思维迟缓是郁病患者常见的病理迁延变化。郁病从小的方面讲是情志类疾病，从大的方面而言是神的变化。从整体上看属于神思凝滞的范围，长期心神敛而不散，滞而不通，则耗神伤身。一方面表现在身体能量的消耗，造成"动力"不足，难以有高效的思考；另一方面是由于"注意狭窄"，注意范围缩小，即思维对象缩小，思维联想过程亦随之受到抑制。患者反应迟钝、思路闭塞，主动言语减少，语速缓慢，对其不注意的事件充耳不闻，因其不能对不注意的事件保持积极主动的目的及意志努力，因此也就不能引起注意及思维活动，故而出现思维缓慢迟滞。

情绪郁闷、神伤气息，主要是心神方面的改变。这种抽象的难以从客观体征中审查出的主观体会在郁闷不舒状态患者中占有很大的比例，而且各种心态有细微差异，对于指导因郁致病、因病致郁和识别郁病的虚实有很重要的指导意义。《史记·太史公自序》曰："神大用则竭，形大劳则弊，形神离则死……由是观之，神者生之本也，形者生之具也。"此文强调了身心、形体与精神的统一。在当代强调解剖结构的时代，结构决定功能的理论占据了多数人的思维，而形神统一的哲学思想则指出了无形的神、情志的失调可以趋化功能异常，最终导致实质器官损坏的从"无形到有形"的病理过程。这种有形的躯体疾病是标，而情志障碍是本，患者以躯体不适来就诊，医者仅就躯体层面的内容予以治疗是取末舍本的做法。在临床治疗中，医者应该通过患者的躯体障碍识别出潜在的"情结"所在。

三、气滞头面

郁闷不舒状态属于郁病的范围，表现为气机的不流畅。人以百脉流通为顺，气郁日久邪气流窜，不同体质的人则有不同的薄弱环节和病情演化。在统计的与郁病相关的 1 302 个病案文献中，六郁类的郁病以气郁为首，情志类的郁病以怒郁为首，脏腑类的郁病以肝郁为首。而肝在志为怒，开窍于目，肝气主疏泄，说明了肝的生理功能失常在郁病中最常见，这一作用对郁闷不舒状态患者的躯体症状作用明显，以气滞头面部位最为常见。

因为甲木春生，气郁易化火，肝风易动，所以在气之彪悍、火性炎上、风性善动的共同作用下，头面部成为郁闷不舒状态邪气窜扰的常见部位。如气郁障碍水湿运化不利，则痰湿内停，气因痰阻，痰随气升，痰气搏结于清灵之脑则会出现头昏头胀。昏冒感，古人称之为闷闷昏昏，头目如蒙，有的患者将其混淆，称为视物不清。七情相干，阴阳不得升降，气结壅滞，攻冲作痛而于头部，气壅而胀影响帽状腱膜等组织的功能改变，产生疼痛，或感到颞动脉搏动明显，甚则头痛如裂，肝风内动者则出现眩晕、恶心的症状。痰邪进一步影响脑窍和心神会出现没有现实感，如同做梦的恍惚感。正如《丹溪手镜》所云："郁则气不舒，冒则神不清。"

肝木开窍于眼，邪郁日久则寻路而泄，眼眶疼痛、眼睛干涩、流泪多、眼皮肿胀、眼珠疼痛等眼部不适疾病也是气滞头面的常见症状。如《丹溪手镜·卷之中·眩晕》中说到："因痰饮随气上，伏留于阳经，遇火则动，或七情郁而生涎，亦同呕吐，眉目疼痛，目不欲开。"

因七情郁结，痰涎滞于喉间者，产生异咽感，咽中有异物感，吐之不出，咽之不下。早在汉代张仲景时期就记载了这一病症，即梅核气。情志不遂，肝气郁结，肺胃失于宣降，津液不布，聚而为痰，痰气相搏，结于咽喉，故见咽中如有物阻、咯吐不出、吞咽不下；肺胃失于宣降，还可致胸中气机不畅，而见胸胁满闷、或咳嗽喘急、或恶心呕吐等。气不行则郁不解，痰不化则结难散，故宜行气散结、化痰降逆。《金匮翼》曾记载："咽喉如有物妨闷者，肺胃壅滞，痰气相搏，结于喉间。《金匮》所谓咽中如有炙脔；《千金》所谓咽中贴贴，状如炙脔，吞不下、吐不出者是也。其症妇人多郁者恒患之。"有痰气不明显者，但以气郁化火为主，会出现嗓子疼痛或声音嘶哑的症状。

四、气滞躯干四肢

（一）倦怠乏力

这是郁闷不舒患者整体上的感受，在身体上感觉疲乏倦怠，四肢无力，喜卧，做事较以前变得懒惰等。这属于郁闷不舒状态中的虚实夹杂状态，本为实，标为虚。《医碥·卷之一》中记载了脾气郁热证的症状："或劳倦气散，或思虑气结，或饥饿气馁，中气因而衰微，不能运行，或滞于中，或陷于下，而郁滞成热。"症见怠惰嗜卧，行动喘乏，四肢困倦。郁闷不舒患者中随体质的薄弱环节克伐致脾郁者并不少见，脾郁在经统计脏腑类的郁病中仅次于肝郁证。脾为仓廪之官、为气血生化之源；脾主四肢，全身的肌肉都要依赖脾胃所运化的水谷精微来濡养。脾之所以能维持肌肉的正常功能，是和脾主运化的功能分不开的。脾主运化水谷精微和津液，以化生气血，将其输送布散到全身各处，保持人体活动的充足能量，使人精神充沛，身体壮实有力。因此，脾胃健运，全身的营养充沛，是肌肉壮实、四肢活动有力的一个重要条件。反之，脾郁的患者则饮食不化，精微匮乏，则肌肉瘦削、四肢无力，甚则发生瘦弱不用，同时也导致精力不足、倦怠疲乏、动力不足等症的出现，正如《杂病广要·内因类·胀满》篇所载："七情郁结，气道壅隔，上不得降，下不得升，身肿大而四肢瘦削，是为气胀。""气胀者，七情郁结，胸腹满闷，四肢多瘦。"

（二）四肢凉，畏寒

情志之郁，由于隐情曲意不伸，故气之升降开合枢机不利，气郁而化火化热，积聚内腑而不达四末，故出现四肢逆冷。一方面患者出现局部化火的症状，如口疮、眼涩；一方面感觉怕冷畏寒，四肢冰凉，这是典型的阳气内郁的表现。《杂病广要·诸气病》："郁者，结聚而不得发越也。当升者不得升，当降者不得降，当变化者不得变化也。此为传化失常，六郁之病见矣。"或阳气内郁热邪日久，壮火食气，耗气伤津，由阴及阳，阳气虚衰产生的真的阳虚证，出现真性的畏寒肢冷。这二者不可不查。

此外，气还可郁于腰部，出现腰胀、腰痛、腿痛等不适感，有些患者以西医的椎间盘疾病就诊，甚至手术后完全没有缓解症状疼痛，却通过脉诊评定得出气郁于下焦进行治疗得到治愈，暗示了情志类疾病在形体致病方面的重要角色。

五、睡眠紊乱

临床实践表明，失眠的发生不仅与患者的生理因素有关，更与情绪有关，它是心理并存其他多种因素的综合体。人作为社会的主体，会随时对周围环境产生自我意识和做出心理反应。应激性生活事件等各种原因引起的焦虑紧张、忧愁烦闷、激动愤怒、思虑过度、抑郁压抑等都可引起失眠，患者的心理因素在失眠症的发病中占有重要地位。郁闷不舒状态是心理紊乱状态的一种表现形式，属于中医的情志类别。齐向华教授通过研究认为，失眠症不仅是生理紊乱过程，还是一个心理紊乱过程。他率先提出失眠症"中医心理紊乱状态"概念，认为失眠症特定的易感因素与人格特征有关；促成因素、维持因素与患者白天的心理状态和睡眠前认知有关，失眠患者存在"昼不精，夜不瞑"的病理状态。该理论符合中医的整体辨证观，对患者昼夜不同时间的表现进行整体考察，祛除病理因素，通过调整白天与夜晚人体的平衡和谐以达到治愈失眠的目的。

郁闷不舒状态的患者昼日的情绪无法释怀，得不到充分的宣泄，因此到晚上时，由于大脑皮质需要释放昼日的信息，故而处于兴奋状态而影响睡眠，患者或表现为睡眠时间减少，或出现睡眠浅显、易醒，醒后难以再入睡等睡眠障碍症状。另外，对于郁久患者会形成夜间梦魇或磨牙、呼喊等睡眠异常行为，这是对不良情绪的异途排泄。

气滞头面、气滞躯干四肢、睡眠紊乱是郁闷不舒状态常出现在躯体上的症状和体征。

综上所述，郁闷不舒状态产生原因之一是有罹患的个性体质，内向、述情障碍的患者易得；原因之二是有其发生的外部环境，愤懑、忧郁、隐忍不发者长期积累易产生郁闷不舒状态。形神一体观在郁闷不舒状态中得到充分的印证，郁闷不舒状态患者会表现由无形到有形的病理改变，出现各部的躯体症状。把握这些症状体征对临床诊疗有重要作用。

参考文献

［1］闫悦玲.浅谈郁证之调治［J］.山西职工医学院学报.2004，14（1）：42-43.
［2］齐向华.失眠证患者"昼不精，夜不瞑"状态的相关理论及临床研究［J］.山东中
医药大学学报，2005，29（3）：130-133.

第二节 四诊合参在诊察心理性疾病中的优势

郁闷不舒状态是心理性疾病合并有躯体诸多不适。随着社会压力的增大和生活节奏的加快，这种心理疾病的发病率越来越高，而传统的就诊患者一般是以躯体化症状或仅以精神疾病就诊。随着"生物—心理—社会"医学模式的改变，从中医角度追寻和辨识郁闷不舒状态的方法，并予以辨证治疗显得尤为重要。中医四诊合参对于诊察心理性疾病有很大优势。

心理卫生作为独立完整的理论体系出现较晚，在20世纪才受到广泛关注并成为一场全球运动。目前西方流行的心理疾病的诊断主要是通过观察法、会谈法、实验法、测验法和量表法来评定人的心理和行为状态。干预者通过访谈、测验、观察、个案、问卷等方法来收集当事人的信息，并运用分析、推论、假设等手段对其心理问题的基本性质加以判定。一般而言，充分收集信息并有效地加以分类，进而确定影响求助者心理健康的若干重要变量，是评估问题的主要目的。

每种文化背景中的个体都有自己独特的心理成长过程，虽然受到各国文化的冲击，但中国几千年的传统文化依然占据主导地位并深入骨髓。中国台湾心理学家杨国枢在《中国人的心理与行为：本土化研究》一书中指出，中国人的传统社会心理趋向的基本特征包括关系取向、权威取向、他人取向、家族取向等。宗法文化影响下的家庭教育强调相互依赖、谦让、顺同、压抑、

忍耐等，独立的人格、个人价值不被鼓励。因而在面对心理疾病时，西方直接、直白的风格与中国含蓄、委婉、隐晦的方式相冲突，在面对某些私密或直中心事的状况下，患者可能会采取回避或撒谎的方式来应对询问。寻找和挖掘适合中国本土化的心理诊断方式具有重要意义。

中医四诊在本土心理疾病的诊察中具有优势。"望""闻""问""切"是中医四诊的纲领，与西医的"视""触""叩""听"不同，中医的形神一体观除能直接体察患者存在的客观体征之外，还可以直接或间接感知患者的精神、心理状态，《荀子》首先提出了"形具而神生"的唯物一元论观点；《黄帝内经》中就强调了"上工守神"观，中医学认为"神"是重要的心理活动内容，不仅涵盖了狭义的精神心理活动，还指包含了与人的生理活动形体相关的广义范畴，甚至是人的生命现象。在中医阴阳五行、取象比类和全息论的朴素哲学指导下，中医通过四诊诊察获得的信息被赋予了不同的辨证意义，是中医治疗心理疾病的重要切入点。

中医四诊在辨识心理疾病的优势，首先，中医问诊可以涵盖西医心理咨询方法，对来访者的心理活动和人格特征进行评估和鉴定，确定其心理变化的程度和性质，了解患者痛楚和心理症结所在；其次，中医望诊、闻诊可特色地了解个体生命现象乃至神、魂、意、志、魄、情、欲的状态以及上述精神要素作用于的躯体（物质）的基础，以人为本，形神俱备，不脱离躯体不适也不崇尚精神至上，是客观与主观结合诊断疾病的特色方法；再次，切诊是医者探查患者疾病的一个秘密武器。根据中医的全息论和取象比类的思辨原理，我们可以透过脉象所反映的信息，辨识患者的精神、心理和躯体的紊乱状态并分型辨证施治。

一、望诊

"望而知之谓之神"，望诊在中医诊断学中被列为四诊之首。望诊的主要内容包括全身望诊（望神、望色、望形、望态），局部望诊（望头面、五官、躯体、四肢、二阴、皮肤），望舌（望舌体、望舌苔），望排出物（望痰涎、呕吐物、大便、小便）和望小儿食指指纹等5个部分。

望诊是中医诊断疾病的重要方法之一，正如《丹溪心法·能会色脉可以万全》："欲知其内者，当以观于外；诊于外者，斯以知其内。盖有诸内，必形诸外。"望诊首先是从整体观察患者的全身和局部的神、色、形、态。所谓审神气的存亡，可测生死；察色泽的善恶，形态的常变，辨别疾病的轻重浅深。在整体望诊方面，《灵枢·阴阳二十五人》中就记载了五行人："木形之人……其为人苍色，小头，长面，大肩背，直身，小手足，好有才，劳心，少力，多忧劳于事。""火形之人……赤色，广䏰，锐面小头，好肩背髀腹，小手足，行安地，疾心，行摇，肩背肉满，有气轻财，少信，多虑，见事明，好颜，急心，不寿暴死。""土形之人……其为人黄色，圆面，大头，美肩背，大腹，美股胫，小手足，多肉，上下相称，行安地，举足浮，安心，好利人，不喜权势，善附人也。""金形之人……其为人方面，白色，小头，小肩背，小腹，小手足，如骨发踵外，骨轻，身清廉，急心，静悍，善为吏。""水形之人……人黑色，面不平，大头，廉颐，小肩，大腹，动手足，发行摇身，下尻长，背延延然，不敬畏，善欺给人，戮死。"从人的整体外形、肤色和性格生理特性方面将人分成了五种类型。在局部望诊方面，笔者结合古代理论和现代研究得出了一大批新的符合临床的局部望诊法，如从颜面望诊法，研究人的痘、痣、斑的位置颜色和意义；如手纹望诊法，通过纹路形状和颜色等内容全息分析人体的各种疾病；望舌诊包括特殊舌质、舌苔的性状等内容已经得到许多临床医师的经验对照，如"肝瘿线"的出现与原发性肝癌的发病率有显著的阳性正相关；人中的形状和颜色与妇科疾病——子宫肌瘤、子宫癌的关系密切等，同样的郁闷不舒状态的患者会有或愁容不展、或面色晦暗、或舌苔暗等表现，通过望诊获得足够的客观证据是辨识郁闷不舒状态的重要方法。

二、闻诊

闻诊是通过听声音和嗅气味来诊察疾病的方法，是对患者发出的声音和体内及排泄物发出的气味进行诊察，以推断疾病的方法，为四诊方法之一。人体内发出的各种声音和气味均是在脏腑生理和病理活动中产生的，如五声（呼、笑、歌、哭、呻）和五音（角、徵、宫、商、羽）及五臭（臊臭、焦臭、香臭、腥臭、腐臭）都与五脏相应，是五脏功能变化的反映。因而声音和气味的变化可反映出内在病变，据以推断正邪盛衰和疾病种类。在临床上，闻诊同望诊、问诊、切诊相结合，才能全面系统地了解病情，对疾病做出正确判断。

听声音包括诊察患者的声音、呼吸、语音、咳嗽、心音、呕吐、呃逆、太息、喷嚏、呵欠、肠鸣等各种响声。在临床实践中如果遇到患者不自主地叹气，并自觉叹气后胸中舒畅，则提示肝郁的可能性较大。又如患者咳嗽声音是由肝气犯肺引起的，则多声高响亮，伴有胸闷呛咳，病有出入不可不查。嗅气味包括嗅病体发出的异常气味、排出物的气味及病室的气味。郁闷不舒状态的患者由于气结于内，不得宣散，在饮食方面会有所偏好，正如《黄帝内经》所云"肝欲散，急食辛以散之"，很多患者会喜欢饮食辛辣之品，如蒜。正是由于各种疾病影响的病位不同，我们通过各方面异常的指征可以辨出中医的证，从而指导用药。

三、问诊

问诊是了解病情、诊断疾病的重要方法，在中医诊疗中是最常用的诊断模式之一。通过问诊可以直接了解患者的病患不适，与患者有直接的交流。但医者需要在患者的诉说中甄别出夸大信息和假性信息，这就需要医者具有坚实的理论基础、较丰富的临床经验并掌握问诊的技巧。

问诊可以根据《景岳全书·十问》："一问寒热二问汗，三问头身四问便，五问饮食六胸腹，七聋八渴俱当辨，九因脉色察阴阳，十从气味神色见。"以了解患者的主诉、现病史及过去史。《素问·疏五过论》："凡欲诊病者，必问其饮食起居……暴乐暴苦，始乐后苦，皆伤精气。离、绝、郁、结、忧、恐、喜、怒、五脏空虚、血气离守。"因这类精神创伤与疾病的发生、发展关系密切，故必须一一询问清楚。

郁闷不舒状态的患者在性格上多偏内向或者有述情障碍倾向，对于发生的郁闷情绪难以进行及时地宣泄和倾诉，对引起郁闷的病因采取隐忍的态度，到医院就诊时，会将引起郁闷的病因隐去，或避而不谈，或习以为常，如果不认真询问未发现端倪，很容易忽略这种情绪在发病中的作用。在中国古代封建思想的影响下，中国人隐忍的心态会导致大量的郁闷不舒状态的发生。对于患者的这种心理，笔者研制了郁闷不舒状态评定量表，在筛查和治疗方面起到了重要的指导作用。

四、切诊

切诊是医者用手指对患者身体某些特定部位的动脉进行切按，体验脉动应指的形象，以了解健康或病情、辨别病症的一种诊察方法。脉诊是中医四诊中最具特色的诊断方法之一。脉象是手指感觉脉搏跳动的形象，或称为脉动应指的形象。人体的血脉贯通全身，内连脏腑，外达肌表，运行气血，周流不休，所以脉象能够反映全身脏腑功能、气血、阴阳的综合信息。脉象的产生与心脏的搏动、心气的盛衰、脉管的通利和气血的盈亏及各脏腑的协调作用直接有关。

《灵枢·本神》有"脉舍神"之谓。神寄于脉中，使脉中蕴含了丰富的精神、意识和思维活动的信息。脉诊不仅能够诊断躯体性疾病，还能诊断出心理层面的疾病。由于脉诊是医者与患者之间的直接交流，不存在患者复述，对于郁闷不舒状态及述情障碍患者的诊断来说尤其重要。在系统辨证脉学体系中，郁闷不舒状态可以由脉管壁与周围组织之间的震动关系显现出的谐振波进行判断。

历代许多杰出的医家在不同的领域都很重视郁闷不舒等心理紊乱状态，例如《太平圣惠方》将其称作"悲恐""悲忧惨戚"；又如张聿青称其为"情志怫逆""情怀郁结"。吴澄《不居集》将此称为"忿怒不寐"，并明确提出其病机为"忿怒太过，肝气上逆，内邪蕴滞，烦扰不寐"。这种情绪引起疾病的现象被归类于古代情志类学说中。七情学说与情绪状态不同，情志人人可有，在特殊时空下的情志刺激是正常的，如果事情过后情志还长期持续作用，如同种子种植患者心中则可以出现由神至形的病理改变，而这一持续改变的过程就如同录像带一样被刻录在脉诊信息中而被识别。郁闷不舒状态的心理活动时间与脉诊表现活跃度是一致的,年代久远者的郁闷谐振波脉位会偏沉,时间较短者,脉位偏浮,谐振明显。郁闷不舒状态患者经久不治出现肝郁化火、肝横克脾或木火刑金的病情迁延表现,同样可以在脉象上找到相应的改变。

从脉诊上进行识别郁闷不舒状态是从客观角度审视心理问题的一个创新。第一,它帮助临床医师认识郁闷不舒状态疾病群。在临床实践中,真正出现郁闷不舒状态的一些患者很难识别自己的感情,甚至并不知晓自己已经处于郁闷不舒状态,仅以躯体性疾病来就诊。脉诊特异性的信息可以从诸多躯体化障碍的主诉中发现这一根源,情绪影响正是各种躯体性疾病的源头。第二,它解决了部分患者的表达障碍问题。正如前文所说,郁闷不舒状态患者多偏内向,与焦虑型患者在表达上有很大的不同。有的患者仅以"难受""不舒服"来表达,不懂得表达情绪与宣泄情绪。郁闷不舒的特异谐振波在脉象上的活跃显示,直接使医者获得患者不良情绪的信息,免除了患者因表达障碍造成的信息残缺。脉诊不仅可以应用于郁闷不舒状态的辨识,还可以广泛地应用到其他情志类疾病,如思虑过度状态、惊悸不安状态等。可见,进一步挖掘脉诊在心理学中的作用具有重要的意义。

此外,切诊还包括切按,用触、摸、按、叩等手法以了解局部冷热、润燥、软硬、压痛、肿块或其他异常变化,从而推断疾病部位、性质和病情轻重等情况的诊断方法。

参考文献

[1]李敏.中国人的典型社会心理特征与心理咨询本土化[J].学理论,2011,11(10):92.

[2]朱文峰.中医诊断学[M].北京:中国中医药出版社,2006:99.

[3]齐向华.失眠患者郁闷不舒状态的理论和临床研究[J].山东中医药大学学报,2007,31(6):449-450.

[4]吴澄.不居集[M].何传毅,点校.北京:人民卫生出版社,1998:577.

第三节 郁闷不舒状态特色诊断方法

一、舌诊

中医诊察疾病讲究望、闻、问、切四诊合参。其中，舌诊和脉诊是不同于西医诊察手段的特色技能。尤其在评定郁闷不舒异常心理状态时，灵活、熟练地应用舌诊与脉诊采集患者的症状和体征成为临床准确辨病、辨证、辨心理状态和治疗的关键。

舌与脏腑、经络、气血、津液有着密切的联系。舌为心之苗，《灵枢·脉度》说："心气通于舌，心和则舌能知五味矣。"因心主血脉，而舌的脉络丰富，心血上荣于舌，故人体气血运行情况可反映在舌质的颜色上；心主神明，舌体的运动又受心神的支配，因而舌体运动是否灵活自如，语言是否清晰，与神智密切相关。故舌与心、神的关系极为密切，可以反映心、神的病变。

张机（字仲景）首创"舌胎"一词，也即"舌苔"，并在辨证论治中非常重视观察舌苔的变化。如"阳明病，脉浮而大……若下之，则胃中空虚……心中懊侬，舌上胎者，栀子豉汤主之"（《伤寒论》226条），首次描述了心中懊侬的舌苔之象。刘完素《素问玄机原病式》中称"大法头目昏眩，口苦舌干……皆热证也""舌强口噤，项背反张……由风热郁甚于里"，认为有口苦、舌干、舌强等症状的现象符合风热郁于里的表现，这一见解符合临床实际。《察舌辨症新法》在苔色变换吉凶总论中说道："气结于一边，苔亦结于一边。故气郁之症，苔边整齐，如石阶之起边线，线内有苔，线外无苔，但红边而已。若气舒化则散布，由密而疏散，则不似斩然齐一之边矣。故苔有边齐如斩者，气聚也。有积滞抑郁者也。"文中描述了气郁者易出现的舌苔脉象，舌苔与舌质之间有鲜明的分界线，并说明了在疾病治疗过程中，舌象的变化由密至疏的转换提示疾病向愈，具有重要的临床指导意义。《圣济总录》中说道："小儿木舌者，以心气蕴热，热气随脉上至于舌，则血脉胀起，渐渐肿大，满口塞喉，若不急治，便致危殆。"文中记载了小儿木舌对应心气郁结化热的病症。《傅青主女科歌括》中记载了郁结致血崩病案，病在肝，对应舌干口渴呕吞酸的舌象。《慎五堂治验录·卷一》曰："抑郁且兼劳役，更阻食滞于中，伏邪蠲发……舌苔干黄，脉形细滑。"《慎五堂治验录·卷七》在气机郁结、木土不和而暑邪内扰之案例中描述了舌苔糙腻，伏邪内郁少阳则会出现舌中光赤边白的脉象特征。恽铁樵指出"舌中心有直纹一条者，其人必环境不良，有甚深之肝郁。此为经验，上百不爽一者"，人体情志不畅，忧思郁怒，气郁而化火，肝火犯胃以致胃气不和、胃阴受损，从而出现裂纹舌。

（一）气郁者易出现的舌象

舌苔、舌质有着明显分界线。（见书末彩页图1）"故气郁之症，苔边整齐，如石阶之起边线，线内有苔，线外无苔，但红边而已。"

（二）舌干

气郁化火，郁火烧灼津液，津液难以上濡于舌，则见舌质、舌苔干燥。（见书末彩页图2）

（三）舌苔糙腻

情志不遂，肝气郁结，肝气乘脾，又因"脾在志为思""思伤脾""思则气结"，因而造成脾失健运，生湿生痰，湿浊阻滞中焦故生腻苔。（见书末彩页图3）

（四）裂纹舌

气郁化火，肝火犯胃以致胃气不和、胃阴受损，故出现裂纹舌。（见书末彩页图4）

二、系统辨证脉学脉诊

脉诊具有全息的特性。脉象原理根据中医"有诸内必形诸外"的独特理论，除了能够审查人体五脏六腑器质性和功能性的异常改变，还能通过心理异常产生的谐振波来审识患者的心理状况，应激的情绪改变在脉象表现活跃，持久而稳定的心理紊乱状态谐振波不够明显，但会在脉象留下痕迹。追寻脉象痕迹，并理出疾病发展的先后顺序，对判定疾病的心理和躯体之间的关系、寻找疾病的根源，对辨证治疗指导方药有重要意义。

系统辨证脉学是齐向华教授在继承传统脉学技术和理论的基础上，在系统论的指导下，融入了现代物理学、信息学、心理学等多学科知识，结合数十年临证经验而形成的一种特色脉学理论体系和脉诊技术。系统辨证脉学根据脉搏的空间位置（上下、浮沉、左右）、几何形态（粗细、曲直）与比邻关系（内外）、脉管质地与状态（厚薄、刚柔）、脉搏波各运动矢量（高深、长短、怠驶、来去、敛散、动静）、血液流变学（滑涩、稀稠、强弱、清浊、疾缓、凸凹、枯荣、进退）、温度（寒热）、率律（迟数、结代）25对脉象要素作为脉象体系的基石，用物理特色和现代语言的特色定量化进行定义，以要素描述层次，层次相互作用表达脉象整体，并能指导辨证论治。

不同的心理状态紊乱脉象表现在脉搏谐振波不同频率和振幅的差异性，谐振波是正常组织和异常心理引起的共振不协调产生的。在系统辨证脉学中，将不同特征的谐振波统称为"动"的要素，各种具体类型的"动"特征及对应着相应的心理紊乱状态。

在系统辨证脉学中，郁闷不舒状态属于七情内伤脉象子系统，并有其特殊的脉象特征。郁闷不舒状态的特色特征是浮取位的谐振波。正常组织表现为有秩序和规律的震动，而郁闷不舒的谐振波则是频率和波长都异常的杂乱谐振，在脉管壁上细微颤动，在指感上表现为有酸麻涩的体会。脉象的评定中很少有单因素定性的。古代传统的脉象描述都是复杂而内容含糊的。想要正确全面地认识郁闷不舒状态的脉象，还要同时关注脉搏因素、脉管壁因素、血流因素等表现出的丰富脉象。从系统辨证脉学全面理解郁闷不舒状态的脉象特点有如下几项。

（一）郁闷不舒状态典型脉象要素

1.动　常见于慢性心理应激的患者。情怀素郁，不善言语，遇事不能及时进行心理宣泄；或虽然个性开朗善言，但由于矛盾的对方实力太强，而不得不强忍愤怒，心理压力不得宣泄，以致郁闷不舒，表现为左关谐振波增多，给医者一种麻涩郁闷不适的心理体验。个别患者也可以在其他单部脉象出现这种麻涩感。

2.涩　长期郁闷不舒，气血运行不畅而瘀滞，多表现为左关脉势涩滞，拘拘前行。

3.沉　有情志郁怒史，生气不得发泄而致气机郁结，左寸多见，伴随左关脉出现凸的要素，形成聚关脉。（图5）

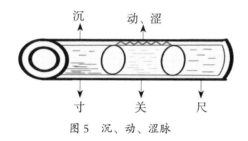

图5　沉、动、涩脉

（二）郁闷不舒状态体质脉象要素

1.缓、滑　整体脉象的"缓""滑"表征患者为土形体质，这是郁闷不舒情志状态的体质基础，对判别郁闷不舒状态患者也起到了重要作用。（图6、图7）

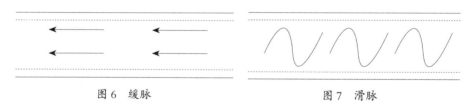

图6　缓脉　　　　　　　图7　滑脉

2.短　表征部分患者气机郁滞不畅，脉短之人，易于情志郁结，或思维愚钝等，也是郁闷不舒状态的基础体质成分之一。（图8）

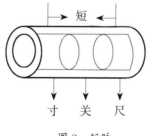

图8　短脉

（三）郁闷不舒状态病机演化脉象要素

1. 粗、凸、热、滑　此 4 个脉象特征往往相伴出现，表现为在上述麻涩感的基础上，根据肝郁克犯部位的不同，出现相应脏器在寸口反映部位的血管扩张，从而显现"粗"的特征；气机结滞于不同脏腑则相应脉诊部位显现出圆包样凸起；气结化热，局部的新陈代谢增加则相应部位出现热辐射感；气机郁结，水液运化不利则脉滑。

肝气郁结化火，结滞于肝胆，则在左关脉麻涩的基础上，进一步形成粗、凸和热辐射感，给医者以欲抗争而不能的心理体验。（图 9）

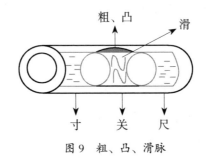

图 9　粗、凸、滑脉

肝气郁结犯胃者，表现为左关脉的麻涩及右关脉的粗、凸、热感。

肝木乘脾者，表现为左关脉麻涩及右尺脉的粗、凸、滑和热辐射感。肝木侮金者，表现为右寸脉的粗、凸、滑和热辐射感。

肝气郁结化火，气火下溜从小便而出者，表现为左尺部的粗、凸、滑和热感。

2. 疾、上、热、寒　性格急躁且善抗争者，则"肝火上炎"，常表现为左手脉搏血流传导速度加快的"疾"；脉体超出腕横纹，出现整体的三部脉位向远心端移位；脉搏搏动最高点的抖动不稳；且伴有寸部脉"热"，而尺部脉"寒"，寸部相对变"粗"而尺部相对变"细"的现象。（图10）

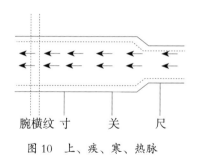

腕横纹 寸　　关　　尺

图 10　上、疾、寒、热脉

3. 滑、稠或稀　气机结滞，运化水湿不利，体内水液代谢失常，化生痰浊则脉滑、稠；水液停聚成饮则脉滑、稀。（图 11、图 12）

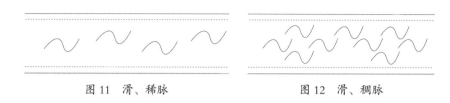

图 11　滑、稀脉　　　　　　　　图 12　滑、稠脉

总体来说，郁闷不舒状态患者的脉象要素可分为典型脉象要素、体质脉象要素以及演化脉象要素 3 个部分，常见典型脉象特征为动、涩、沉，对郁闷不舒状态的直接临床辨识有着重要意义。常见的体质脉象为缓、滑、短，体质作为心理状态紊乱状态形成的基础，对不同心理紊乱状态的产生有着偏颇性，在脉象要素方面对体质进行辨别，有利于郁闷不舒状态的判断。在前两部分脉象要素的基础上，随着病情病机的不断变化，进而衍化出更多不同的脉象要素。郁闷不舒状态的基本病机为肝气郁滞、肝失疏泄，根据肝克犯位置的不同，粗、凸、热、滑 4 个脉象要素出现在寸口不同的部位；气郁化火，肝火上炎，则会出现疾、上、热、寒的脉象要素；气机结滞，水湿失于运化，化浊生痰，则会出现滑稠或滑稀脉。

参考文献

［1］齐向华.辨证脉学［M］.北京：中国中医药出版社，2012：264-265.

［2］齐向华.系统辨证脉学临证优势浅析［J］.中医杂志，2017，58（11）：984-986.

第四节 郁闷不舒状态量化评定体系的构建

很多患者常因身体不适来就诊，但西医检查却未提示器质性病变，这种情况多是由某种异常心理状态而导致的。很多临床医务工作者对这种异常的心理状态缺乏足够的认识，更没有获取异常心理状态的手段，同时患者在叙述病史时会隐瞒或忽视这种异常情绪，从而导致医者不能准确诊断和施治，使治疗效果差强人意。为使广大临床医务工作者充分认识到异常心理状态在疾病中的作用，深入发掘郁闷不舒状态对临床的指导意义，笔者总结以往相关文献及临床实践，并进行了深入的临床研究，引入心理学中的心理测量方法，编制了"中医郁闷不舒状态评定量表"，对量表进行了科学性评价，为临床辨识郁闷不舒状态提供了客观的衡量标准，对中医的客观化研究有重要的意义。同时，笔者选取了发病与郁闷不舒状态有密切关系的失眠症作为切入点，更深入地研究了郁闷不舒状态与人格的相关性，为不寐、郁病等处于郁闷不舒状态的疾病的预防、诊断和治疗提供了依据。

一、郁闷不舒状态评定量表的研制

（一）量表在中医研究中的应用

量表是心理测量最直接、最常用的工具，最初属于心理学范畴。心理测量是指依据一定的心理学理论，按照一定操作程序，对人的记忆、思维、注意及能力、气质、人格、情绪等心理特性通过数量化的形式进行测量。广义而言，任何可以使事物数量化的值和量的渐进系列都可称之为量表。在心理测量学中，评定量表是用来量化观察中所得印象的一种测量工具，是心理卫生评估中收集资料的重要手段之一。

因为人们物质和精神需求逐渐增加而引起的一系列情志心理问题往往

伴随着各种躯体症状一起表现出来，因此量表学在中医学中也正是以情志心理和躯体症状两方面为主要研究对象而加以开展的。中医证候是对疾病处于一定阶段的病因、病位、病变性质以及邪正双方力量对比等各方面情况的病理概括，是机体对致病因素及内外环境反应的、以临床病理功能变化为主的综合表现。中医证候具有整体、综合、动态及多样性的特点，它以辨证论治的形式密切联系着临床实践和药物研究。由于中医理论体系的"非线性"，导致临床中医师对证候辨识多存在"仁者见仁"的问题，对证候认识的差异性不利于疾病的诊疗，也在一定程度上限制了中医辨证体系的继承和发展。所以，如何准确收集患者疾病的证候信息，进而形成对某一证候统一、系统化的认识，成为正确施治的重要前提。这也是判断疾病疗效的客观要求。因此，评定量表的客观化、数量化、系统化等特点恰恰契合这一需求，为中医研究者所接受并得到运用。目前，有关中医证候的量表研究及应用越来越多，主要包括疲劳自评量表、脾胃病辨证量表、亚健康状态中医基本证候特征调查问卷、中医体质量表的初步编制、获得性免疫综合征（艾滋病）的中医症状量化的研究等，这些量表均有极高的科研及临床应用价值。推而广之，具有传统中医特色的中医心理学研究更是离不开量表的应用，借助西医心理学量表研究的方法，中医情志疾病的理论及临床研究均得到很大的发展，如七情证候辨析量表、中医阴阳人格分类测量量表、中医肝脏象情绪自评等级量表、绝经综合征中医疗效评价量表、中医气质量表的初步研究等。

通过以上研究可以看出，在中医药研究领域，运用量表进行研究或自行编制量表已逐渐被大家所接受和采纳，这也是与西医贯通的一个方面。目前的问题是，现已成形的量表多由欧美国家编制，体现的主要是西方文化，由于中西文化差异，我们引进后须进行重新修订和考核。另外，这些量表多是应用于症状评定或筛查，几乎没有针对个体化用药治疗，其能否直接为我所用尚存在争议。因此，我们有必要编制具有鲜明中医特色的量表，或在中医理论指导下借鉴西方量表长处，并进行本土化改造，以期用于指导中医诊断及治疗。

（二）量表的形成及临床测试

量表的制作基于大量的文献调研，构建郁闷不舒状态的条目池信息，通过临床预调查和正式调查两个阶段，对量表进行修订和考核，研制出信效度良好的"中医郁闷不舒状态评定量表"。

1. 构建问卷条目池，形成初始调查问卷　条目池的构建是量表的关键，直接关系到量表的研制是否能全面和准确地达到测试目的。通过运用循证医学的方法对国内外有关失眠症的量表进行研究分析，我们发现失眠症病因性状态的研究很少。鉴于此，笔者以《中华医典》光盘、中国知网医学文献检索等计算机检索为主，辅以手工检索，以"失眠""不寐"和"郁""滞""闷""结""蕴""抑""气结"等为关键词，对中医学近千种古籍文献、现代文献进行检索，共查找出上千条相关文献，选取其中相关症状、体征以及描述性词语的词条作为量表的备选词条。

笔者将文献中的相关内容用通俗易懂的现代语言描述出来，组织从事中医临床、中医文献、心理学等方面的专家小组对词条的合理性、科学性、规范性以及语言表述等方面进行规范论证，对上述备选条目按中医"形神统一"原则分析，并经过初步筛选形成条目池。由中医学专家、心理学专家、临床医师和护士组成核心小组对条目池进行讨论和重要性评分，删除评价较低的条目，修改语句难于理解或不恰当的条目，最后初步确定114项作为初始问卷的条目。最终形成初始问卷内容包括3个部分：知情同意书、基本信息和中医郁闷不舒状态评定量表。调查之前，告知被调查者相关内容，并让其签署知情同意书；基本信息包括姓名、性别、年龄、学历、职业、婚姻状况等内容；测量量表的名称拟定为"中医郁闷不舒状态评定量表"，性质为自评量表。

"形神统一"是中医的一大学说，"形"是指人的形体，包括四肢百骸、筋骨皮肉脉等有形之器，以及为之奉养的精、气、血、津液等营养物质；"神"是指人体一切生命活动的外在表现及精神意识、思维活动。"形神合一"是指人体的形骸和一切生命活动的外在表现（包括广义和狭义之神）具有统一性，二者在生理和病理方面相互作用、相互影响。因此，本测试量表条目分析遵循中医"形神统一"的原则,涉及"形""神"两大部分,涵盖"情绪郁闷""神伤气怠""气滞头面""睡眠紊乱"及"气滞躯干四肢"5个维度的郁闷不舒症状体征表现,共114个条目,采用七级评分法,结合中国人的思维特点,设有中间等级,按照由低到高的评价程度排列,各选项之间力求等距,分为1~7级。

2.进行临床预调查,形成正式调查问卷 "中医郁闷不舒状态评定量表"初始调查问卷形成后,要进行临床预调查,形成正式调查问卷。按照测量的目的,临床预调查应选择合适的受试人群测试,从而了解项目对测验目的的适当程度,以便对条目进行必要的修订。

中医郁闷不舒状态涉及的病证是多种多样的,临床调查较复杂。而睡眠是人类生活中最重要的活动之一,随着社会节奏的加快,压力的日益增大,失眠的发病率逐年上升,成为危害人们身心健康的常见病、多发病。临床中失眠症患者所占的比例非常高,因此,笔者选取失眠症作为临床预调查的病证,进行初始问卷调查。

笔者选取了处于郁闷不舒状态的失眠症患者为研究对象,对他们进行初始问卷调查。通过采集相关信息,建立数据集,运用离散趋势法、克朗巴赫系数法、条总相关法和探索性因子分析,最终删除不合格条目41条,剩余的73条按照随机数字表重新排列得到正式调查问卷条目。反映"情绪郁闷"的条目在因子1中明显,经过临床中医专家讨论定夺,称之为"情绪郁闷因子";反映"神伤气怠"的条目在因子2中突出,称之为"神伤气怠因子";反映头部及面部表现的条目在因子3和4中比较明显,经过讨论决定将此两者合并称之为"气滞头面因子";关于睡眠障碍表现的条目集中在因子5中,称之为"睡眠紊乱因子";因子6和7表现的则是躯干、四肢的症状体征,合并称为"气滞躯干四肢因子"。按照统计结果及专家小组意见,筛选出34个条目组成正式调查问卷的量表内容,再重新随机编排,形成"中医郁闷不舒状态评定量表"正式调查问卷内容,涵盖"情绪郁闷""神伤气怠""气滞头面""睡眠紊乱"和"气滞躯干四肢"5个维度。

3.进行正式调查问卷临床测试,形成正式量表 正式问卷形成后还需进行临床测试，正式调查问卷的临床测试按照临床预调查的纳入和排除标准选取符合的患者，采集数据后运用 SPSS 采取双人录入比对的方法建立数据集，运用统计学方法进行数据分析。

数据集建立后，根据调查结果，首先进行条目分析，结果显示量表中未出现"天花板效应"或"地板效应"的条目，所有患者均完整地填写了整个量表，说明条目语言表述无歧义或模糊，容易理解、困难度低，73 项条目全部保留；然后对保留的 73 个条目进行项目分析，研究者计算出每个被试的总分，对总分进行高低排序，进行独立样本的 t 检验，考察所有项目的鉴别度，结果显示所有项目 t 值均达到了显著性水平，因此将 73 个项目全部保留，然后进行因素分析。运用统计学方法进行数据分析后显示，KMO 和巴莱特检验结果表明获得的量表数据呈较好的线性关系，适合因素分析。按照统计学的要求，通过探索性因素分析，对共同度小于 0.35 和载荷小于 0.4 的条目进行调整。筛除了 A3、A6、A10、A11 等共计 34 个条目。最后得到 39 个条目，经随机重新编排形成正式的"中医郁闷不舒状态评定量表"。

量表修订后的因子分析提取的 7 个因子能解释量表 61.310% 的内容，符合因子提取的要求。在综合临床专家及统计结果之下，最终将 7 个因子合并为 5 个因子，所表达的内容没有含义的偏差，符合预期，对因子名称的定义科学合理。5 个因子分别为"情绪郁闷""神伤气急""气滞头面""睡眠紊乱"和"气滞躯干四肢"。

这 5 个因子将分别发挥各自分量表的测量功能，整个量表的理论分数范围为 39~273 分，得分越高则表明郁闷不舒状态越严重。5 个因子各自发挥测量功能，分量表 1（即"情绪郁闷"因子）的理论得分为 11~77 分，分量表 2（即"神伤气急"因子）的理论得分为 9~63 分，分量表 3（即"气滞头面"因子）的理论得分为 11~77 分，分量表 4（即"睡眠紊乱"因子）的理论得分为 3~21 分，分量表 5（即"气滞躯干四肢"因子）的理论得分为 5~35 分。

（三）量表的科学性考核

1. 量表的信度　信度（reliability）系指测量结果的一致性、稳定性及可靠性，一般多以内部一致性来表示该测验信度的高低。量表信度指量表本身的稳定性及可重复性。考察信度的方法包括重测信度、复本信度、内部一致性信度三种，本研究主要采用了内部一致性信度的检验方法。内部一致性分析采用克朗巴哈系数（Cronbach α 系数）来考核量表及分量表的条目同质性。Cronbach α，可接受的数值范围为 0.50~0.70。如果 Cronbach α 系数在 0.80~0.90，可认为内部一致性很好；若大于等于 0.9，则可以认为内部一致性非常理想。

研究者在结构分析的基础上，检验了量表的折半信度和内部一致性，折半信度为 0.805，代表内部一致性的 Cronbach α 系数结果显示：总量表及 5 个分量表的内部一致性均为优秀或良好。

2. 量表的效度　效度（validity）即真实性，效度是指所测量到的结果反映所想要考察内容的程度，测量结果与要考察的内容越吻合则效度越高，反之则效度越低。就症状量表而言，主要是指评分结果能否反映病情的严重程度及其变化。效度检验主要包括内容效度、平行效度和结构效度。本研究主要采用了内容效度和结构效度的检验方法。

（1）内容效度（content validity）：指所选条目能否代表所测量的内容和主题。目前没有特别准确的统计方法来检验它，因为判断量表是否具有内容效度带有很大的主观性。目前，常用条目得分与量表总分及所属方面得分的相关系数来反映量表的内容效度。

本量表条目与量表总分之间的相关系数在 0.424~0.747，分量表 1 与其 11 个条目之间的相关系数在 0.428~0.655，分量表 2 与其 9 个条目之间的相关系数在 0.478~0.641，分量表 3 与其 11 个条目的相关系数在 0.329~0.556，分量表 4 与其 3 个条目的相关系数在 0.391~0.441，分量表 5 与其 5 个条目的相关系数在 0.258~0.440。通过以上数据，表明量表具有较好的内容效度。

（2）结构效度（construct validity）：指测量在多大程度上正确地验证了编制量表时的理论构思。采用因子分析法提取主成分，满足下列条件则认为量表具有良好的结构效度：①主成分对总体方差的累计贡献率在 40% 以上；②量表中的条目得分至少在一个主成分上负荷超过 0.4；③主成分所代表的内容与理论构思中所要测量的领域一致。

本量表因子分析提取的主成分对总体方差的累计贡献率为 61.310%，研究者按照因子负荷小于 0.4 的标准删减条目，所以每个条目在主成分上的负荷均超过 0.4，主成分所代表的内容与理论构思中所要测量的领域一致，这说明量表具有较好的结构效度。

3. 量表的反应度　反应度（responsibility to change）又称灵敏度，指内外环境变化时，若被测对象有所变化，则测量结果必须灵敏地对此作出反应。

本研究同时选取了 137 名符合失眠症诊断标准但不符合郁闷不舒状态选择标准的失眠症患者，作为第二人群进行对比研究，两组人群的量表测试得分情况及方差分析结果显示：两组人群在总量表及 5 个分量表上的差异均有统计学意义（P 均 <0.01）。这说明失眠症郁闷不舒状态评定量表在总体及分量表上均有区分郁闷不舒失眠症与非郁闷不舒失眠症的能力，即本量表能够准确评定失眠症患者的郁闷不舒状态，具有较好的反应度。从内部一致性和折半信度两方面考核量表信度，折半信度为 0.805，量表总的 Cronbach α 系数 0.951，5 个分量表的 Cronbach α 系数在 0.784~0.912，除却分量表 5 的内部一致性较低外，其余分量表与总量表的内部一致性均为良好；从内容效度和结构效度两方面考核量表效度，量表条目与量表总分之间相关系数在 0.424~0.747，各条目与其所属分量表之间相关系数在 0.258~0.655，这些数据表明量表具有较好的内容效度；本课题研究采用探索性因子分析法提取的主成分对总体方差的累计贡献率为 61.310%，条目得分至少在一个主成分上负荷超过 0.4，而且主成分所代表的内容与理论构思中所要测量的领域一致，这说明量表具有较好的结构效度。

二、郁闷不舒状态评定量表特色分析

失眠症是一种常见的身心疾病。由于生活节奏的加快、生活压力的增加以及物质精神发展的不平衡，失眠症的发病率与日俱增。目前，中医研究和治疗失眠症多从"安神"入手，试图寻求一种可与西医镇静药相媲美的中医"安眠药"，这种仅仅关注失眠患者夜间睡眠行为的治疗是很难取得良好疗效的。笔者从"心理紊乱状态"这一根本性问题的角度研究失眠症，通过改善患者白天的心理紊乱状态达到恢复其健康睡眠的目的。郁闷不舒状态评定量表能够客观、全面地反映出失眠患者郁闷不舒的心理紊乱状态，弥补中医诊断治疗客观化不足的缺点。在量表的编制过程中，笔者始终坚持以中医理论为指导原则，使量表具有中医特色。初步临床实践证明，该量表具有以下特点。

（一）"以人为本"思想的体现

中国人的思维方式向来是整体的、系统的，中医学更是强调整体观念、天人合一的思想，郁闷不舒状态评定量表是在中医理论指导下，应用心理学的量表研究方法构建的针对郁闷不舒状态的特殊性量表，符合中国文化背景特点，贴近国人的文化语言习惯，易于为中国人理解和接受，能够准确地反映患者易于理解的心理状态。量表的内容全面地体现了以患者为中心、"以人为本"的原则。

（二）"形神统一"思想的体现

中医理论讲究"形神合一"，郁闷不舒状态评定量表评价内容包含"神"（心理领域）与"形"（躯体化领域）两大方面，体现了中医"形神统一"的理论原则，将其引入中医诊断评定体系有助于解决中医心理紊乱状态不能客观评价的问题。"形神统一"涉及各方面心身特点，其中"神"包括思维（如思维迟缓）、语言（如喃喃低语、言语缺乏逻辑性）、精神状态（如精神恍惚）等，"形"包括形体（如身体困倦懒动、身体沉重疼痛）、气色（如面色苍白无光泽）、体力（如肢体震颤发抖、筋脉痉挛抽搐）等，这些有意义的条目都被列入量表中。

（三）诊断与施治的双重功能

1.有利于对郁闷不舒状态的辨识　该量表能够准确辨识出患者是否处于郁闷不舒状态。对于临床医生来说，通过采集患者的临床症状和体征，计算出量表的得分高低，从而对患者所处的状态做出客观地判定，明确患者的致病因素，准确分析患者的病因病机，"对症下药"，达到治病求本的目的。同时，患者也可以清楚地认识自身所处的心理紊乱状态及程度，解除不必要的心理负担。

2. 有利于指导郁闷不舒状态的治疗　量表是手段，通过填写量表的方法获得有效的资料，其最终目的还是为了指导临床，为临床治疗心理紊乱状态提供思路。通过对郁闷不舒状态的辨识可以直接指导临床。如可以根据总量表得分的高低，针对目前患者的疾病状态，酌情选用药物治疗、针灸治疗或综合治疗等，从而确定一套最优方案。

采用中医自己制订的特异性的心理量表，不仅可以弥补目前临床诊疗判定指标的不足，而且比普适性量表更加客观真实地反映不同患者的心理状况、治疗满意性等有关内容，更有利于凸显中医的优势，体现中医理论的特点，符合中医"因时、因地、因人"三因制宜中以"人"为本的个体临床辨证论治原则。

最终形成的量表中所形成的 5 个维度是符合中医理论的，"情绪郁闷""神伤气怠""气滞头面""睡眠紊乱"及"气滞躯干四肢"皆能体现郁闷不舒状态的特点，从而选用合适的针对性治疗药物，如情绪郁闷则可选用疏肝解郁的药物，以取得更好的疗效。

3. 判定疗效　量表还可以作为疗效的判定工具，通过患者在治疗前后所测试的结果比较，直观地观测到患者病情的改善情况。

在科学不断发展的今天，社会对医学的要求也越来越严格，因而中医的客观化、量化就具有重要的意义。笔者在中医理论指导下借鉴现代心理学研究方法编制的《郁闷不舒状态量表》，既能够准确识别郁闷状态，又可以客观化、量化相关症状体征，有利于提高共识及科学结果的重复，为中医的客观化提供了新的方法和思路。

因此，植根于中医的传统理论，借鉴现代心理学的科学研究方法和思路，研制具有指导辨证施治意义的《郁闷不舒状态评定量表》是非常有意义的。

第五节 失眠症患者郁闷不舒状态与述情障碍评定量表的相关性分析

述情障碍（Alexitymia）又称为"情感表达不能"或"情感难言症"，一般认为，它不是一种独立的精神疾病，可以是一种人格特征，也可以是某些躯体或精神疾病较常见到的心理特点，或为其继发症状。自从 1972 年 Peter Sifneos 被命名以来，述情障碍引起心身医学和精神病学研究者的广泛重视，对其相关研究已有不少报道。述情障碍的检测和评定很困难，随着对述情障碍研究的增多，国外逐渐发展起来不少评定述情障碍的量表，如 Beth Israel 医院心身问卷（Sifneos 等，1972）、Schalling Sifneos 人格量表（1979）、明尼苏达多项人格测验（MMPI）（Kleiger，1980）等，但这些量表的信度以及效度两者或单一方面不够理想。与此相比较，1984 年，Taylor 等制订多伦多述情障碍量表（TAS-26），此量表具有较高的信度和效度。为了研究需要，Taylor 等对 TAS-26 进行了修订，经检验，修订版本具有良好的信度和效度，而且避免了 TAS-26 的缺陷。具体而言，它由 3 个因子组成，因子 1（难以识别自己的情感）；因子 2（难以描述自己的情感）；因子 3（外向性思维）。本课题研究采用 TAS-20 版本，其信度研究结果显示，TAS-20 各分量表具有很好的跨时间稳定性。激惹、抑郁和焦虑自评量表（IDA）各分量表的条目与各分量表总分相关系数表明条目与各分量测试内容一致性较好。效度研究结果显示，TAS-20 分量表得分在精神患者样本患者 IDA 各分量表和正常人对照样本之间存在极显著性差异，这说明 TAS-20 量表的区分效度也达到了要求。

失眠症患者郁闷不舒状态与述情障碍评定量表的相关研究结果显示，有 45.6% 的郁闷不舒状态失眠症患者难以识别自己情感；有 57.9% 的患者难以描述自己情感；失眠症郁闷不舒状态量表总分与难以描述自己情感呈显著正相关，与难以识别自己情感和外向性思维均呈显著负相关，提示总量表得分高的郁闷不舒失眠症患者识别自己的情感并不很困难，但多难以描述自己情感，并多具有内向性格；分量表 1、5 得分与难以识别自己情感呈显著负相关，与难以描述自己情感呈显著正相关，提示分量表"情绪郁闷"和"气滞躯干四肢"得分高的患者可以识别自己的情感，但多难以描述自己的情感；分量表 2、3 得分与难以描述自己情感均呈显著正相关，与外向性思维均呈显著负相关，提示分量表"神伤气怠"和"气滞头面"得分高的患者多存在典型或倾向内向思维，并难以描述自己的情感；分量表 4 的得分与难以识别自己情感和外向性思维均呈显著负相关，与难以描述自己情感均呈显著正相关，提示分量表"睡眠紊乱"得分高的患者多存在典型或倾向内向思维，可识别自己情感，但难以描述自己的情感。

现代心理学研究认为，失眠症患者具有高度一致的个性心理特征，多表现为过分焦虑、内心易冲突、强迫性思维、过分担忧自身健康等神经质个性，也是失眠产生和维持的原因之一，这与研究结果是相同的。个性内向的人富于内省，处理心理冲突的方式往往是将其内化而非外倾或发泄，长此以往，较容易出现焦虑、紧张或抑郁等郁闷不舒的心理紊乱状态。

失眠症郁闷不舒状态与述情障碍的相关性研究显示，情感难以描述在失眠症发生和维持中起着重要的作用，恰当地表述自己的情感能够有效地宣泄内心的负面因素，保持健康的心理状态。因此，在失眠症的研究和治疗中要认识到描述情感的关键作用，注重恢复患者紊乱的心理状态，从而达到治疗失眠症的目的。

参考文献

［1］张伯礼，王晓晖．证候及其现代研究［J］.继续医学教育，2006，20（19）：1-4.

［2］王天芳，薛晓琳，王庆国．量表在中医药研究中的应用现状与展望［J］.北京中医药大学学报，2006，29（5）：293-297.

［3］王天芳．疲劳自评量表的理论构建及其研制［J］.北京中医药大学学报，2007，

30（4）：221-223.

［4］刘凤斌，方积乾，潘志恒，等．用于电脑专家诊断系统的脾胃病辨证量表的研制［J］.
中山医科大学学报，2000，21（4）：112.

［5］刘保延，何丽云，谢雁鸣，等．亚健康状态中医基本证候特征调查问卷的研制［J］.
中国中医基础医学杂志，2004，10（9）：23-28.

［6］王琦．中医体质量表的初步编制［J］.中国临床康复，2006，10（3）：12-14.

［7］郭建中，徐立然．艾滋病中医临床症状量化的思考与分析［J］.河南中医学院学报，
2007，22（1）：5-8.

［8］严石林，严侃，钟思冰，等．精神病与内科病七情证候辨析研究［J］.成都中医药
大学学报，1999，22（4）：19-20.

［9］郭争鸣，肖跃群，杨小兵．应用心理测量技术编制中医阴阳人格分类测量量表的
研究［J］.湖南中医杂志，2006，22（1）：44-48.

［10］胡随瑜，王哲，尤劲松，等．中医肝脏象情绪评定量表的初步编制［J］.中国临
床心理学杂志，2001，9（2）：84-86.

［11］傅娇．绝经综合征中医疗效评价量表信度、效度的研究［D］.广州：广州中医药
大学，2006.

［12］王丹芬．中医气质学说及中医气质量表（TCM-QZS）的初步研究［D］.长沙：湖
南中医学院，2004.

第三章 郁闷不舒状态的常见病证

从中医的角度来看，郁闷不舒状态影响气血运行、损伤脏腑，它既可以作为疾病的始动原因，亦可为继发因素，导致临床复杂多样的躯体化症状。笔者在大量的临床实践中发现，因郁闷不舒导致疾病者不在少数，门诊就诊患者多，发病率高。笔者在查阅相关文献基础上，结合临床提出了郁闷不舒状态，并对郁闷不舒导致的常见病证进行了系统梳理，以期对郁闷不舒状态的辨证论治提供参考和帮助。

第一节 肺系病证

咳嗽

【定义】

咳嗽是指肺失宣降，肺气上逆作声，咯吐痰液，为肺系疾病的主要证候之一。分别言之，有声无痰为咳，有痰无声为嗽，一般多为痰声并见，难以截然分开，故以咳嗽并称。

【历史沿革】

咳嗽作为常见病，自古至今论述颇丰。《黄帝内经》较系统地论述了咳嗽的成因、症状及证候分类、证候转归及治疗等问题，阐述了气候变化、六气影响及肺可以致咳嗽，如《素问·宣明五气》说："五气所病……肺为咳。"《素问·咳论》更是论述咳嗽的专篇，指出"五脏六腑皆令人咳，非独肺也"，强调肺脏受邪以及脏腑功能失调均能导致咳嗽发生，为后世诸家治疗咳嗽时不可独从肺论治提供了指导方向。张仲景所著《伤寒杂病论》贡献出了不少治疗咳嗽的经典方子，同时体现了对咳嗽进行辨证论治的思想。隋代巢元方《诸病源候论·咳嗽候》在《黄帝内经》脏腑咳的基础上，又论述了风咳、寒咳等不同咳嗽的临床证候。唐宋时期，当时政府组织人员编写了《外台秘要》《太平惠民和剂局方》等，并收集了许多治疗咳嗽行之有效的方剂。到了明代，张景岳著《景岳全书》，将咳嗽分为外感、内伤两类。至此对咳嗽的辨证论治渐趋完善，并切合临床实际。

【病因病机】

1. 基本病因病机 咳嗽的病位，主脏在肺，无论外感六淫或内伤所生的病邪，皆侵及于肺而致咳嗽，故《景岳全书·咳嗽》说："咳证虽多，无非肺病。"这是因为肺主气，其位最高，为五脏之华盖，肺又开窍于鼻，外合皮毛，故肺最易受外感、内伤之邪，而肺又为娇脏，不耐邪侵，邪侵则肺气不清，失于肃降，迫气上逆而作咳。《素问·咳论》说："五脏六腑皆令人咳，非独肺也。"说明咳嗽的病变脏腑不限于肺，凡脏腑功能失调影响及肺，皆可为咳嗽病证相关的病变脏腑。但是其他脏腑所致咳嗽皆须通过肺脏，肺为咳嗽的主脏，肺脏虚弱或他脏累肺皆可致咳嗽，咳嗽的基本病机是内外邪气干肺，肺气不清，肺失宣肃，肺气上逆迫于气道而为咳。内伤咳嗽多因痰湿、痰热、肝火、饮食积滞、阴虚等导致肺失宣降，气机上逆而作。

2. 郁闷不舒状态咳嗽的病机 人有怀抱素郁，肝气不舒，盖肝木喜条达，忧郁则肝气结塞，肝反凌肺，肺失宣肃，肺气上逆而致咳嗽。分而言之，导致咳嗽的病理途径主要有以下几个方面。

（1）气机郁滞，心系急迫：郁闷不舒导致的咳嗽非常多见，诚如《灵枢·口问》所言"忧思则心系急，心系急则气道约，约则不利，故太息以伸出之"。患者个性忧愁郁闷，时时放心不下，使心系急迫，心系紧束不展，气道收缩，则气结郁而不畅，气结于肺则肺失其宣肃之职，升降无权，气机上逆，上冲于咽喉而发为咳嗽。七情郁结之病，必得心境开舒，肝气方能条达。

（2）中焦失运，痰湿内停：气机郁滞不畅，中焦运化失职，痰湿内停，或平素郁结之人，郁火熏烁其津液而生痰，阻碍气道通利，又痰随气动，上逆犯肺，肺失宣肃，逆于气道发为咳嗽。痰湿内停所致的咳嗽，反复病久，肺脾两伤，可出现痰从寒化为饮、病延及肾的转归，表现为"寒饮伏肺"或"肺气虚寒"证候，成为痰饮咳喘。

（3）心肺亏虚，营卫不和：忧愁思虑过度，内耗心肺之气，心主营血，肺主卫气，心肺亏虚，则营卫之气亦不足，营主于内，卫主于外，二气不能相守，则机体易于感受外邪，此类内伤咳嗽当取法于东垣，须甘缓补中，以扶正祛邪。陈无择在《三因极一病证方论》中指出："凡忧愁思虑之内伤不足，必先上损心肺，心主营，肺主卫，二气既亏，不耐烦劳，易于受邪，惟养正则邪自除，无麻桂大劫散之理，故内伤必取法乎东垣。今形倦不食，呛咳不已，吐痰若黏涎，皆土败金枯之象，急与甘缓补法。"

（4）虚火内灼，肺阴亏虚：气机不畅，可郁而化火，虚火内生，耗伤肺阴，灼伤肺津，肺津亏虚，肺体失于濡润则肺失宣肃之职，升降逆乱，肺气上逆而致咳嗽发生。虽然初起轻微，但如延误失治，则往往逐渐加重，成为劳损。部分患者病情逐渐加重，甚至累及于心，最终导致肺、脾、肾诸脏皆虚，痰浊、水饮、气滞、血瘀互结而演变成为肺胀、肺痈者亦为数不少，如劳嗽一证，皆因肺虚及劳逸抑郁，忧思喜怒，饮食饥饱，致脏腑不平，积微至著，以至于渐成肺痿、肺痈，病情逐渐加重。

【证候特点】

1.咳嗽的基本证候特点　咳嗽的起病分急性和慢性；咳嗽的时间，有白天咳嗽甚于夜间者，有早晨、睡前咳嗽较甚者，有午后、黄昏、夜间咳嗽较甚者；咳嗽的节律，有时作咳嗽者，有时时咳嗽者，有咳逆阵作、连声不断者；咳嗽的性质，有干性咳嗽、湿性咳嗽；咳嗽的声音，有咳声洪亮有力者，有咳声低怯者，有咳声重浊者，有咳声嘶哑者；咳痰的色、质、量、味等也有不同的临床表现。痰色有白色、黄色、灰色甚至铁锈色、粉红色等，痰的质地有稀薄、黏稠等，有痰量少甚至干咳者，有痰量多者。痰有无明显气味者，也有痰带腥臭者。

2. 郁闷不舒状态咳嗽的证候特点　郁闷不舒导致的咳嗽偶有咽喉部阻滞感，即《金匮要略》所说"妇人咽中如有炙脔"，患者往往存在长时间的情志抑郁不舒，起病缓慢，病程较长，咳嗽时作时止，咳声多低怯而重浊，午后、黄昏、夜间较重，尤其在情绪波动时明显加重。郁闷不舒状态导致的咳嗽最具有特征性的表现是古人所谓"吐痰胶着"，具体表现为咳痰量少，不易咯吐，为痰核、结块状，质韧，痰色多呈灰色。痰量较少时则表现为咽中如有物阻隔，吐之不出，咽之不下，胶着不畅，随情绪波动而有所加重和缓解。这与其他原因导致咳嗽的证候特点有显著差别。因饮食不节、寒热侵袭等导致的咳嗽多急性发作，咳声较急，声音或重浊或洪亮有力，夜间较甚，痰色多为白色、黄色或黄白相兼，质地多稀薄。

此外在古代文献中，又有记载七情郁结导致上气喘急及肺痿者。现代疾病之支气管哮喘、肺结核等疾病的发生、发展均与郁闷不舒状态有密切联系。目前普遍认为哮喘是呼吸系统具有代表性的心身疾病。许多研究已证实哮喘除婴儿外与心理因素可能存在一定的关系。社会心理因素直接或间接地对哮喘的发作起着重要作用。在哮喘的患者当中，大多具有多思多虑、情怀抑郁的人格特征，这种个性在其成长过程中可改变机体内分泌或免疫功能，引起应激激素（促皮质激素、去甲肾上腺素、生长激素、内腓肽等）分泌变化，促使生物活性物质释放，抑制免疫功能，引起哮喘发作。

第二节 心系病证

不寐

【定义】

不寐，是指经常不能获得正常睡眠的一种病证，主要表现为睡眠时间、深度的不足以及不能消除疲劳、恢复体力与精力，轻者入睡困难，或寐而不酣，时寐时醒，或醒后不能再寐，重则彻夜不寐，常影响人们的正常工作、生活、学习和健康，并能加重或诱发心悸、胸痹、眩晕、头痛、中风等病证。

【历史沿革】

不寐又称作"不得卧""目不瞑"。早在《黄帝内经》时代的古人，对不寐的病因、病机、方药已有了较为深刻的认识。《灵枢·营卫生会》指出："阴阳相贯，如环无端。卫气行于阴二十五度，行于阳二十五度，分为昼夜。""壮者之气血盛……营卫之行不失其常，故昼精而夜瞑；老者……营气衰少，而卫气内伐，故昼不精，夜不瞑。"以上论述对不寐"营卫失和，阳盛阴衰，阴阳不交"的基本病机做了较为详细地论述，同时指出了老人与壮者睡眠质量不同的生理因素。《灵枢·邪客》载"厥气客于五脏六腑，则卫气独卫其外，行于阳，不得入于阴，行于阳则阳气盛，阳气盛则阳跷陷，不得入于阴，阴虚，故目不瞑"，最早阐述外邪或内伤所致阴阳厥逆不和而不寐。后代医家对"不寐"皆有论述。《内经发挥·素灵微蕴》写道："茶多不寐者，阳气收藏则为寐……故神魂升泄而不寐也。"《医灯续焰》归纳出八珍汤、归脾汤治疗老年不寐；仲景酸枣仁汤，治疗虚劳虚烦不得眠；温胆汤、六君子汤，治疗胆虚惊悸不寐；《黄帝内经》半夏汤、导痰汤，治疗痰饮停中，烦惑不合目。现代对"不寐"的认识进一步提高，并研发多导睡眠监测仪监测睡眠质量。

【病因病机】

1. 不寐的基本病因病机　古人对导致失眠症的病因认识相当广泛，概而言之，有外感邪气、季节气候的影响、七情失调、劳倦内伤、饮食不节等，由这些病因引起心、肝、胆、脾、胃、肾的气血失和，阴阳失调，其基本病机为阴阳失交。不寐是一种全身性的功能失调，同时可涉及多个脏腑，其病位在心，但与肝、胆、脾、胃、肾关系密切。

现代中医学将不寐的病因病机归纳为情志所伤，心脾两虚，心肾不交，血虚肝旺，心虚胆怯，痰热内扰，胃气不和。另外，有学者认为导致本病的病机之一是气滞血瘀。王翘楚认为五脏功能失调都可以导致不寐，主要是肝。王多让认为，失眠症的主要病机为机体的阴阳平衡不谐调，气血失和，从而使得脑海血流不充，进而脑髓失滋，神无所养，神无所寄。

2. 郁闷不舒状态不寐的病机　历代许多医家非常重视不寐患者郁闷不舒的情绪状态，在宋代，张杲青称其为"情怀郁结""情志怫逆"，均作为不寐发病的原因看待。情绪郁闷不舒与失眠之间关系密切，若长期处于心情抑郁、闷闷不乐、欲言而不能言、表情呆滞、思维缓慢状态当中，使体内气血运行呆滞，阳当入而不入，以致阴阳失调，夜不能寐。分而言之，导致不寐的病理途径主要有以下几个方面。

（1）气机郁滞，神机失养：情绪郁闷不舒、忧郁寡欢导致气机结滞，神气逆乱，气机郁结，痰阻胸脘，更兼阳明悍气不降，故当寐不寐。

（2）心脾两伤，心神不安：肝郁不舒，郁而犯脾，心脾气血暗耗，营血亏虚，无以养心，以致心神不安；情志抑郁，气勃于中，胃不冲和，气痰作阻。

（3）痰火上逆，扰及心神：肝气郁而化火，肝火灼津成痰，肝火上逆，痰随气升，上扰心神以致不寐。如《金匮翼·卷四》所说："思虑郁结，屈无所伸，怒无所泄，以致肝胆气逆，木火合邪，乘于心则为神魂不守。"

（4）心肾交亏，神志不藏：素体虚弱、久病之人，肾阴亏耗，水不济火，心火独亢，不能下交于肾，导致神明受扰而致心神不宁。

中医认为神志活动由心所主，精神、情志活动的失调，不仅伤心而且耗神。神安则寐，神不安则不寐。正如《景岳全书·不寐》中指出："盖寐本乎阴，神其主也。神安则寐，神不安则不寐。"情志是一种心理活动，情志乃生来俱有，过则为病。随着现代社会高速发展，信息流量倍增，生活节奏快，竞争激烈，人们的心理负担加重，精神行为疾病不断增多，在这种状况下，情志致病因素也就显得更加突出。

【证候特点】

1. 不寐的基本证候特点　临床主要表现为睡眠时间不足，睡眠深度不够，不能消除疲劳、恢复体力与精力。睡眠时间不足者可表现为入睡困难，眠浅易醒，醒后不能再寐，严重者甚至彻夜不寐；睡眠深度不够者表现为夜间时醒时寐，寐而不酣，或夜寐梦多。因睡眠时间不足、睡眠深度不够及睡眠质量的下降，患者常表现为头晕、头痛、神疲乏力、心悸、健忘，严重者会导致烦躁、心神不宁等症。

2. 郁闷不舒状态不寐证候特点　郁闷不舒状态导致的失眠比较顽固，短时间内难以见到临床疗效，这往往是由于患者既成的郁闷不舒状态体系，难以让其彻底摆脱此种状态所致。患者平素心理敏感，心胸狭窄，遇到难以解决的事情便萦绕心间，郁而不解，或平素多思多虑，阳气扩张于外，不得入阴。主要表现为入睡困难，整体睡眠时间减少，梦境纷杂，清晨失眠，醒后不复入睡，白天困倦乏力，疲惫不堪，伴有情绪低落、闷闷不乐、心情压抑。不寐的症状更成为患者郁闷不解的另一重要原因，郁闷不舒与不寐互为因果，恶性循环，这与其他原因导致的失眠在证候特点上有明显差别。因过度劳累、环境改变、饮食失调、过度精神刺激等导致的失眠多是暂时的，一旦病理因素去除，睡眠自然恢复正常。

第三节 脑系病证

一、头痛

【定义】

头痛是临床常见的自觉症状，可单独出现，亦见于外感、月经不调等多种疾病的过程中。通常是指局限于头颅上半部，包括眉弓、耳轮上缘和枕外隆突连线以上部位的疼痛。

【历史沿革】

古人称头痛为"脑风""首风"。《黄帝内经》已阐述头痛发生的主要病因是外感与内伤。并有关于"真头痛"的论述。仲景之《伤寒论》首开分经论治头痛之先河，如吴茱萸汤治疗厥阴头痛；并指出太阳头痛、少阳头痛、阳明头痛证候的不同，如"太阳病，头痛发热，身疼，腰痛，骨节疼痛，恶风，麻黄汤主之"。朱丹溪指出了因痰致头痛，如《丹溪心法》："头痛多主于痰，痛甚者火多。"《太平圣惠方》有专门论述痰厥头痛和产后头痛。对头痛的诊治有较系统的论述当属张景岳，《景岳全书》中说："凡诊头痛者，先审久暂，次辨表里，……风寒外袭于经也，治宜疏散……久病当重元气。"书中对头痛由外感风寒、风热、久病及论治者做出详细论述。《圣济总录》对首风、脑风、风头眩、风头痛、偏头痛分而论之。至清代，王清任又提出瘀血导致头痛之说，并创血府逐瘀汤治疗瘀血头痛。至此，关于头痛的的论述越发详尽。

【病因病机】

1.头痛的基本病因病机　头痛的病因分为外感和内伤两大类，外感以风邪为主，夹寒、夹热、夹湿，多属实证。内伤头痛有虚有实，肾虚、气虚、血虚头痛属虚，肝阳、痰浊、瘀血头痛属实，或虚实兼夹。病位在头，与肝、脾、肾密切相关。风、火、痰、瘀、虚为致病之主要因素。邪阻脉络，清窍不利；精血不足，脑失所养，为头痛之基本病机。

2. 郁闷不舒状态头痛的病机　郁闷不舒状态的病机首当其冲的是气机失调。生理情况下，气机调畅则五脏六腑气化功能正常进行，反之气机失调则五脏六腑气化功能失常，势必百病丛生。头居于人体之最高位，为"诸阳之会""清阳之府"，又为髓海之所在，五脏精华之血、六腑清阳之气皆上注于头。若情志不遂，郁闷不舒，气机结滞，则会通过多种病理途径导致头痛的发生。

（1）气机不畅，血虚失养：人身之气周流全身，若情志抑郁不解，则周身气机失调，结滞不行，血赖气之推动得以营养四肢脏腑百骸，若气机不畅，则血无以上荣头窍，甚或停于他处，形成瘀血。清窍失养，发为头痛。

（2）气郁化火，上扰清窍：情怀不舒，气机郁结，升降出入失调，遂郁而化火，阳亢火升，上扰头窍而致头痛。

（3）瘀血停滞，脉络不通：气机停滞日久，气血凝滞，可发生瘀血头痛，如《医林改错·头痛》中描述血府逐瘀汤时所说"查患头痛者，无表证，无里证，无气虚、痰饮等证，忽犯忽好，百方不效，用此方一剂而愈"。

（4）脾虚失运，痰浊上扰：脾胃为后天之本，气血生化之源，头乃"清阳之府"有赖于精微物质的滋养，久郁不舒，耗伤脾胃，脾失健运，无力运化水谷精微和水湿，痰浊内生，阻碍经络气血，浊阴不降，清窍被蒙而致头痛，如《丹溪心法·头痛》曰"头痛多主于痰，痛甚者火多，有可吐者，有可下者""肥人头痛，是湿痰，宜半夏、苍术"。

（5）肾水不足，虚火上扰：肾主骨生髓充脑，脑为髓海，忧思难解，耗伤肝肾之阴，肾精亏虚，无以生髓，髓海空虚，清窍失养，肾水不足，虚火上扰，发为头痛。如《石室秘录·偏治法》说："如人病头痛者，人以为风在头，不知非风也，亦肾水不足，而邪火冲于脑，终朝头晕，似头痛而非头痛也。若只治风，则痛更甚，法当大补肾水，而头痛头晕自除。"

【证候特点】

1. 头痛基本证候特点　患者自觉头部，包括前额、额颞、顶枕等部位疼痛，为本病的证候特征。按经络循行部位有太阳、阳明、少阳，或在太阴、厥阴、少阴，或痛及全头的不同，但以偏头痛者居多。按头痛的性质有掣痛、跳痛、灼痛、胀痛、重痛、头痛如裂或空痛、隐痛、昏痛等。按头痛发病方式有突然发作，有缓慢而病。疼痛时间有持续疼痛，痛无休止；有痛势绵绵，时作时止。如因情志郁怒导致的头痛可伴有烦躁不安、头目昏沉等症状。

2. 郁闷不舒状态头痛证候特点　郁闷不舒导致的头痛多以巅顶、一侧或两侧胀痛为主，甚则头痛如炸开，有时痛连眉棱骨及眼眶，情绪波动时明显加重，痛势绵绵，时作时止，且缠绵难愈易复发为特点。这与外邪、瘀血等病因导致的头痛有明显差别，因外邪导致的头痛突然起病，痛势急迫，多以胀痛为主，持续不解，涉及整个头部，常见发热、鼻塞、流涕等外感症状；因瘀血导致的头痛多以刺痛、掣痛、灼痛为主，多有固定位置，入夜尤甚。

二、眩晕

【定义】

眩晕是以头晕、眼花为主要临床表现的一类病证。眩是指眼花或眼前发黑，晕是指头晕甚或感觉自身或外界景物旋转。二者常同时并见，故统称为"眩晕"。轻者闭目即止，重者如坐车船，旋转不定，不能站立，或伴有恶心、呕吐、汗出，甚则晕倒等症状。

【历史沿革】

"眩晕"又称为"眩冒"。眩晕病证，历代医籍记载颇多。最早可以追溯到《黄帝内经》时代，如《灵枢·口问》说："上气不足，脑为之苦满，耳为之苦鸣，头为之苦倾，目为之眩。"《灵枢·海论》认为"脑为髓海"，而"髓海不足，则脑转耳鸣"，认为眩晕一病以虚为主。到东汉时期，张仲景认为痰饮是眩晕发病的原因之一，并且用泽泻汤及小半夏加茯苓汤治疗眩晕。宋代严用和第一次提出七情内伤可以致眩说，《重订严氏济生方·眩晕门》中指出"所谓眩晕者，眼花屋转，起则眩倒是也，由此观之，六淫外感，七情内伤，皆能导致"，丰富了对眩晕病因的认识，将情志病因提升到一个崭新的层面，为后世辨证论治眩晕拓展了思维。元代朱丹溪倡导痰火致眩学说，如《丹溪心法·头眩》曰："头眩，痰挟气虚并火，治痰为主，挟补气药及降火药。无痰不作眩，痰因火动，又有湿痰者，有火痰者。"明代张景岳在《黄帝内经》"上虚则眩"的理论基础上，对"下虚致眩"做了详尽论述，在《景岳全书·眩晕》中说："头眩虽属上虚，然不能无涉于下。盖上虚者，阳中之阳虚也；下虚者，阴中之阳虚也。"张氏从阴阳互根及人体是一个有机整体的观点认识与治疗眩晕，并认为眩晕的病因病机"虚者居其八九，而兼火兼痰者，不过十中一二耳"，详细论述了劳倦过度、焦思不释等皆伤阳中之阳,吐血、纵欲等皆伤阴中之阳而致眩晕。《证治汇补》云："以肝上连目系而应于风，故眩为肝风，然亦有因火、因痰、因虚、因暑、因湿者。"这对本病的认识更加全面，逐渐形成了一套完整的理论体系。

【病因病机】

1.眩晕基本病因病机　导致眩晕的原因有饮食不节、情志郁怒、焦思不解、外伤手术、体虚劳倦等。眩晕的病位在清窍，由脑髓空虚、清窍失养及痰火、瘀血上犯清窍所致，与肝、脾、肾三脏功能失调有关，其发病以虚证居多。其基本病机是脑海空虚，清窍失养，清阳受扰，瘀血阻络。

2.郁闷不舒状态眩晕病机　忧思积郁，导致气机郁滞，气机郁久化火，虚火内生，耗伤阴液，阴液亏虚，无以濡养脏腑，则气机有失调达，风阳易动，挟虚火、痰浊、瘀血等诸多病理因素，阻塞气血运行，清窍被扰，眩晕乃生。分而言之，导致眩晕的病理途径主要有以下几个方面。

（1）气机郁结，风阳上扰：郁闷不舒者，气机有失调达，气机郁结，久之化火伤阴，则风阳易动，上扰清窍，发为眩晕，正如《类证治裁·眩晕》所言："由身心过动，或由情志郁勃，……以致目昏耳鸣，震眩不定。"

（2）脾失健运，痰浊上蒙：忧郁安逸，过食肥甘，损伤脾胃，脾胃居中焦而司运化水谷精微及水湿，脾胃亏损，气机不畅，以致健运失司，水湿内停，积聚生痰，痰阻中焦，清阳不升，浊阴不降，头窍被蒙，发为眩晕，

《丹溪心法·头眩》中指出并强调"无痰不作眩"。

（3）脾胃虚弱，气血亏虚：素体虚弱，难堪重负，又兼以忧思难解，损伤脾胃，脾胃虚弱，气血化源亏乏，清阳不升，头窍失养，亦可致眩。张景岳在《景岳全书·眩晕》一文中提出"无虚不作眩"的观点。

（4）忧思气郁，瘀血停滞：忧郁恼怒，阻碍气机畅达，气留而不行则血留结而为瘀，瘀血停留，阻滞经脉，而致气血不能上荣于头目，故眩晕时作。

【证候特点】

1.眩晕基本证候特点　头晕与目眩，轻者仅眼花，头重脚轻，或摇晃浮沉感，闭目即止；重则如坐车船，视物旋转，甚则欲仆。或兼目涩耳鸣，少寐健忘，腰膝酸软；或恶心呕吐，面色苍白，汗出肢冷等。发作间歇期长短不一，可数月发作一次，亦有一月数次。常可有情志不舒的诱因，但也可突然起病，并可逐渐加重。眩晕若兼头胀而痛，心烦易怒，肢麻震颤者，应警惕发生中风，正如清代李用粹《证治汇补·卷一·中风》所说："平人手指麻木，不时眩晕，乃中风先兆，须预防之。"

2.郁闷不舒状态眩晕证候特点　郁闷不舒等情志改变导致的眩晕多以平素心情压抑不舒畅、身体困倦懒动、头昏沉、面色晦暗为主要表现，眩晕发作时以头晕头胀、视物摇晃、恶心欲吐、心烦易怒为主，常突然发病，多伴有耳鸣、胸闷心慌、头重脚轻、烦躁不安等证候，常随情志变化而病情波动。这与饮食劳伤、失血劳倦等原因导致的眩晕证候特点上有明显差别：饮食劳伤导致的眩晕多以头晕沉为主，伴有明显的恶心欲吐及反酸证候；因失血劳倦等导致的眩晕多以头部昏蒙、眼前发黑为主，常常伴有全身乏力、面色无华、目涩耳鸣、腰膝酸软等血虚证候。

三、癫狂

【定义】

癫狂以精神抑郁，表情淡漠，沉默痴呆，语无伦次，静而多喜为特征。狂病以精神亢奋，狂躁不安，喧扰不宁，骂詈毁物，动而多怒为特征。癫狂均以青壮年罹患者多,因两者在临床症状上不能截然分开,又能相互转化,故以癫狂并称。

【历史沿革】

"癫狂"的病名出自《黄帝内经》。火邪扰心、情志内伤导致癫狂即源于《黄帝内经》。如《素问·至真要大论》说:"诸躁狂越,皆属于火。"《灵枢·癫狂》有"得之忧饥""得之大怒""得之有所大喜"。《难经·五十九难》:"狂疾始发,少卧而不饥,……妄笑好歌,妄行不休是也,癫疾始发,意不乐,僵仆直视,其脉三部阴阳俱盛是也。"文中详细区别了癫与狂发生时的不同状态。金元时期《河间六书·狂越》指出:"心火旺,肾水衰,乃失志而狂越。"《丹溪心法·癫狂》认为:"癫属阴,狂属阳……大率多因痰结于心胸间。"可见癫狂与痰的密切关系,引导后世用吐法治疗本病。明代王肯堂《证治准绳·癫狂痫总论》曰:"癫者,或狂或愚,或歌或笑,或悲或泣,如醉如痴,言语有头无尾,秽洁不知,积年累月不愈。""狂者,病之发时,猖狂刚暴,如伤寒阳明大实发狂,骂詈不避亲疏,甚则登高而歌,弃衣而走,逾垣上屋,非力所能,或与人语所未尝见之事。"清代王清任《医林改错·癫狂梦醒汤》指出"癫狂……乃气血凝滞",开创了从瘀治疗癫狂之先河。

【病因病机】

1.癫狂的基本病因病机　癫狂的发生与七情内伤、饮食失节、禀赋不足相关,损及心、脾、肝、胆、肾,导致脏腑功能失调、阴阳失于平秘,进而产生气、痰、火、瘀等病理因素,蒙蔽心窍或心神被扰,神明逆乱,引起神志异常。癫证以痰气郁结,脏气不平,阴阳失调,神机逆乱为病机关键。狂证多是痰火瘀血闭塞心脑,阴阳失调,神明失主所致。二者可相互转化,不能截然分开。

2.郁闷不舒状态癫狂的病机　郁闷不舒状态所致癫狂病机以气郁为主导,患者多恼怒郁愤不解,肝失疏泄,肝气郁悖,气机不畅,或气与痰结阻塞心窍而发病,或郁而化火上冲神明,或血行凝滞致气滞血瘀、脑髓失养。

之说；对瘀血滞于中焦，胀满刺痛者，《医林改错》采用血府逐瘀汤治疗，均做出了重要贡献。

【病因病机】

1. 基本病因病机　导致胃痛的原因有久病体虚，饮食劳倦，七情失调，感受风寒湿邪等。病位在胃，与肝、脾关系密切，也与胆、肾有关。基本病机为胃气阻滞，胃络瘀阻，胃失所养，不通则痛或不荣则痛。胃痛早期多由外邪、饮食、情志等所致，即"不通则痛"；后期脾胃虚弱致病，往往虚实夹杂。

2. 郁闷不舒状态胃痛的病机　在胃痛的众多病因中，肝气横逆犯胃是临床最为常见的病因。肝为刚脏，性喜条达而主疏泄，若情志抑郁不舒，气郁伤肝，则气机阻滞、横逆犯胃。分而言之，导致胃痛的病理途径主要有以下几个方面。

（1）中焦不运，化湿生痰：素日抑郁寡欢，日久气机结滞，阻于中焦，脾胃受困，运化不及，化生湿痰，壅滞胃气，胃气不伸，胃络不通而痛。

（2）气机郁结，胃络血瘀：若情志之郁，则总由乎心，此因郁而致气机郁结，气滞日久或久痛入络，可致胃络血瘀，如《临证指南医案·胃脘痛》说："胃痛久而屡发，必有凝痰聚瘀。"胃痛日久不愈，脾胃受损，可由实证转化为虚证，正气将难以恢复。就临床所见，思虑过度导致胃痛，往往是上述病理变化兼杂出现，但常表现为脾胃气虚、脾胃虚寒，或兼有痰、湿、瘀，可见不思饮食、食滞难消、胃脘饱胀等症状。

（3）思虑伤阴，胃失所养：郁闷不舒，致气机不畅，郁久化火，虚火内灼，耗伤胃阴，胃津分泌减弱，进而胃失所养，胃脘枯槁，导致胃脘灼痛不适。

【证候特点】

1. 胃痛的基本证候特点　疼痛的部位在上腹部胃脘处，俗称心窝部。其疼痛的性质为胀痛、隐痛、刺痛、灼痛、隐痛、绞痛等，常因病因病机的不同而异，其中尤以胀痛、隐痛、刺痛常见。可有压痛，按之其痛或增或减，但无反跳痛。其痛有呈持续性者，也有时作时止者，常伴食欲不振，恶心呕吐，嘈杂泛酸，嗳气吞腐等症状。其痛常因寒暖失宜，饮食失节，情志不舒，劳累等诱因而发作或加重。

2.郁闷不舒状态胃痛证候特点　郁闷不舒导致的胃痛部位较弥漫，以隐痛或胀痛为主，疼痛多呈持续性，不喜按压，情绪波动时疼痛明显加重，伴有进食后腹胀、食量减少、反酸、干呕、呃逆等症状。这与外感寒邪、饮食失节、劳累等原因导致的胃痛证候特点上有明显差别。外感寒邪、劳累等导致的胃痛部位多呈弥漫性，以胃脘部为主，或胀痛或绞痛，一般无反跳痛，疼痛多以时作时止为特点；饮食失节而致的胃痛多在胃脘部，较局限，多以胀痛或灼痛为主，按之不舒，与饮食密切相关。

二、呕吐

【定义】

呕吐是指胃失和降，气逆于上，迫使胃中之物从口中吐出的一种病证。一般以有物有声谓之呕，有物无声谓之吐，无物有声谓之干呕，临床呕与吐常同时发生，故合称为呕吐。

【历史沿革】

古代医籍对呕吐的记载甚多。呕吐之病名、病因论述最早见于《黄帝内经》，如《素问·举痛论》曰："寒气客于胃肠，厥逆上出，故痛而呕也。"《素问·至真要大论》曰："诸呕吐酸，……皆属于热。""少阳之胜，热客于胃，呕酸善饥。"说明外感六淫之邪均可引起呕吐，且因感邪之差异而有区别。对呕吐病机的论述，在隋代巢元方《诸病源候论》中指出："呕吐之病者，由脾胃有邪，……气逆则呕。"说明呕吐的发生是由于胃气上逆导致。诸家对呕吐的论治提出了不同的方案。张仲景对提出了行之有效的方剂。孙思邈在《备急千金要方》中指出"呕家圣药"是生姜。明代张景岳在《景岳全书》中说："气逆作呕者，多因郁怒，致动肝气，胃受肝邪，所以作呕。然胃强者未必易动，而易动者多因胃虚，故凡治此者，必当兼顾胃气，宜六君子汤或理中汤主之。若逆气未散，或多胀满者，宜二陈汤或橘皮半夏汤之类主之，或神香散亦佳。"这里明确提出情志郁怒导致胃气上逆作呕，并提出治法、方剂。明代龚廷贤《寿世保元》认为"有外感寒邪者，有内伤饮食者，有气逆者"，提出呕吐因外感、内伤饮食和气逆的不同，所以对呕吐的治疗也应根据不同的病因及证型，使用不同的方药。

【病因病机】

1.呕吐的基本病因病机　呕吐总属胃失和、胃气上逆所致，究其具体原因不外乎以下四点，即外邪侵犯、饮食不节、情志失调、病后体虚。病变脏腑在胃，与肝、脾有密切的联系。具体来说外感寒邪、内伤饮食损伤脾胃之气，胃气痞塞，升降失调，气逆作呕；日久脾胃之气亏虚，运化无力，由实转虚，胃虚气逆，或者运化无力，酿湿生痰，痰饮内阻于胃，胃失和降；肝气郁结，横逆犯胃，胃气上逆。

2.郁闷不舒状态呕吐的病机　肝为厥阴风木，脾为太阴湿土，《删补名医方论》谓："肝为木气，全赖土滋培，水以灌溉。"生理状态下，肝需肾水与脾土的共同滋养；病理状态下，肝气不舒克伐脾土是临床最为常见的类型，张仲景《金匮要略·脏腑经络先后病脉证》曰"见肝之病，知肝传脾，当先实脾"，即提示肝之病最易传变到脾。肝为刚脏，性喜条达而主疏泄，若情志抑郁不舒，气郁伤肝，则气机阻滞、横逆犯胃。分而言之，导致呕吐的病理途径主要有以下几个方面。

（1）中焦不运，痰饮内阻：素体脾胃阳虚，运化失职，津液不布，化湿生痰，加之抑郁寡欢，气机结滞，痰饮阻滞于胃，壅滞胃气，胃气不伸，胃络不通而痛。

（2）气机郁结，肝气犯胃：素体急躁易怒，易生闷气，事不遂心则郁怒而致气机郁结，影响肝气之调达，横行犯胃，胃气不降，逆而作呕。

（3）思虑伤阴，胃阴不足：郁闷不舒，致气机不畅，郁久化火，虚火内灼，耗伤胃阴，胃阴不足，胃失濡养，上逆作呕。

【证候特点】

1.呕吐的基本证候特点　呕吐有寒、热、虚、实之别，呕吐物的性状及气味也可以帮助鉴别。若呕吐物酸腐量多，气味难闻者，多属饮食停滞，食积内腐；若呕吐为酸水、绿水者，多因肝热犯胃；若呕吐物为浊唾涎沫者，多属痰饮中阻；若呕吐清水，量少，多因胃气亏虚，运化失职。

2. 郁闷不舒状态呕吐的证候特点　因郁怒忧思而致的呕吐临床以呕吐吞酸、嗳气频繁为特点，甚或吐出絮状黏痰，常伴有胸胁胀痛。与饮食积滞和外邪所致的呕吐有明显区别。

三、痞满

【定义】

痞满是由表邪内陷、饮食不节、痰湿阻滞、情志失调、脾胃虚弱等导致脾胃功能失调、升降失司、胃气壅塞而成的，以胸脘痞塞满闷不舒、按之柔软、压之不痛、视之无胀大之形为主要临床特征的一种脾胃病证。本证按部位可划分为胸痞、心下痞等，心下即胃脘部，故心下痞又可称为胃痞。

【历史沿革】

痞满在《黄帝内经》中称为"痞""满""痞满""痞塞"等，《黄帝内经》最早提出思虑、忧愁等情志因素会导致气机闭塞而致满闷，如《灵枢·本神》说："愁忧者，气闭塞而不行。"关于痞满的论治，《黄帝内经》中有"中满者，泄之于内"的记载。仲景《伤寒杂病论》用大承气汤治疗"痞满燥实坚"。隋唐时期，《诸病源候论·痞噎病诸候》具体提出"八痞""诸痞"之名，包含胃痞在内，论其病因有风邪外入、忧恚气积等，概其病机有营卫不和、血气壅塞等，并对痞做了初步的解释："痞者，塞也。言腑脏痞塞不宣通也。"对于痞满与胀满的区分，丹溪论述甚详，《丹溪心法·痞》说："胀满内胀而外亦有形，痞则内觉痞闷，而外无胀急之形。"《证治汇补·郁症》中写道："脾郁则中满不食。""心下痞闷，……初宜舒郁化痰降火。"均指出因情志郁滞而致的痞闷应舒郁。清代医家何梦瑶《医碥》记载："痞者，痞塞不开。满者，满闷不行也。痞满与胀满不同，胀满，内满而外胀起；痞满，但内觉满闷，而外无胀急之形也。有在胸在腹之分，皆由中气不运。而所以致不运者，则或寒而凝闭，或热而胀，或食滞痰停，或气结怒郁，或脾湿不化，或血瘀不行，皆能致之。"

【病因病机】

1. 痞满基本病因病机　导致痞满的原因很多，感受外邪、内伤饮食、痰湿阻滞、情志失调、脾胃虚弱等导致中焦气机不利，脾胃功能失调，升降失司，而成痞满。痞满的病位在胃，与肝、脾有密切关系。基本病机为脾胃功能失调，升降失司，胃气壅塞。

2.郁闷不舒状态痞满的病机　历代许多医家认为痞满的产生多与情志不舒有关。《杂病源流犀烛》谓："痞满，脾病也，本有脾气虚，及气郁运化，心下痞塞满。""七情郁结，气道壅隔，上不得降，下不得升，腹大而四肢瘦削，即气胀也。"抑郁恼怒，情志不遂，肝气郁滞，失于疏泄，横逆乘脾犯胃，脾胃升降失常，或忧思郁怒伤脾，脾气受损，运化不利，胃腑失和，气机不畅，发为痞满。分而言之，导致痞满的病理途径主要有以下几个方面。

（1）气机郁结，中焦不运：中焦乃气机升降之枢纽，主斡旋一身之气机。脾气主升，运化水谷，升散精微，最忌壅塞。一旦思虑太过，气机郁结，气结则水谷不能运化，精微清气不能升，浊气不得下降，以致积滞中焦，出现不思饮食、脘腹胀满、四肢乏力等症状。

（2）思则气结，痰浊内生：素体脾胃虚弱，遇事多思，抑郁难解，心情低落，导致中气郁滞不伸，脾胃气化无力，升降失职，化生痰湿，壅塞中焦，痞满乃生。《证治汇补·痞满》说："大抵心下痞闷，必是脾胃受亏，浊气夹痰，不能运化为患……填塞痞满，皆湿土之为病也。"《丹溪心法》说："脾气不和，中央痞塞，皆土邪之所谓也。"由此可见，情志所致气机郁结，导致中焦痞塞，脾胃受困，遂聚湿生痰，困阻中焦，形成痞满。

【证候特点】

1.痞满的基本证候特点　自觉胃脘痞塞，满闷不舒，其痞按之柔软，压之不痛，视之无胀大之形。常伴有胸膈满闷，饮食减少，得食则胀，嗳气稍舒，大便不调，消瘦等证。发病和加重常与诸如暴饮暴食、恣食生冷粗硬、嗜饮浓茶烈酒、过食辛辣等饮食因素，以及情志、起居、冷暖失调等诱因有关。多为慢性起病，时轻时重，反复发作，缠绵难愈。

2.郁闷不舒状态痞满证候特点　因郁闷不舒导致的痞满主要表现为腹部满闷不舒，与饮食多少、生活起居无关，心情烦躁、紧张时痞满加重，多为慢性发病，时轻时重，缠绵难愈且易复发，常伴有嗳气，胸胁部不适，矢气、嗳气得舒。这与冷暖、起居、饮食等原因导致的痞满证候特点上有明显差别，因饮食因素诸如暴饮暴食、恣食生冷粗硬、嗜饮浓茶烈酒、过食辛辣等导致的痞满得食则胀，减少饮食则舒，因冷暖、起居不适导致的痞满多与节令、个人生活习惯相关，去除这些因素后，痞满自然消除，而且不会缠绵难愈。

四、噎膈

【定义】

噎膈者，隔塞不通，食不能下，故曰噎膈。即吞咽食物时梗塞不顺，饮食难下，或纳而复出的疾病。噎即噎塞，指吞咽之时哽咽不顺；膈即格拒，指食管阻塞，食物不能下咽到胃，食入即吐。噎属噎膈之轻证，可以单独为病，亦可为膈的前驱表现，故临床统称为噎膈。

【历史沿革】

中医古籍对噎膈论述丰富。其名首见于《黄帝内经》，认为本病证与津液及情志有关，如《素问·阴阳别论》曰"三阳结谓之膈"。《素问·通评虚实论》曰"膈塞闭绝，上下不通，则暴忧之病也"，并指出本病病位在胃，如《灵枢·四时气》曰"食饮不下，膈塞不通，邪在胃脘"。对于郁闷不舒等情志影响噎膈的论述甚多，宋代《太平圣惠方·第五十卷》认为："寒温失宜，食饮乖度，或恚怒气逆，思虑伤心致使阴阳不和，胸膈否塞，故名膈气也。"《订补指掌》指出："噎膈多起于忧郁，忧郁则气结于胸臆而生痰。久者痰结成块，胶于上焦，道路窄狭，不能宽畅，饮或可下，食则难下，而病已成矣。"《圣济总录》曰："膈气噎塞者，由忧思过甚，气结不通，肺胃虚弱，气留肓膜则结滞于胸膈，故升降否塞。"明代《景岳全书·噎膈》曰："噎膈一证，必以忧愁思虑，积劳积郁，或酒色过度，损伤而成。"并指出："少年少见此证，而惟中衰耗伤者多有之。"均对其情志病因进行了精确地描述，指导后人用解郁散邪之品治疗噎膈。对于噎膈的病机，清代医家程钟龄论述最为精辟，其在《医学心悟·噎膈》中指出："凡噎膈症，不出胃脘干槁四字。"

【病因病机】

1.噎膈的基本病因病机　综观历代关于噎膈的文献记载，总结导致噎膈的原因主要为七情内伤、饮食所伤、年老肾虚、脾胃肝肾功能失调等，噎膈的病位在食管，属胃气所主，与肝、脾、肾也有密切关系。基本病机是脾、胃、肝、肾功能失调，导致津枯血燥，气郁、痰阻、血瘀互结，而致食管干涩，食管、贲门狭窄。

2.郁闷不舒状态噎膈的病机　郁闷不舒之噎膈乃由情志内伤引起，患者多有情志郁怒、抑郁病史，或素体忧郁寡欢，情怀不舒，其吞咽食物梗噎不顺、饮食难下，甚或食入即吐，多伴有气机的结滞不畅，具体病机分析如下。

（1）气机不畅，痰气郁结：情志不畅，气机受阻，克于脾胃，运化失司，郁而生痰，痰与郁气相搏结，升而不降，阻于食道，遂成噎膈。

（2）气机郁结，瘀血阻滞：气为血之帅，气机运行不畅，日久血行受阻，血液凝而不行，遂成瘀血，气滞血瘀，停于食道，发为噎膈。

【证候特点】

1.噎膈的基本证候特点　胸骨后不适，烧灼感或疼痛，食物通过有滞留感或轻度梗阻感，咽部干燥或有紧缩感。

2.郁闷不舒状态噎膈证候特点　郁闷不舒之噎膈乃由情志内伤引起，患者多有情志郁怒、抑郁病史，或素体忧郁寡欢，情怀不舒，其吞咽食物梗噎不顺、饮食难下甚或食入即吐，多伴有气机的结滞不畅，可因情绪波动而诱发或加重病情，此外患者亦觉胸中气结烦闷，胸胁逆满，胸膈不通。这与饮食积滞、寒温失宜、年老体衰等导致的噎膈有明显的区别：饮食积滞导致的噎膈，多伴有恶闻食臭、腹胀、食量减少等症状；寒温失宜导致的噎膈多伴有腹上苦冷，雷鸣，绕脐痛，食不消，不能食肥；年老体弱导致的噎膈患者多伴有体质的羸弱。

五、泄泻

【定义】

泄泻是一种常见的脾胃肠病证，以排便次数增多，粪质稀溏或完谷不化，甚至泻出如水样为主症的病证。大便稀溏而势缓者谓之泄，大便清稀如水而势急者谓之泻，现一般临床统称为泄泻。

【历史沿革】

本病名首载于《黄帝内经》。《素问·气交变大论》中有"鹜溏""飧泄""注下"等病名，并对其病因病机等有较全面地论述。如《素问·举痛论》曰："寒气客于小肠，小肠不得成聚，故后泄腹痛矣。"《素问·阴阳应象大论》篇曰"湿盛则濡泄""春伤于风，夏生飧泄"，指出风、寒、湿皆可致泻；同时指出病变部位，《素问·脏气法时论》曰"脾病者……虚则腹满肠鸣，飧泄，食不化"。李东垣善治脾胃病，创升阳除湿汤治疗泄泻。陈无择提出了情志也可致泄泻，在《三因极一病证方论·泄泻叙论》中指出："喜则散，怒则激，忧则聚，惊则动，脏气隔绝，精神夺散，必致溏泄。"《医辨·卷之中·泄泻》曰："忧思太过，脾气结而不能升举，陷入下焦而泄者，开其郁结，补其脾胃，使谷气升举也。"《景岳全书·泄泻》曰："凡泄泻之病，多由水谷不分，故以利水为上策。"提出应用分利之法治疗泄泻的原则。李中梓在《医宗必读·泄泻》中提出了治泻九法，即淡渗、升提、清凉、疏利、甘缓、酸收、燥脾、温肾、固涩，全面系统地论述了泄泻的治法，为泄泻治疗学上的里程碑。《冯氏锦囊秘录·杂症大小合参卷五·方脉泄泻合参·七气汤》中用七气汤疏肝理气治疗"七情郁结，霍乱吐泻"。泄泻的顺逆转归古籍也有论述，《脉义简摩》中："泄泻，脉缓小，顺；浮大，逆。"

【病因病机】

1. 泄泻的基本病因病机　泄泻的病因有感受外邪，饮食所伤，情志不调，禀赋不足以及久病脏腑虚弱等，主要病机是脾病湿盛，脾胃运化功能失常，肠道分清泌浊、传导功能失司。本病病位在肠，主病之脏属脾，同时与肝肾关系密切。脾主运化，喜燥恶湿，大小肠主泌别清浊，若脾运失职，小肠无以泌别清浊，则发生泄泻。正如《景岳全书·泄泻》中指出："若饮食失节，起居不时，以致脾胃受伤，则水反为湿，谷反为滞，精华之气不能输化，乃至合污下降，而泻痢作矣。"急性泄泻，经及时治疗多数可在短期内痊愈，有少数患者暴泄不止，损气伤津耗液，可成痉、厥、闭、脱等危证。

2. 郁闷不舒状态泄泻的病机

（1）气机郁结，中焦失运：忧郁内结致气机升降失职，脾运失司，水湿泛滥，即《医宗必读》所谓"无湿则不泄"。小肠无以泌别清浊，水谷杂下则发生泄泻，故《杂病源流犀烛·泄泻源流》说："湿盛则飧泄，乃独由于湿耳，不知风寒热虚，虽皆能为病，苟脾强无湿，四者均不得而干之，何自成泄。是泄虽有风寒热虚之不同，要未有不原于湿者也。"

（2）气机紊乱，肝郁乘脾：抑郁不解，则易致气机升降失职，肝喜条达主疏泄，肝气疏泄失职，横逆犯脾，脾失健运，无以运化水湿而致泄泻。正如《医学摘粹·杂证要法·里证类·泄泻》所言："泄泻者，肝脾之下陷也。常人谷贮于大肠，水渗于膀胱，一自土湿而脾无蒸化之力，木郁而肝失疏泄之权，则水气不入于膀胱，而与谷合趋于大肠，此泄泻所由作也。其土湿盘结于胸腹，则生胀满。其木郁冲激于脏腑，则生疼痛，其势使之然也。"

（3）忧郁伤脾，脾胃虚弱：忧郁日久，耗伤气血，脾气虚弱，不能受纳水谷，也不能运化精微，反聚水成湿，积谷为滞，致脾胃升降失司，清浊不分，混杂而下，遂成泄泻。如《景岳全书·泄泻》曰："泄泻之本，无不由于脾胃。"

【证候特点】

1. 泄泻的基本证候特点　临床可见大便次数增多，每日三五次以至十数次以上，泻下急迫，粪质稀溏，甚则如水样，或完谷不化，或时溏时泻，常伴纳呆、脘腹胀满、腹痛肠鸣、泻后痛减。起病或缓或急，常有反复发作史。

2. 郁闷不舒状态泄泻证候特点　临床多因情志刺激致病，临床表现为大便不爽，大便次数增多，粪质或干燥或稀薄，便形偏细，大便时排气多，常伴腹痛腹胀、泄后痛减等症状。肝郁乘脾日久，在脉象上可见尺脉的"滑""热"。

第五节　肝胆系病证

一、胁痛

【定义】

胁痛是指一侧或两侧胁肋疼痛为主要表现的病证，是临床比较多见的一种自觉症状。胁，指侧胸部，为腋以下至第十二肋骨部的总称。如《医宗金鉴·卷八十九》所言："其两侧自腋而下，至肋骨之尽处，统名曰胁。"肝胆经脉布于两胁，如《医方考·胁痛门》所谓"胁者，肝胆之区也"。

【历史沿革】

本证的记载始于《黄帝内经》。《素问·脏气法时论》曰："肝病者，两胁下痛引少腹，令人善怒。"《灵枢·经脉》云："胆足少阳之脉，是动则病口苦，善太息，心胁痛不能转侧。"其明确指出了本病的发生主要与肝胆病变相关。历代许多医家认识到胁痛多与抑郁、忧思、恼怒有密切关系。《丹溪心法·胁痛》云："有气郁而胸胁痛者，看其脉沉涩，当作郁治。"严用和《济生方·胁痛评治》所言："夫胁痛之病……多因疲极嗔怒……谋虑惊忧，致伤肝脏。肝脏既伤，积气攻注，攻于左，则左胁痛；攻于右，则右胁痛；移逆两胁，则两胁俱痛。"《赤水玄珠·卷四》将胁痛病因分为风寒、食积、痰饮、死血、虚、气郁、火数种。《医碥·胁肋痛》曰："房劳伤肾，气虚血滞，胸胁多有隐隐作痛。"《医宗必读·心腹诸痛》中认为左胁痛多留血，右胁痛多痰气。肾亏气虚亦可致胁痛。《证治汇补·胁痛》对胁痛的病因和治疗原则进行了较为全面系统地描述，曰："因暴怒伤触，悲哀气结，饮食过度，风冷外侵，跌仆伤形……或痰积流注，或瘀血相抟，皆能为痛。至于湿热郁火，劳役房色而病者，间亦有之。"《症因脉治》曰："内伤胁痛之因……或死血停滞胁肋，或恼怒郁结，肝火攻冲，或肾水不足。"对于胁痛日久，转入络者，叶桂在《临证指南医案·胁痛》中应用辛温通络、甘缓理虚、辛泄宣瘀等法立方遣药，颇为实用，对后世医家影响较大。

【病因病机】

1.胁痛的基本病因病机　《素问·热论》曰："三日少阳受之，少阳主胆，其脉循胁络于耳，故胸胁痛而耳聋。"又肝位居于胁下，其经脉循行两胁，胆附于肝，与肝呈表里关系，其脉亦循于两胁，故胁痛主要责之于胆，且与脾、胃、肾相关。肝为刚脏，主疏泄，性喜条达，若情志不舒、饮食不节或外感湿热等，累及于肝，导致气滞、血瘀、湿热，或损伤肝阴，络脉失养，不荣则痛。胁痛的病机转化较为复杂，既可由实转虚，又可由虚转实，而成虚实并见之证，因而胁痛既可气滞及血而发，又可由血瘀阻气而病，最后气血同病。

2.郁闷不舒状态胁痛的病机　因情志所伤，或抑郁忧思不解，阻滞气机运行，可使肝失调达，疏泄不利，气阻络痹，痹阻于胁下，导致胁痛。其主要病脏在肝、脾。分而言之，导致胁痛的病理途径主要有以下几个方面。

（1）气机郁滞，胁下痹阻：秉性忧郁，气机郁结，气血有失调达，气血结滞胁下而致胁痛，正如《杂病源流犀烛·肝病源流》说："气郁，由大怒气逆，或谋虑不决，……以致腹胁肋痛。"《丹溪心法·胁痛》云："有气郁而胸胁痛者，看其脉沉涩，当作郁治。"肝郁胁痛如久延不愈，或治疗不当，故日久可致气滞血瘀，可转化为瘀血胁痛。

（2）瘀血停滞，痹阻胁下：抑郁不解，气机郁滞，气郁日久，血行受阻，瘀血停着，痹阻胁络，不通则痛。如《临证指南医案·胁痛》说："久病在络，气血皆窒。"《类证治裁·胁痛》谓："血瘀者，跌仆闪挫，恶血停留，按之痛甚。"

（3）思虑伤脾，湿热蕴结：情志不舒，耗伤气血，损伤脾胃，脾居中焦而主运化水湿，脾气不健，化生痰湿，气结郁而化火，湿热相互蕴结，气机不畅而致胁痛。湿热蕴结，胁痛日久不愈，热邪伤阴，可转化为肝阴不足胁痛。

（4）阴津亏耗，经络失养：阴液内耗，肝阴不足，络脉失养，不荣则痛。虚证胁痛兼以情志失调，或重感湿热之邪，也可转化为阴虚气滞，或阴虚湿热之虚实并见证。若失治误治，久延不愈，个别病例也可演变为积聚，甚者转为臌胀重证。

【证候特点】

1. 胁痛的基本证候特点　临床以胀痛为主，走窜不定，疼痛每因情志变化而增减，胸闷而胀，疼痛走窜不定，纳呆，嗳气频频，苔薄，脉弦，为气机郁结；如胁痛以刺痛为主，痛有定处，入夜更甚，胁下或见痞块，舌紫暗，脉沉涩，为瘀血内停；如胁痛伴有恶心呕吐，口苦，舌红，苔黄腻，脉弦滑数，为湿热内郁。

2. 郁闷不舒状态胁痛的证候特点　郁闷不舒状态胁痛多以胸胁胀痛、满闷气短为特点，情绪波动时加重，与时间及体位关系不大，叹息及嗳气后胁痛可有不同程度地减轻。这与瘀血、痰饮等直接导致的胁痛证候特点有明显差别。瘀血停着胸胁导致的胁痛多以刺痛为主，夜甚，部位固定，揉按胸胁有时可见硬块为特点；因痰饮停聚胸胁而致的胁痛多以钝痛为主，甚至仅有隐隐作痛但伴有憋闷不舒感，因体位变换，胁痛可有轻重不同，常伴有咳吐痰涎、胸部满闷不舒、双肺部听诊有呼吸音粗等特点。

二、积聚

【定义】

积聚是腹内结块，或痛或胀的病证。分别言之，积属有形，结块固定不移，痛有定处，病在血分，是为脏病；聚属无形，包块聚散无常，痛无定处，病在气分，是为腑病。因积与聚关系密切，故两者往往一并论述。

【历史沿革】

积聚亦称为"癥瘕",《杂病广要·积聚》明确说明"癥即积,瘕即聚",《诸病源候论》记载的"癖块",《外台秘要》记载的"痃癖",《丹溪心法》记载的"痞块"等,亦均可归入积聚的范畴。《黄帝内经》首先提出积聚的病名,并对其形成和治疗原则进行了探讨。如《灵枢·五变》说:"人之善病肠中积聚者,……如此则肠胃恶,恶则邪气留止,积聚乃伤;脾胃之间,寒温不次,邪气稍至,蓄积留止,大聚乃起。"《难经·五十五难》明确了积与聚在病理及临床表现上的区别,指出:"积者五脏所生,聚者六腑所成。"仲景在《金匮要略》中所制鳖甲煎丸、大黄䗪虫丸至今仍为治疗积聚的常用方剂。此外,古代已经认识到情志导致的积聚,如《杂病广要·内因类·积聚》曰:"人有肝气甚郁,结成气块,在左胁之下,动则痛,静则宁,岁月既久,日渐壮大,面色黄槁,吞酸吐痰,时无休歇。人以为痞块也,谁知木郁而成癥瘕乎。脉来缓,时一止复来者曰结,……为癥结,为积聚,为七情所郁。"《医述·卷八·杂证汇参·积聚》云:"积何由生?惟气郁而湿滞,湿郁而热生,热郁而痰结,痰郁而血凝,血郁而食不化,食郁而积乃成,此六者相因致病。古人所以云:六郁为诸积之本也。故当积之未成,必先有以解其郁。"

【病因病机】

1. 积聚的基本病因病机　积聚的形成多因情志失调、饮食所伤、感受寒邪、病后邪留等导致肝脾受损,气机阻滞,瘀血内结而成。病位主要在肝脾,肝主疏泄,调畅气机,脾主统血,若肝气郁结,则气机不畅,肝脾失调,气滞血瘀,导致积聚的发生。主要病机是气机阻滞,瘀血内结。二者相比较,聚以气滞为主,积以血瘀为主。聚证在气,但亦可由气入血转化成积证;癥积日久,不仅耗伤气血,亦影响脾胃正常的生化功能,可导致气血亏虚,若正气亏虚,气虚血涩,则癥积愈重。如病势发展,会出现一些严重变证,如血证、黄疸、臌胀等肝胆系病证。

2.郁闷不舒状态积聚的病机　情志抑郁，肝气不舒，脏腑失和，脉络受阻，血行不畅，气滞血瘀，日积月累可形成积聚。《金匮翼·积聚统论》篇说："凡忧思郁怒，久不能解者，多成此疾。"《医学入门·外集·卷五·妇人门·癥瘕》曰："癥瘕冷热都是瘀，或因食积或郁怒。"分而言之如下。

（1）气机郁滞，痰气郁结：情志内伤，肝气郁滞，脾失健运，痰热内生，痰凝气结而成积聚。

（2）阴亏火旺，灼津成痰：素有肺肾阴亏，以致阴亏火旺，肺津不能输布，灼津成痰，加之情志不舒，郁久化火，痰火互结，凝聚积聚。

（3）气滞血瘀，脾运不健：情志抑郁日久，气滞不行，气滞血停，加之气郁阻碍脾胃之运化，气血生化乏源，正气损伤，积聚乃成。

【证候特点】

1.积聚的基本证候特点　聚证腹中结块柔软，时聚时散，攻窜胀痛，痛无定处，为腑病，属气分，病情一般较轻，病史较短；积证腹中结块，固定不移，痛有定处，为脏病，属血分，病情较重，病史较长。

2.郁闷不舒状态积聚的证候特点　郁闷不舒之积聚，查体可见腹部有条索状或块状物聚起，压之不痛，伴有腹部的胀满，叩诊呈鼓音，面色枯黄甚至全身无光泽，胸腹胀满，伴有胁痛。这与食积、病后体虚、感受寒邪所致的积聚有明显区别。饮食积滞所致的积聚患者多有酒食不节、饥饱失宜、恣食肥厚生冷的生活习惯，患者多身形壮实、肥大；病后导致的积聚多由慢性病长期不愈迁延发展而来，患者身体羸弱，气虚血弱，临床表现以正虚为主；感受寒邪所致的积聚素体虚寒，有感受寒邪之病史，内外合邪导致积聚的发生。

三、瘿病

【定义】

瘿病是颈前结喉两侧肿大的一类疾病。其特征为颈前结喉两侧漫肿或结块，皮色不变，逐渐增大，病程缠绵。

【历史沿革】

"瘿"在古代文献中，根据其临床表现以及与五脏的配属关系，分为五瘿：筋瘿、血瘿、肉瘿、气瘿、石瘿，其中筋瘿、血瘿多属颈部血管瘤以及气瘿与石瘿的合并症。现代一般分为气瘿、肉瘿、石瘿、瘿痈4种。后世有用通草、杏仁、牛蒡子、射干、昆布、海藻等创守瘿丸，治疗瘿瘤结硬。

【病因病机】

1.基本病因病机　瘿的病位在颈前结喉两侧的颈靥部，即甲状腺部。颈前属任脉所主，任脉起于少腹中极穴之下，沿腹和胸部正中线直上，抵达咽喉，再上至峡部，经过面部进入两目；颈部也属督脉，盖督脉其循少腹直上者，贯脐中央，上贯心，入喉；任督两脉皆系于肝肾，且肝肾之经脉皆循喉咙。故瘿的发病与任、督、肝、肾经脉有一定的联系。

2.郁闷不舒状态瘿的病机

（1）气机郁滞，肝经不通：忧郁气结，或饮食过偏（长期饮用沙水），皆影响气的正常运行，造成气的功能失调，导致肝经气机郁滞不通。气郁日久，积聚成形，导致肿块的发生，如蕴结于颈部结喉两侧而为气瘿。

（2）气滞为先，变相丛生：气滞不畅或气虚无以推动血之运行，而致血液阻滞凝结，凝滞日久则瘀阻成块；气停津聚成痰，循经结于颈部则成瘿；气郁日久化热或血瘀痰凝日久化热，痰火相互凝聚，搏结于颈，而成瘿痈。

【证候特点】

1.瘿的基本证候特点　气瘿以颈前漫肿，边缘不清，皮色如常，按之柔软，可随喜怒而消长为特点；肉瘿以半球形柔软肿块为特点；石瘿以颈前肿块坚硬如石，推之不移，凹凸不平为特点。

2.郁闷不舒状态瘿的证候特点　郁闷不舒状态导致的瘿与情志密切相关，皮色如常，按之柔软，可随喜怒而消长为特点，循经疏导经络后可缓解。

第六节 肾系病证

一、淋证

【定义】

淋证是指以小便频急，滴沥不尽，尿道涩痛，小腹拘急，痛引腰腹为主要临床表现的一类病证。

【历史沿革】

淋之名称始见于《黄帝内经》。《素问·六元正纪大论》称其为"淋闷"，并有"甚则淋""其病温"等的记载。《金匮要略·五脏风寒积聚病脉证并治》曰："其病中热胀……小便黄赤，甚则淋。"该篇指出淋闭为"热在下焦"。《金匮要略·消渴小便不利淋病脉证并治》描述了淋证的症状："淋之为病，小便如粟状，小腹弦急，痛引脐中。"隋代《诸病源候论·淋病诸候》对本病的病机做了详细的论述，并对本病的病位及发病机制做了高度明确的概括："诸淋者，由肾虚膀胱热故也。"又云："若饮食不节，喜怒不时，虚实不调，则脏腑不和，致肾虚而膀胱热也。肾虚则小便数，膀胱热则水下涩，数而且涩，则淋沥不宣，故谓之为淋。"并把淋证分为石、劳、气、血、膏、寒、热七种，而以"诸淋"统之。《金匮翼·诸淋》曰："清热利小便，只能治热淋、血淋。其膏、砂、石淋，必须开郁行气，破血滋阴方可。"指出用开郁行气法治疗淋证。巢氏这种以"肾虚"为本，以"膀胱热"为标的病机理论，为后世医家辨治淋证奠定了理论基础。金元时期，刘完素在《素问玄机原病式》中指出淋证是"热甚客于肾部，干于足厥阴之经，廷孔郁结极甚，而气血不能宣通"的结果，为"淋证之上行感染"的认识开创了先河。《丹溪心法·淋》强调淋证主要由热邪所致："淋有五，皆属乎热。"明代《景岳全书·淋浊》在认同"淋之初病，则无不由乎热剧"的同时，提出"久服寒凉""淋久不止""中气下陷及命门不固之证"，并提出治疗时"凡热者宜清，涩者宜利，下陷者宜升提，虚者宜补，阳气不固者温补命门"，对淋证病因病机的认识更为全面，治疗方法也较为完善。历代医家对淋证的分类进行了探索，《中藏经》首先将淋证分为冷、热、气、劳、膏、砂、虚、实八种，为淋证临床分类的雏形。《备急千金要方·淋闭》提出"五淋"之名，《外台秘要·淋并大小便难病》具体指出五淋的内容："《集验》论五淋者，石淋、气淋、膏淋、劳淋、热淋也"。

【病因病机】

1. 淋证的基本病因病机　"诸淋者，由肾虚而膀胱热故也。"其病机主要是湿热蕴结下焦，肾与膀胱气化不利。淋证的病位在肾与膀胱，且与肝、脾有关。病理因素主要为湿热之邪。病理性质有虚、实之分，且多见虚实夹杂之证。淋证日久不愈，热伤阴，湿伤阳，易致肾虚，肾虚日久，湿热秽浊邪毒容易侵入膀胱，引起淋证的反复发作，因此，肾虚与膀胱湿热在淋证的发生、发展及病机转化中具有重要的意义。

2. 郁闷不舒状态淋证病机　淋证以湿热之邪蕴结下焦，膀胱气化不利为主要病机，但临床多见抑郁不舒导致各种淋证，如《三因极一病证方论·卷之十二·淋证治》中云："治石淋，多因忧郁，气注下焦，结所食咸气而成，令人小便磣痛不可忍，出沙石而后小便通。"概人之所赖唯一身之气尔，若情志抑郁，气机郁结，气化难行，则百病丛生，又肝经"环阴器，抵小腹"，若肝经之气抑郁不畅，则郁结于阴器、小腹，肝主疏泄，司一身之气机运行，若肝气郁结，则膀胱气化不利，综上乃致淋证，分而言之如下。

（1）肝郁气滞，膀胱气化不利：本证由情志不遂，气失调达，肝失疏泄，气滞不宣，气郁化火，或气火郁于下焦，使膀胱的气化不利而致淋证。

（2）湿热互结，下注膀胱：气郁日久化热，无力运化津液，湿浊内生，湿热蕴结，阻滞络脉，发为淋证。

（3）气滞血瘀，水道不通：气郁日久，血行不畅，瘀血内生，瘀阻于水道，发为淋证。

（4）脾肾两虚，气化无权：由于素体肾虚，加之劳累过度，房事不节，外感湿热之邪，多食辛热肥甘、嗜酒太过，损伤脾肾，脾胃乃后天之本，肾精、肝血均有赖于水谷精微的不断充养，胃不受纳，脾不散精，脾肾两虚，膀胱气化无权而发为淋证。邪热与湿合邪，湿热内蕴，枢机不利。

【证候特点】

1.淋证的基本证候特点　淋证以小便频急，滴沥不尽，尿道涩痛，小腹拘急，痛引腰腹为基本特征。其起病或急或缓，其病程或长或短。小便频急者每日可达数十次，而每次尿量较少，或伴有发热、小便热赤；或小便排出砂石，排尿时尿流中断，腰腹绞痛难忍；或尿中带血或夹有血块；或郁怒之后少腹胀满疼痛，小便艰涩疼痛；或小便浑浊如米泔，或滑腻如脂膏；病久或反复发作后，则致劳淋，常伴有低热、腰痛、小腹坠胀、疲劳等症。

2.郁闷不舒状态淋证基本特点　郁闷不舒状态导致的淋证临床表现与六淋之气淋相似，与情志密切相关，伴有小腹胀满疼痛，小便艰涩疼痛，排尿不畅，尿后余沥不尽，小便多呈黄色，灼热感。

二、遗精

【定义】

遗精是指以不因性生活而精液频繁（每周2次以上）遗泄并伴有头昏、精神萎靡、腰腿酸软、失眠等症的一种临床病证。有梦而遗精者，称为梦遗；无梦而遗，甚至清醒时精液自出者，称为滑精。

【历史沿革】

对"遗精"的相关论述最早见于《黄帝内经》，书中称之为"精自下"，并首先论述了遗精与情志关系密切，如《灵枢·本神》说："怵惕思虑则伤神，神伤则恐惧，流淫而不止……恐惧而不解则伤精，精伤则骨酸痿厥，精时自下。"遗精一证，汉代《金匮要略·血痹虚劳病脉证并治》中称"失精"和"梦失精"，并立桂枝牡蛎汤调和阴阳，潜镇摄纳。《诸病源候论·虚劳病诸候》曰："肾气虚弱，故精溢也。见闻感触，则动肾气，肾藏精，今虚弱不能制于精，故因见闻而精溢出也。"指出本病的病机有肾气虚弱和见闻感触等。隋唐时期，巢元方和孙思邈进一步认识到本病的病机由肾虚而致，为后世多从肾虚论治遗精奠定了基础。宋代《普济本事方·膀胱疝气小肠精漏》正式提出了"遗精"和"梦遗"的名称，并将其病机扩展到经络壅滞、欲动心邪等。元代《丹溪心法·梦遗》认为遗精的病因除肾虚之外还有湿热，"精滑专主湿热，黄柏、知母降火，牡蛎粉、蛤粉燥湿"，并倡"相火"导致遗精理论，指出"肝与肾皆有相火，每因心火动则相火亦动"。至明代，对遗精的认识渐趋完善。如《医宗必读·遗精》曰："苟一藏不得其正，则必害心肾之主精者焉。"指出五脏之病皆可引起遗精。

虽然自古医家多从肾虚、相火论治遗精，但古籍文献中也不乏从郁论治遗精者，如《冯氏锦囊秘录·杂症大小合参卷十四·方脉梦遗精滑白浊合参》曰："《经》云：阴虚生内热。未云阴虚生内寒也。且详古治梦遗方按，属郁滞者，居大半。"《济阳纲目·卷七十六·疝气·论》曰："忿怒忧思起于肝，而心气因之郁结，心与小肠为表里，膜外气聚无出，攻及膀胱，肾纳气，……男子遗精。"《校注医醇剩义·卷二·火·毒火》（附：火症门诸方）曰："莲子清心饮治忧思抑郁，发热烦躁，火盛克金，口苦咽干，渐成消渴，遗精淋浊，五心烦热。"

【病因病机】

1.遗精的基本病因病机　遗精的病机主要是君相火旺，扰动精室；湿热痰火下注，扰动精室；劳伤心脾，气不摄精；肾精亏虚，精关不固。基本病理变化总属肾失封藏，精关不固。病位主要在肾，并与心、肝、脾密切相关。病理因素不外乎湿与火，病理性质有虚实之别，且多虚实夹杂。

2.郁闷不舒状态遗精的病机　足厥阴肝经之循行"上腘内廉，循股阴，八毛中，环阴器，抵小腹，挟胃，属肝"，在经络循行上与生殖器官密切联系，而肝主疏泄，调情志，若情怀不舒，抑郁难解，最先影响肝之疏泄，并通过以下几个方面导致遗精。

（1）肝胆气郁，湿热下注：情志不畅，气机郁结肝胆，郁而成热，若加之平素醇酒厚味，损伤脾胃，湿热内生，下注精室，迫精下泄而导致遗精。

（2）劳伤心脾，气不摄精：素体心脾亏虚，抑郁日久，劳心太过，或体劳太过，气血暗耗，以致心脾亏虚，气不摄精，发为遗精。《景岳全书·遗精》谓："有因用心思索过度辄遗者，此中气有不足，心脾之虚陷也。"

【证候特点】

1.遗精的基本证候特点　不因性生活而精液频繁遗泄，每周2次以上，或在睡中有梦而遗，或在睡中无梦而遗，或有少量精液随尿外流，甚者可在清醒时自行流出，常伴有头晕、耳鸣、健忘、心悸、失眠、腰酸膝软、精神萎靡，或尿时不爽，少腹及阴部作胀不适等症状。

2.郁闷不舒状态遗精证候特点　非性交时发生精液外泄，遗精次数频繁，一夜2~3次或每周2次以上，或在清醒时精自滑出，有的入夜即遗，或清醒时精液自出，精液量少而清稀，遗精时阴茎勃起不坚，或根本不能勃起，遗精后出现精神疲惫、腰膝酸软、耳鸣头晕、失眠多梦、身体乏力、记忆力减退等症状。脉象稀、滑，伴有肝郁的谐振波。

第七节　气血津液病证

郁病

【定义】

郁病是由于情志不舒、气机郁滞导致的一类以心情抑郁、情绪不宁、胸部满闷、胁肋胀痛，或易怒喜哭，或咽中如有异物梗塞等症为主要表现的病证。本病临床甚为常见，以女性发病居多，并多有郁怒、多虚、悲哀、忧愁等情志所伤史，可兼有精神不振、胸闷胁胀、善太息、不思饮食、失眠多梦等多种症状，相当于现代医学的神经症、癔症等。

【历史沿革】

古代很多医家的医学著作中已涉及情志致病，认为因郁致病在情志病中尤为重要。如《灵枢·本神》中提出："忧愁者，气闭塞而不行。"隋代的巢元方在其著作中说："结气病者，……气留而不行，故结于内。"

这些论述均从不同侧面表明忧愁思虑导致郁闷不舒，气机郁结于内而不得条畅。《素问·举痛论》说："思则心有所存，神有所归，正气留而不行，故气结矣。"元代《丹溪心法·六郁》提出"六郁"之说，创立了六郁汤、越鞠丸等相应的治疗方剂。自明代之后，已逐渐把情志之郁作为郁病的主要内容。《古今医统大全·郁证门》说："郁为七情不舒，遂成郁结，既郁之久，变病多端。"《景岳全书·郁证》将情志之郁称为因郁而病，着重论述了怒郁、思郁、忧郁三种郁病的证治。至清代，叶天士针对郁病提出相应的治疗方法，其《临证指南医案·郁》所载的病例均属情志之郁，治则涉及疏肝理气、苦辛通降、平肝息风、活血通络、益气养阴等法，用药清轻灵巧，对临床启发甚有裨益，并且敏锐地观察到精神及心理治疗对郁病具有重要意义，提出"郁证全在病者能移情易性"。综上可知，郁有广义与狭义之分。广义的郁，包括外邪、情志等因素所致的郁。狭义的郁，即单指情志不舒为病因的郁。明代以后的医籍中记载的郁病多单指情志之郁而言，临床可见心情抑郁、情绪不宁、胸胁胀满疼痛等症状。

【病因病机】

1. 基本病因病机　此处郁病为广义的郁。导致郁病的因素有外邪、情志失调、体质虚弱等。《杂病源流犀烛·诸郁源流》曰："诸郁，脏气病也。其原本由思虑过深，更兼脏气弱，故六郁之病生焉。"郁病的病位在肝，但可涉及心、脾、肾。郁病始于肝失条达，疏泄失常，故以气机郁滞不畅为先，其基本病机是气机郁滞导致肝失疏泄，脾失健运，心失所养，脏腑阴阳气血失调。如《类证治裁·郁证》言："七情内起之郁，始而伤气，继必及血，终乃成劳。"

2. 郁闷不舒状态郁病的病机　郁闷不舒状态所致的郁病乃狭义之郁，丹溪曰："气血冲和，百病不生；一有怫郁，百病生焉。"郁者，结聚而不发越之谓。当升不升，当降不降，当变化不得变化。气结是产生郁病的基本病机，正如《诸病源候论·结气候》所说："结气病者，忧思所生也。心有所存，神有所止，气留而不行，故结于内。"文中指出郁闷不舒会导致气机郁结，心神不能外展，郁闭于内可导致郁病。郁病的发病与肝密切相关，涉及心、脾、肾。分而言之，导致郁病的病理途径主要有以下几个方面。

（1）脾失健运，痰蒙心神：抑郁不舒则气结，气机结滞，脾气不运，水湿不化，日久气郁生痰，痰蒙心神，心神不能外展发为郁病。

（2）思虑过度，气血不调：长期忧思抑郁不解，情怀不畅，导致气机不畅，可引起五脏气血失调，气血不能上养心神，心神失养而致心气郁闭导致郁病。

（3）心肾阴亏，虚火扰神：情怀不畅，抑郁难解，气郁化火，火郁伤阴，心失所养，肾阴被耗，而致阴虚火旺或心肾阴虚，虚火上扰心神，心神不宁，烦躁郁闷。

（4）气血两虚，心神失养：郁闷不舒，耗伤脾胃，气血生化无源，气血不足，而致心脾两虚或心神失养，进而导致心神无法舒展，形成郁病。

【证候特点】

1.郁病的基本证候特点　忧郁不乐貌，胸胁胀满疼痛，易怒易哭，或咽中如有炙脔，吞之不下、咯之不出等。

2.郁闷不舒状态郁病证候特点　华岫云曰："郁则气滞，其滞或在形躯，或在脏腑，必有不舒之现证。盖气本无形，郁则气聚，聚则似有形而实无质，……不知情志之郁，由于隐情曲意不伸，故气之升降开阖枢机不利。"临床表现以胸膈似阻、胀满不舒，心下虚痞，胁胀背胀，脘闷不食，气瘕攻冲，筋脉不舒，默默不喜言语为主。这与外邪、肝火旺盛、体质虚弱导致的郁病在证候特点上有明显差别，肝火旺盛所致郁病多以暴急易怒、情绪激动为主；因体质虚弱导致的郁病多以心情郁闷、忧愁不解、易哭为主。

第八节　肢体经络病证

腰痛

【定义】

腰痛又称"腰脊痛"，是指腰部感受外邪，或因忧思劳伤，或由肾虚而引起气血运行失调，脉络绌急，腰府失养所致的以腰部一侧或两侧疼痛为主要症状的一类病证。

【历史沿革】

古代文献中对腰痛早有论述，《素问·脉要精微论》指出："腰者，肾之府，转摇不能，肾将惫矣。"这是腰痛多责之于肾虚最早的论述。到了东汉时期，张仲景在《金匮要略》中已开始对腰痛进行辨证论治，创立肾气丸以治疗肾虚腰痛，甘姜苓术汤以治疗寒湿腰痛。对于腰痛病因学的认识，到隋代始有充实，巢元方在《诸病源候论》中描述了"坠堕伤腰""劳损于肾"等病因，分为卒晬腰痛与久腰痛两大类。金元时期，对腰痛的认识已经比较充分，如《丹溪心法·腰痛》指出腰痛病因有"湿热、肾虚、瘀血、挫闪、痰积"，并强调肾虚的重要作用。清代，对腰痛病因病机和辨证论治已有系统地认识和丰富的临床经验。许多医家认为腰痛的产生多与气血不通郁滞有关，如清代李用粹《证治汇补·腰痛》指出："治惟补肾为先，而后随邪之所见者以施治，标急则治标，本急则治本，初痛宜疏邪滞、理经隧，久痛宜补真元、养血气。"《杂病源流犀烛》《张氏医通》总结历代医家对腰痛的论述，归纳为寒腰痛、肾虚腰痛、气滞腰痛、瘀血腰痛等，使腰痛的辨证论治系统化。古代文献中亦有很多关于情志失调导致腰痛的记载，如《三因极一病证方论·卷之十三·内因腰痛论》："失志伤肾，郁怒伤肝，忧思伤脾，皆致腰痛者，以肝肾同系，脾胃表里，脾滞胃闭，最致腰痛。"《冯氏锦囊秘录·杂症大小合参卷七》："亦有郁怒伤肝，忧思伤脾，皆足以致腰痛，随所属以调之。"《景岳全书·杂证谟·腰痛》："痛证，凡悠悠戚戚，屡发不已者，肾之虚也。郁怒而痛者，气之滞也。"

【病因病机】

1.腰痛基本病因病机　导致腰痛的病因有情志内伤、外感、跌仆损伤等，这些致病因素均可导致筋脉闭阻，腰府失养。腰痛的病位在腰部，肾虚是发病的关键所在，风寒湿热的痹阻不行常因肾虚而客，否则虽感外邪，亦不致出现腰痛。

2.郁闷不舒状态腰痛病因病机　腰痛与忧郁恼怒、情志不舒有密切联系。《三因极一病证方论·腰痛病论》说："夫腰痛属肾虚，亦涉三因所致；在外则脏腑经络受邪，在内则忧思恐怒，以至房劳堕坠，皆能使痛。"《景岳全书·杂证谟·腰痛》亦说："腰痛之虚证十居八九，但察其既无表邪，又无湿热，而或以年衰，或以酒色亏丧，或七情忧郁所致者，则悉属真阴虚证。"分而言之，导致腰痛的病理途径主要有以下几个方面。

（1）气机不畅，腰部痹阻：素善忧郁，气机不畅，气机郁滞于腰部，不通则痛，如《医宗必读·腰痛》谓："《内经》言：'太阳腰痛者……有寒湿、有风、有热、有滞气……'"

（2）精气亏虚，腰部失温：素体虚弱，禀赋不足，加之忧思难解，耗伤精气，致使气虚不充，腰部失于温煦而致腰痛。如《景岳全书·腰痛》说："腰痛证，凡悠悠戚戚，屡发不已者，肾之虚也……忧愁思虑而痛者，气之虚也。"

（3）气血亏虚，腰部失养：思虑日久，耗伤气血，气血亏虚，损及根本，肾精亦亏，肾阳亦亏，腰部失去滋养而疼痛。《灵枢·五癃津液别》说："虚，故腰背痛而胫酸。"《临证指南医案·腰腿足痛》在治法上认为："夫内因治法，肾脏之阳有亏，则益火之本以消阴翳；肾脏之阴内夺，则壮水之源以制阳光。"由此可见，肾为一身阴阳之本，腰为肾之府，思虑日久，耗伤阴精，阴损及阳，阳气渐亏，气血阴阳两亏，腰部失养而致腰痛。

【证候特点】

1.基本证候特点 腰部一侧或两侧疼痛，因病理性质的不同而有种种表现。发病多缓慢发病，病程较久，或急性起病，病程较短。疼痛性质有隐痛、胀痛、酸痛、濡痛、绵绵作痛、刺痛、腰痛如折；腰痛喜按，腰痛拒按；冷痛得热则解，热痛遇热更甚；酸胀痛，生气或忧思难解时加重。腰痛与气候变化有关，腰痛与气候变化无关。腰痛劳累加重，休息缓解。腰痛影响功能活动，腰"转摇不能""不可以俯仰"。腰痛固定，腰痛放射其他部位，引起腰脊强、腰背痛、腰股痛、腰尻痛、腰痛引少腹等。

2.郁闷不舒状态腰痛证候特点 郁闷不舒导致的腰痛多以腰两侧酸胀痛为主，与气候变化及时间无关，腰痛喜按，生气或抑郁恼怒过度时腰痛症状明显加重。这与外感、跌仆损伤而致的腰痛在证候特点上有明显差别。因外感六淫等邪所致的腰痛或以冷痛为主，或以重浊酸痛为主，得热则缓，天气变化时明显加重；因跌仆损伤等导致的腰痛多以刺痛为主，夜甚，疼痛拒按，与气候变化无关，腰痛可以放射到其他部位，可引起腰脊强、背痛等症。

第九节 妇科病证

一、带下病

【定义】

带下病是指带下的量明显增多，色、质、气味发生异常，或伴全身、局部症状者，又称"下白物""流秽物"。正常女性自青春期开始，肾气充盛，脾气健运，任脉通调，带脉健固，阴道内即有少量白色或无色透明无臭的黏性液体，特别是在经期前后、月经中期及妊娠期量增多，以润泽阴户，防御外邪，此为生理性带下。如《沈氏女科辑要》引王孟英说："带下,女子生而即有,津津常润,本非病也。"

【历史沿革】

《神农本草经》将带下记载为"沃""白沃""漏下迟白"。而"带下"之名首见于《黄帝内经》。如《素问·骨空论》说:"任脉为病……女子带下瘕聚。"关于带下的原因,《女科证治约旨》说:"若外感六淫,内伤七情,酝酿成病,致带脉纵弛,不能约束诸脉经,于是阴中有物,淋漓下降,绵绵不断,即所谓带下也。"指出了带下的原因或为外邪,或为内伤,或为七情。《傅青主女科·女科上卷》云:"夫带下俱是湿证。"明代何伯斋说:"七情不快,郁久成病,或为虚怯,或为噎隔,或为痞满,或为腹胀,或为胁痛;女子则经闭堕胎,带下崩中。可见百病兼郁如此。"明代李中梓《病机沙篆·卷下·赤白带》曰:"若带下小腹作痛者,是郁结痰气下注也,……凡带下多起于气郁。"清代冯兆张《冯氏锦囊秘录·女科精要卷十六·带下门诸论》曰:"妇人多忧思郁怒,损伤心脾,肝火时发,血不归经,所以多患赤白带也。"清代陈士铎《辨证奇闻·卷十一·受妊》云:"素郁不生子,此肝气郁结也。"《古今医彻·卷之四·女科·带症论》云:"有赤白带,而带独重于浊者,以女子七情偏胜,抑郁为多,绵绵而下,无休止也。"在《诸病源候论》中还有五色带下的记载,有青、赤、黄、白、黑五色名候,指出五脏俱虚损者,为五色带俱下。

【病因病机】

1.带下病基本病因病机 《傅青主女科》说"夫带下俱是湿症",指出了其主要病因是湿邪。湿有内外之别。外湿指外感之湿邪,如经期涉水淋雨,感受寒湿,或产后胞脉空虚,摄生不洁,湿毒邪气乘虚内侵胞宫,以致任脉损伤,带脉失约,引起带下病。内湿的产生与脏腑气血功能失调有密切的关系。脾虚运化失职,水湿内停,下注任带;肾阳不足,气化失常,水湿内停,又关门不固,精液下滑;素体阴虚,感受湿热之邪,伤及任带。其基本病机为任脉损伤,带脉失约,病位主要在前阴、胞宫,与肝、脾、肾关系密切。

2. 郁闷不舒状态带下病的病机

（1）脾阳不健，湿浊下注：忧郁气结，或饮食不节，劳倦过度，损伤脾气，运化失职，湿浊停聚，流注下焦，伤及任带，任脉不固，带脉失约，而致带下病。

（2）肝郁脾虚，湿热下注：素体脾虚，健运不及，湿浊内生，郁久化热，或情志不畅，肝郁化火，肝热脾湿，湿热互结，流注下焦，损及任带，约固无力，而成带下病。

（3）肾阳虚衰，气化失常：肾阳不足，命门火衰，气化失常，寒湿内盛，致带脉、任脉不固，带下失约。

（4）阴虚失守，湿热内侵：惊悸担忧日久，耗伤阴津，肾阴不足，相火偏旺，阴虚失守，下焦感受湿热之邪，损及任带，约固无力，而为带下病。

【证候特点】

1. 带下病的基本证候特点　带下量多，绵绵不断，色白或黄，甚者可见色黄绿如脓，或赤白相兼，或五色杂下，质稀或稠，气味异常，伴有全身或局部症状，如阴部不适、头晕耳鸣、腰膝酸软等。

2. 郁闷不舒状态带下病证候特点　郁闷不舒导致的带下病病程多较长，淋漓不尽，且与情志关系密切，伴有头晕、心悸、胸闷等症状。脉象多表现为滑、稀。或伴寒、热。

综上所述，郁闷不舒状态可导致纷繁复杂的躯体症状，造成患者的痛苦不适，所涉及的疾病可涵盖内、外、妇等临床各科。人体全赖一气周流，方能生生不息，郁闷不舒则扰乱气机运行。若气机结滞，则气运行受阻，进而影响到血的循行，从而衍化出不同的病机特点，如痰浊内扰、瘀血痹阻、水饮上泛、湿热下注等，若进一步发展，气血结滞于不同部位，便会派生出不同的疾病，如咳嗽、失眠、头痛等。但总括之，因郁闷不舒这一根本扳机点所致。这给我们提供了一条崭新的思路，即治病当须追根溯源，审证求因，抓住主要矛盾后，一切形态复杂的疾病便可迎刃而解。历代各位医家虽零星记载了情志抑郁所致疾病的病案及理论，但均缺乏进一步地系统阐述和深入挖掘。因当前社会环境、生活状况的改变，必须考虑社会因素对人体身心功能的影响，情志不舒而致的疾病越来越多，现代疾病谱与古代相比已经发生很大变化，所以将郁闷不舒这种情志致病的病因加以系统阐释，以期为现代临床诊疗提供全新思路。

二、乳癖

【定义】

乳癖是以乳房有形状大小不一的肿块，伴疼痛，与月经周期相关为主要表现的乳腺组织的良性增生性疾病。约占全部乳腺疾病的 75%，是临床上最常见的乳房疾病，有一定的癌变危险。相当于西医的乳腺囊性增生症。

【历史沿革】

乳癖之名首见于华佗《中藏经》。《外科正宗》中记载："忧郁伤肝，思虑伤脾，积想在心，所愿不得者，致经络痞涩，聚结成核。"指出肝、脾、心三脏与乳癖有十分密切的关系。《疡科心得集·辨乳癖乳痰乳岩论》云："有乳中结核，形如丸卵，不疼痛，不发寒热，皮色不变，其核随喜怒消长，此名乳癖。"

【病因病机】

1. 基本病因病机　本病多与情志内伤、忧思恼怒有关。足阳明胃经过乳房，足厥阴肝经至乳下，足太阴脾经行乳外，若情志内伤，忧思恼怒则肝脾郁结，气血逆乱，气不行津，津液凝聚成痰；复因肝木克土，致脾不能运湿，胃不能降浊，则痰浊内生；气滞痰浊阻于乳络则为肿块疼痛。又《圣济总录》云："冲任二经，上为乳汁，下为月水。"所以本病又多与月经周期相关，为冲任失调所致。本病的基本病机为气滞痰凝，冲任失调，病在胃、肝、脾三经。

2. 郁闷不舒状态乳癖的病机

（1）情志不舒，气机结滞：长期情志不遂，抑郁不舒或受精神刺激，导致肝气郁结，气机阻滞，经络不通，气滞血瘀发为乳癖。

（2）脾虚失运，痰浊内生：或先天脾气不足，或思虑情志伤脾，或饮食不节，克伐脾土，导致痰浊内生，肝郁痰凝，气血瘀滞，冲任失调，阻于乳络而发。

【证候特点】

1.乳癖的基本证候特点　多见于 20~40 岁妇女，月经前加重，月经后缓解。两侧乳房同时或相继发生多个大小不一的肿块，其形态或圆或扁，质韧，分散于整个乳房，或局限在乳房的一处。

2.郁闷不舒状态乳癖的证候特点　随生气或抑郁恼怒而消长，情志不舒时胀痛明显，肿块质硬；情志得舒时肿块消减，且胀痛明显缓解甚至消失。这与冲任失调导致的乳癖有明显差别：因冲任失调所致的腰痛与月经周期密切联系，经前加重，乳房疼痛拒按、质硬，经后疼痛减轻，乳房柔软。

参考文献

［1］许良.王翘楚"五脏皆能不寐"治验初探［J］.上海中医药杂志，1998，（10）：14-16.

［2］失眠定义、诊断及药物治疗共识专家组.失眠定义、诊断及药物治疗专家共识（草案）［J］.中华神经科杂志，2006，39（2）：141-143.

［3］MALLORY LJ，TAYLOR DJ，LICHSTEIN KL，et al. Epidemiology of insomnia and medical disorders［J］.SLEEP，2006，29：245-246.

［4］王永炎，严世芸.实用中医内科学［M］.2 版.上海：上海科学技术出版社，2009：241-242.

［5］陈已明，陈东成.血府逐瘀汤治疗经前失眠症 127 例［J］.陕西中医，2003，24（5）：422-423.

第四章 郁闷不舒状态的临床辨证治疗

朱丹溪曰："气血冲和，百病不生；一有怫郁，百病生焉。"情志致病，最先导致患者气机的失调，以其为扳机点，引发一连串的病机演化，导致复杂多样的临床表现。郁闷不舒状态是齐向华教授提出的5种心理紊乱状态之一，往往由于患者应激性的抑郁情绪持久未得以解决转化而来。这种状态的持续存在导致了人体气机的运行不畅，结滞难行，气机结滞，气结日久，郁而化热、化火、阳亢、生风；气结则气化不利，气血津液不归正化，则血瘀、湿生、痰聚、水停；气血津液不归正化，则必气虚、营亏、血耗，由此产生一系列的病证。在治疗时，不能仅仅着眼于症状，而是要把重心放在对基本病机——气结和因气结而产生的衍化病机上，并参察《失眠症郁闷不舒状态评定量表》中的5个因子进行有针对性地辨证治疗。

笔者在临床中发现，药物治疗虽然可以暂时解除患者各种躯体化病证，但如果患者个性没有改变或者郁闷不舒的诱发事件没有消除，再上等的医术亦是无济于事。在查阅文献的基础上，不难总结出中医的治疗手段从不局限于药物疗法，针灸、推拿、导引、按跷、祝由皆是行之有效的治疗方法。因此，笔者主张药物疗法、经络疗法与情志疗法相结合，三种方法使用得当，方可相得益彰，以使治疗效果更臻明显。

第一节 中医治疗法则

一、治疗总则

中医学治疗疾病历来重视辨证论治，审证求机，以病机作为用药的主要依据和靶点，以求在疾病的动态过程中把握重心、解除病机、控制病情。

（一）病机层次的划分

病机是指疾病发生、发展、变化和转归的本质特点及其基本规律，是导致疾病发生的根本原因，反映疾病的本质属性，是造成疾病过程发生、发展的内在因素，疾病的存在涉及躯体或心理、全身或局部的各个层次，因此病机的划分亦当从不同的角度和层面进行。根据我们的认识，我们把郁闷不舒状态的病机进行划分，并在这种病机层次下论述郁闷不舒状态的用药。

在划分病机基本层次时，要考虑以下3个基本要素：对疾病发生、发展、变化过程与规律的把握；疾病的表现纷繁复杂、变化多端，要透过现象看本质，抓主证，理清思路，注意对证候属性的判断与把握；注意对治病求本的理解与把握。

根据上述的病机理论，把郁闷不舒状态划分为3个层次，即三位病机理论：原发病机、衍化病机、具体病机。原发病机是郁闷不舒状态的第一位病机，是指郁闷致病发生的最根本机制。郁闷不舒主要由情志所伤而致，病位主要在肝，但可涉及心、脾、肾，原发病机为气机郁结，升降出入异常，不得畅达，气血阴阳失调。《灵枢·本神》曰："忧愁者，气闭塞而不行。"《类证治裁·郁证》言："七情内起之郁，始而伤气，继必及血，终乃成劳。"《诸病源候论》谓："结气者，忧思所生也，心有所存，神有所止，气留而不行，故结于内。"均说明思虑忧愁导致气机不畅，表现为抑郁不舒。

因此，如何解决气机的运行障碍，改变机体的阴阳失衡状态，成为提高治疗郁闷不舒状态疗效的关键。

衍化病机是郁闷不舒状态的第二位病机，是在原发病机的基础上，由于患者的体质、个性及事件持续时间、作用强度等因素，导致病机发生延展性变化，如个性急躁者则阳亢，体质阴虚者则内热，痰湿重者则出现痰热。同样的致病因素、原发病机作用于不同人体，由于其体质个性等的差异导致了疾病有一定的从化趋势，是为同病异治之理。郁闷不舒状态以"气结"为先，气结日久，可单纯出现肝郁；又可出现肝气横逆乘土，出现肝脾失和之证；还可表现为肝郁生热、化火，或火邪伤阴，或热极动风，或郁而气逆上亢，阳亢则化风；气结则湿不化，湿郁则生痰，以致痰气郁结；气结日久，可发生虚实两证，且虚、实之间可相互转化；由气及血而致血瘀，以致气虚、营亏、精耗。以上诸端病机衍化，皆以气结为先。在临床实践中，我们发现郁闷不舒既是始动病因，导致疾病发生，又是持续病因，是维持疾病发展的致病因素，临床治疗应明确疾病发生的始动病因，并针对持续病因治疗，阻断病程。

第一、二位病机对于临床回溯疾病的发生、发展过程，统观大局，把握病因和疾病发展趋势具有重要意义，具体病机能够明确临床用药的具体靶向。郁闷不舒状态的评定量表中的 5 个因子能评定患者的郁闷不舒状态，将量表所显示的因子与基本病机和衍化病机相结合并综合分析，即为具体病机，为第三位病机。明确了郁闷不舒状态下常见的躯体不适部位，确定了郁闷不舒状态导致的各种具体病机，从而精确地指导临床辨证治疗。

（二）治疗原则

在进行临床药物治疗时，根据"治病必求于本"的根本原则，以治疗原发病机——气结为首务，调气散结，解除致病之机；然后根据衍化病机和病变部位确定郁闷不舒状态的具体病机，在辛散气结的前提下兼顾衍化病机，阴霾自散。

二、辨证治疗

（一）理气开郁，调畅气机

《证治汇补·郁证》提出："郁证虽多，皆因气不周流，法当顺气为先。"《素问·六微旨大论》中说："出入废则神机化灭，升降息则气立孤危。故非出入则无以生长壮老已；非升降，则无以生长化收藏。"郁闷不舒状态主要造成气的运行障碍，故理气开郁、调节气机的升降出入成为首要治疗原则。郁闷不舒状态下的气滞、气逆、气结，需依赖气机的升、散、透、达来调节。

郁闷不舒状态的始动病因是事不遂心，无所发泄，情志抑郁不舒。气机郁滞在郁闷不舒发病中占主要地位。肝喜条达，最忌郁滞，如果所求不遂、郁怒焦虑、情志怫郁，导致肝气郁结，气机郁滞不畅，发为本病。《黄帝内经》中有"木郁达之"的治则。肝气郁结就应该用行气之品疏通畅达肝气。"肝欲散，急食辛以散之"，观郁闷不舒的临床治疗用药，风药的使用占了很大比例。李东垣提出"味之薄者，诸风药是也，此助春夏之升浮者也"，认为风药升发春夏之气，可行春升、夏长之令的药。

风药可以开郁。因风药能升，可以向上升发肝气；风药能散，可以疏通条畅气机；风药还能够泻木，抑制横逆之肝气。风药辛散上升，引药上行，认为此类药物药性趋上趋外，可以治疗病位在上在表的疾病，而郁闷不舒状态中，无论是气结，还是气滞，皆可应用风类药物，以逆病势而动，达到治疗的目的。如果肝风内动、气机逆于上，则可以用平肝息风药，以疏散内风，多用天麻、钩藤、石决明。对于忧思过度、气结于中而致的郁闷不舒状态的患者，一般以发散的方法治疗，使气机复于流通，升降自然而行，多用紫苏叶、柴胡、防风等药，如伴痰饮、水湿者多加用茯苓、泽泻、厚朴、贝母等药。风药用于郁闷不舒状态除可畅气开郁、通调血络外，还有化湿通阳、行血补血的作用。

（二）理燮衍化，截断病机发展

对衍化病机的治疗，采取的基本原则是"虚则补之，实则泻之"。实者当祛其邪气，郁热、郁火者辛散清解，加石膏、黄连、连翘、栀子等；

阳亢者潜其阳，加羚羊角粉、生龙骨、生牡蛎等；气滞者，加木香、槟榔、川楝子等；生风者息其风，加天麻、钩藤等；痰聚者化其痰，加石菖蒲、白芥子、莱菔子等；血瘀者活其血，加桃仁、红花、丹参等；食积加鸡内金、麦芽等。虚者当扶助正气，根据气血阴阳亏虚的不同，以益气、养血、滋阴、温阳，用药如人参、黄芪、当归、沙参、麦冬、肉桂、巴戟天等。对于虚实夹杂者，又当兼顾之。应随患者体质和病情的具体衍化而随机应用。

1.培补气血　阴血亏虚在郁闷不舒的病机中占了较大的比例。《医宗金鉴》提出："肝木之所以郁，其说有二，一为土虚不能升木也，一为血少不能养肝也。盖肝为木气，全赖土以滋培，水以灌溉。若中木虚则木不升而郁阴血少，则木不滋而枯。"盖气郁日久，肝木郁而不舒，克伐脾土，脾失健运，不能生化气血，气血不足，日久致脾虚，脾土虚弱，不能滋养肝木，肝失疏泄，则郁结不通畅。说明郁闷不舒状态与血虚有密切关系。

2.化湿醒脾　肝郁日久，木克脾土，则脾气亏虚，脾主运化而升清，若脾胃虚弱，不得升清降浊，不能将水谷化生成气血精微，反而内聚而生湿，《不居集·脾经虚分阴阳》曰："脾胃之元气虚者，多因思虑伤脾，或因劳倦伤脾。脾胃虚弱，中宫营气不足，肢体困倦，饮食日减，肌肉消瘦而解，中满恶心，脾泄餐泄，喜热恶寒，睡卧不安，六脉微弱而缓。"所以化湿健脾成为郁闷不舒状态治疗中的一条原则。化湿邪，健脾胃，顾护中焦，又有"见肝之病，知肝传脾，当先实脾"之意，体现了"未病先防，既病防变"的思想。

3.养心安神　五种心理紊乱状态临床运用，摒弃患者主观的不适，从心理层面上对患者采取相应的治疗措施，是治病求本的另一种最佳方式。郁闷不舒状态的患者无论受何种病理因素的影响，是心神被扰、七情所伤，还是肝先受伤、肝气失于条达，都会导致肝郁不舒、气滞血瘀进而扰及心神。所以安神是治疗郁闷不舒状态的关键步骤。

4.活血化瘀　本病初起为气机郁滞不畅，久则入血。气滞则血瘀，二者又相互影响，故本病伴有血瘀者多以活血化瘀治疗。

5.清热泻火　郁闷不舒状态有寒、热两种不同的病机，且以热性多见。

因为郁闷不舒状态者多肝郁气滞，肝郁则化火，日久火邪伤阴，形成阴虚燥热证，故用滋阴清热之辛凉甘寒药物开郁发表，宣透气机，平其火热，滋其阴津，开通怫热郁结，则郁自去。辛苦寒药开郁，因辛能开散郁结，苦能燥湿，寒能泄热，辛开苦降，气机升降自和，从而热除湿祛，气液宣行。苦寒药开郁可治燥热郁结，开郁泄热，畅达气机。另外，用辛甘热药发散郁结，一方面取其强力开冲郁结之力，使经络开通，气血宣行，而无壅碍；另一方面还可避免寒药郁闭腠理影响郁积的发泄。刘完素总结其作用曰："夫辛甘热药，皆能发散者，以力强开冲也。"郁闷不舒状态病机往往寒热错杂，兼而有之，在治疗时，寒热并用，相互制约，从而达到阴阳平衡的效果。

（三）参察因子，精确指导辨证

1.四肢颈肩不适　《临证指南医案》说"初为气结在经，久则血伤入络""大凡经主气，络主血，久病血瘀"，明确指出气机郁结会导致病位在经络。现代临床亦发现，郁闷不舒状态最直接、最根本的病机在于气滞或气结，思虑日久，气结不通，血滞于经，气凝血滞，瘀血应之而生。郁结之气血随经而走，易侵犯四肢、颈肩、背部等经络所行之处，多表现为四肢、胸背、颈肩的结节、麻木不适、沉重感，颈肩部或背部肌肉筋脉拘急、紧缩、僵硬感。治疗上应采用手法疏通调理经络，或中药调气散结、活血化瘀之法，用伸筋草、路路通、桑枝、防己、石楠叶之类。

2.头面部不适　郁闷不舒状态下头面部的不适多是由于气机不畅，郁而化火，火性冲逆上亢所致。临床多表现为头晕、头胀、头紧、偏头痛、周围性面神经炎、耳鸣、眼睛干涩、眼睛出现血丝或充血、呕恶等，另外临床亦有气机郁结于下，上部气虚、气机郁滞不通的病理演变，出现胸闷、嗜睡、耳鸣，严重者出现心律失常、心肌梗死、脑梗死等。治疗上应辨明虚实，或横散或止逆，并辅以滋阴、清热泻火之法，或使用升降同调之法。滋阴降逆者用半夏厚朴汤合镇肝熄风汤，重镇清热泻火用半夏厚朴汤合羚角钩藤汤，此外秦艽、牡丹皮、夏枯草、黄芩、枳壳等皆是随症加减之药。

3. 心理行为改变　郁闷不舒状态下心理行为的改变，多表现为个性多思多虑，心事重重，情绪敏感，头蒙昏沉、不清醒，眠浅易醒、清晨失眠，情绪低落，无故担心害怕，过分担忧，咽喉、目珠子疼痛不适，四肢酸痛，诸如此类。治疗上应多注意心理辅导、心理治疗，药物在半夏厚朴汤的基础上，适当加用具有愉悦心情、畅达情志的药物，如郁金、合欢、菖蒲、远志之类。

第二节　方药辑药

一、古今中药辑要

通过查阅古代和现代本草、医案及其他医籍，笔者查找出很多散在于古代文献中与郁闷不舒有关的中药，熟练掌握这些中药的药性、功用以及历代古籍对它们的评价，可有效地指导临床治疗郁闷不舒状态。郁闷不舒状态与肝气郁滞密不可分，且肝郁久之或可化火，或可影响脾胃之运化而生痰浊。故而本节所选之药多为疏肝解郁、清热凉肝、助脾运、化痰浊之品，为临床常用之中药。有些专入肝经，以治肝郁之证；有些一药两用，甚至一药多用，治肝之同时调脾胃，助运化，而痰浊清。

由于药物较多，现只对与郁闷不舒状态有关的权重较大的药物进行分析，编纂如下。

1. 柴胡（《神农本草经》）

［**简述**］为伞形科植物柴胡或狭叶柴胡的干燥根。按性状不同，分别习称北柴胡及南柴胡。北柴胡主产于河北、河南、辽宁、湖北、陕西等省；南柴胡主产于湖北、四川、安徽、黑龙江、吉林等省。春、秋二季采挖，除去茎叶及泥沙，干燥。切段，生用或醋炙用。

［**性味归经**］苦、辛，微寒。归肝、胆经。

[**功效主治**] 解表退热，疏肝解郁，升举阳气。

用于肝郁气滞证，胸胁胀满。本品善入肝经，疏肝调经，治胸胁胀痛、月经不调，常与当归、白芍同用，如逍遥散；或与香附、川芎等药配伍，如柴胡疏肝散。

用于寒热往来，外感发热。本品尤善于疏散少阳半表半里之邪，为治少阳证之要药，常与黄芩同用，如小柴胡汤。疟邪不离少阳，本品可退热截疟，为治疗疟疾寒热的常用之品。外感表证，恶寒发热头痛，常与防风、陈皮、生姜同用，如《景岳全书》正柴胡饮。

用于气虚下陷，久泻脱肛。本品长于升举脾胃清阳之气，治疗气虚脱肛、子宫下垂、胃下垂等症，常与黄芪、升麻等同用，如补中益气汤。

[**用法用量**] 煎服，3~9 g。解表退热宜生用，且用量宜稍重；疏肝解郁宜醋炙，升阳可生用或酒炙，其用量均宜稍轻。

[**用药禁忌**] 柴胡其性升散，古人有"柴胡劫肝阴"之说，阴虚阳亢，肝风内动，阴虚火旺及气机上逆者忌用或慎用。

[**历代论述**]

《神农本草经》："柴胡，味苦，平。主心腹，去肠胃中结气，饮食积聚，寒热邪气，推陈致新。久服，轻身、明目、益精。一名地薰。"

《滇南本草》："伤寒发汗解表要药，退六经邪热往来，痹痿，除肝家邪热、痨热，行肝经逆结之气，止左胁肝气疼痛，治妇人血热烧经，能调月经。"

《本草纲目》："治阳气下陷，平肝、胆、三焦、包络相火，及头痛、眩晕、目昏、赤痛障翳、耳聋鸣、诸疟，及肥气寒热，妇人热入血室，经水不调，小儿痘疹余热，五疳羸热。"

《本草蒙筌》："气味俱轻，升也，阳也，阴中之阳。无毒。乃手足少阳、厥阴四经行经药也。泻肝火，去心下痰结热烦，用黄连（猪胆汁炒）为佐；治疮疡，散诸经血凝气聚，与连翘同功。止偏头疼、胸胁刺疼及胆瘅疼痛；解肌表热，早晨潮热并寒热往来。伤寒门实为要剂，温疟证诚作主方。且退湿痹拘挛，可作浓汤浴洗。在脏主血，在经主气。亦妇人胎前产后，血热必用之药也。经脉不调，加四物、秦艽、牡丹皮治之最效；产后积血，佐巴豆、三棱、莪术攻之即安。又引清气顺阳道而上行，更引胃气司春令以首达。亦堪久服，明目轻身。"

《本草征要》："少阳经药，性主升腾。理肝胆，善和解。祛时疾内外热不解，治邪气半表复半里。寒热往来，伤寒疟疾。胸胁满痛，热入血室。"

《本草易读》："入足少阳胆经。清胆经之火邪，退肝家之烦热，开胸胁之硬满，止头目眩昏。行经于表里阴阳之间，奏效于寒热往来之会。口苦咽干最灵，目赤耳聋良效。血室郁热，男妇皆验，心胃痞痛，左右莫违。驱逐诸疟之寒热，消散众邪之结聚。舌苔白者宜之，产后忌之。"

《雷公炮制药性解》："气味升阳，能提下元清气上行，以泻三焦火。补中益气汤用之，亦以其能提肝气之陷者，由左而升也。凡胸腹肠胃之病因热所致者，得柴胡引清去浊而病谢矣，故入肝胆等经。"

《药鉴》："盖升麻能令清气从右而上达，柴胡能令清气从左而上达。""气平，味微苦，气味俱薄，无毒，升也，阴中之阳也。主左右胁下刺痛，日晡潮热往来。在脏主调经生血，在经主气上行经，此手足少阳表里之剂也。能提下陷阳气，以泻三焦之火，此其能除手足少阳寒热也。大都中病即已，不可过用，为其气味俱薄，多散故耳。治劳方中用之者，以其能提清气从左而旋，以却邪热耳。又止偏头疼，胸胁痛，疗肌解表，疏邪清热。君黄芩，伤寒门实为要剂。"

《本草正》："气味俱轻，升也，阳中之阴。用此者，用其凉散，平肝之热；入肝、胆、三焦、心包四经。其性凉，故解寒热往来、肌表潮热、肝胆火炎、胸胁痛结，兼治疮疡、血室受热；其性散，故主伤寒邪热未解、温疟热盛、少阳头痛、肝经郁证。总之，邪实者可用，真虚者当酌其宜。虽引清气上升，然升中有散，中虚者不可散，虚热者不可寒，岂容误哉；兼之性滑，善通大便，凡溏泄脾薄者当慎用之；热结不通者用佐当归、黄芩，正所宜也。"

《本草新编》："论妇女思男子而不可得之脉，肝脉必大而弦出于寸口。然其怀抱既郁，未用柴胡之前，肝脉必涩而有力，一服柴胡，而涩脉必变为大而且弦矣。郁开而火炽，非柴胡之过，正柴胡之功，仍用柴胡，而多加白芍、山栀，则火且随之而即散矣。"

《新修本草》："柴胡，为君，味苦，平、微寒，无毒。主心腹，去肠胃中结气，饮食积聚，寒热邪气，推陈致新。除伤寒心下烦热，诸痰热结实，胸中邪逆，五脏间游气，大肠停积水胀，及湿痹拘挛，亦可作浴汤。久服轻身，明目，益精。一名地薰，一名山菜，一名茹草，叶一名芸蒿，辛香可食。生洪农川谷及宛朐，二月、八月采根，曝干。得茯苓、桔梗、大黄、石膏、麻子仁、甘草、桂，以水一斗煮取四升，入硝石三方寸匕，疗伤寒，寒热头痛，心下烦满。半夏为之使，恶皂荚，畏女菀、藜芦。"

《本草图经》："柴胡，生洪农山谷及冤句，今关陕、江湖间近道皆有之，以银州者为胜。二月生苗，甚香。茎青紫，叶似竹叶，稍紧；亦有似斜蒿；亦有似麦门冬而短者。七月开黄花，生丹州结青子，与他处者不类；根赤色，似前胡而强，芦头有赤毛如鼠尾，独窠长者好。二月、八月采根，曝干。张仲景治伤寒，有大、小柴胡及柴胡加龙骨，柴胡加芒硝等汤，故后人治寒热，此为最要之药。"

[评述] 柴胡一药，既有升散又有疏导的特点。药性较为平和，故可因配伍不同而发挥它不同的功效，如配香附、郁金则疏肝解郁、配党参、黄芪、白术、升麻等则升举阳气。但因其有疏导之功，疏则耗散，故古有柴胡劫肝阴之说。

2.沉香（《名医别录》）

[简述] 为瑞香科植物沉香及白木香含有树脂的木材。沉香主产于东南亚、印度等地，白木香主产于海南、广东、云南、台湾等地。全年均可采收，割取含树脂的木材，除去不含树脂的部分，阴干，打碎或锉末。生用。

[性味归经] 辛、苦，微温。归脾、胃、肾经。

[功效主治] 行气止痛，温中止呕，温肾纳气。

用于寒凝气滞，胃脘胀闷作痛之证。本品能祛除胸腹阴寒，常与乌药、木香、槟榔配伍，即沉香四磨汤。治脾胃虚寒之脘腹冷痛，常配伍肉桂、干姜、附子等同用，如沉香附桂丸。

用于胃寒呕吐、呃逆。本品能温胃散寒，辛开苦降，常配丁香、白豆蔻、柿蒂等药，用于胃寒呕逆之证。

用于下元虚冷，肾气不纳之虚喘证。本品既能温肾纳气，又能降逆平喘，常与肉桂、附子等同用，如黑锡丹。若治上盛下虚之痰饮喘嗽，常与紫苏子、半夏等同用，如苏子降气汤。

［**用法用量**］煎服，1.5~4.5 g，宜后下；或磨汁冲服，或入丸、散剂，每次 0.5~1 g。

［**用药禁忌**］

《本草经疏》："中气虚，气不归原者忌之；心经有实邪者忌之；非命门真火衰者，不宜入下焦药用。"

《本草汇言》："阴虚气逆上者切忌。"

《本经逢原》："气虚下陷人不可多服。"

《本草从新》："阴亏火旺者，切勿沾唇。"

［**历代论述**］

《百一选方》："心神不足，火不降，水不升，健忘惊悸：朱雀丸，用沉香五钱，茯神二两，为末，炼蜜和丸小豆大。每食后人参汤服三十丸，日二服。"

《本草述钩元》："辛苦微温，体重，气浓味薄，可升可降，入胃、脾、肾，兼入心肝。咀嚼香甜者性平，辛辣者性热。主治调中去怯，安神养诸气，去恶气，止冷气，降真气，开结气，破癥癖。"

《神农本草经疏》："沉香，微温。疗风水毒肿，去恶气。疏：沉香禀阳气以生，兼得雨露之精气而结，故其气芬芳，其味辛而无毒。气厚味薄，可升可降，阳也。入足阳明、太阴、少阴，兼入手少阴、足厥阴经。"

《本草征要》："沉香，味辛，性温，无毒。入脾、胃、肝、肾四经。调和中气，破结滞而胃开。温补下焦，壮元阳而肾暖。疗脾家痰涩之血，去肌肤水肿之邪。大肠虚闭宜投，小便气淋须用。芬芳之气，与脾胃相投，温而下沉，与命门相契。怒则气上，肝之过也，辛温下降，故平肝有功。

沉香，沉水下者上，半沉者次之。磨汁用或研粉干之。辛，苦，微温，无毒。下气补肾，益精壮阳。除恶气而定霍乱，暖腰膝而止转筋，解麻痹而却瘙痒，破癥癖而住吐泻。"

《雷公炮制药性解》："沉香，味辛苦，性温无毒，入肾、命门二经。主祛恶气，定霍乱，补五脏，益精气，壮元阳，除冷气，破癥癖，皮肤瘙痒，骨节不仁。忌见火，生磨用。按：沉香属阳而性沉，多功于下部，命肾之所由入也。然香剂多燥，未免伤血，必下焦虚寒者宜之。若水脏衰微，相火盛炎者误用，则水益枯而火益烈，祸无极矣。今多以为平和之剂，无损于人，辄用以化气，其不祸人者几希。"

《本草正》："沉香，味辛，气微温。阳也，可升可降。其性暖，故能抑阴助阳，扶补相火；其气辛，故能通天彻地，条达诸气，除转筋霍乱和噤口泻痢，调呕逆胃翻、喘急，止心腹胀满疼痛，破癥癖，疗寒痰，和脾胃，逐鬼疰恶气及风湿骨节麻痹、皮肤瘙痒结气。"

《本草通玄》："沉香，辛而微温，脾肾之剂也。调中和气，温暖命门。凡胀闷霍乱，癥癖积聚，中恶鬼邪，大肠虚闭，小便气淋，男子精冷，女人阴寒，及痰涎血出于脾者，并为要药。按：沉香温而不燥，行而不泄，扶脾而运行不倦，达肾而导火归元，有降气之功，无破气之害，洵为良品。磨细澄粉，忌火。"

《本草新编》："沉香，味辛，气微温，阳也，无毒。入命门。补相火，抑阴助阳，养诸气，通天彻地，治吐泻，引龙雷之火下藏肾宫，安呕逆之气，上通于心脏，乃心肾交接之妙品。又温而不热，可常用以益阳者也。沉香温肾而又通心。用黄连、肉桂以交心肾者，不若用沉香更为省事，一药而两用之也。但用之以交心肾，须用之一钱为妙。不必水磨，切片为末，调入于心肾补药中，同服可也。"

《本草备要》："沉香，重，宣，调气，补阳，辛苦性温。诸木皆浮，而沉香独沉，故能下气而坠痰涎（怒则气上，能平则下气）。能降亦能升，气香入脾，故能理诸气而调中（东垣曰：上至天，下至泉，用为使，最相宜）。其色黑、体阳，故入右肾命门，暖精助阳。行气不伤气，温中不助火。"

《本草经解》："沉香，气微温，味辛，无毒。疗风水毒肿。去恶气。……禀天初春之木气，入足少阳胆经、足厥阴肝经……制方：沉香同人参、菖蒲、远志、茯神、枣仁、生地、麦冬，治思虑伤心。"

［**评述**］本品辛温散寒，味苦质重性降，故气滞寒凝导致的气逆尤适宜。

3. 厚朴（《神农本草经》）

［**简述**］为木兰科植物厚朴或凹叶厚朴的干燥干皮、根皮及枝皮。主产于四川、湖北等地。4~6月剥取根皮及枝皮直接阴干，干皮置于沸水中微煮后堆置阴湿处，发汗至内表面变紫褐色或棕褐色时，蒸软取出，卷成筒状，干燥。切丝，姜制用。

［**性味归经**］苦、辛，温。归脾、胃、肺、大肠经。

［**功效主治**］燥湿消痰，下气除满。

用于湿阻、食积、气滞所致的脾胃不和，脘腹胀满。厚朴苦燥辛散温通，长于行气、燥湿、消积。七情郁结，痰气互阻，咽中如有物阻，咽之不下，吐之不出的梅核气证，亦可取本品燥湿消痰、下气宽中之效，配伍半夏、茯苓、紫苏叶、生姜等药，如半夏厚朴汤（《金匮要略》）。本品亦为消胀除满之要药。

用于痰饮喘咳。本品能燥湿化痰，降逆平喘。对于宿有喘病，因外感风寒而发者，可与桂枝、杏仁等配伍，如桂枝加厚朴杏子汤；痰湿内阻，胸闷喘咳者，常与紫苏子、橘皮等同用，如苏子降气汤。

［**用法用量**］煎服，3~10 g。或入丸、散剂。

［**用药禁忌**］本品辛苦温燥湿，易耗气伤津，故气虚津亏者及孕妇当慎用。

［**历代论述**］

《神农本草经》："主中风、伤寒、头痛、寒热、惊悸，气血痹，死肌，去三虫。"

《名医别录》："主温中益气，消痰下气，疗霍乱及腹痛胀满，胃中冷逆，胸中呕不止，泄痢，淋露，除惊，去留热，心烦满，厚肠胃。"

《本草经集注》："主治中风，伤寒，头痛，寒热，惊悸，气血痹。死肌，去三虫。温中，益气，消痰下气，治霍乱及腹痛，胀满，胃中冷逆，胸中呕逆不止，泄痢，淋露，除惊，去留热，止烦满，厚肠胃。"

　　《证类本草》："主中风伤寒，头痛，寒热，惊悸，气血痹，死肌，去三虫，温中益气，消痰下气，疗霍乱及腹痛胀满，胃中冷逆，胸中呕不止，泄痢淋露，除惊，去留热，心烦满，厚肠胃。一名厚皮，一名赤朴。其树名榛，其子名逐折。疗鼠瘘，明目，益气。生交址、冤句。三、九、十月采皮，阴干。（干姜为之使，恶泽泻、寒水石、硝石）陶隐居云：今出建平、宜都。极厚、肉紫色为好，壳薄而白者不如。用之削去上甲错皮，俗方：多用，道家不须也。今注出梓州、龙州者最佳。臣禹锡等谨按吴氏云：厚朴，神农、岐伯、雷公：苦，无毒。季氏：小温。范子厚朴，出洪农。《药性论》云：厚朴，臣，忌豆。食之者动气。味苦、辛，大热。能主疗积年冷气，腹内雷鸣虚吼，宿食不消，除痰饮，去结水，破宿血，消化水谷，止痛，大温胃气，呕吐酸水，主心腹满，病人虚而尿白。《日华子》云：健脾，主反胃，霍乱转筋，冷热气。"

　　《神农本草经疏》："厚朴，味苦，温、大温，无毒。主中风伤寒，头痛寒热惊悸，气血痹，死肌，去三虫，温中益气，消痰下气，疗霍乱，及腹痛胀满，胃中冷逆，胸中呕不止，泄痢，淋露，除惊，去留热，心烦满，厚肠胃。疏：厚朴禀地二之气以生，兼得乎春阳之气而成，故其味苦，其气温。"

　　《要药分剂》："厚朴，味苦辛，性温，无毒，禀地二之气以生，兼得春阳而成。降也，阴中阳也。干姜为使，恶泽泻、磁石、寒水石。忌豆。"

　　《本草通玄》："厚朴，苦温，体重而降，脾胃药也。温中下气，是其本功，凡健脾宽胀、消痰止吐、消食止痛、厚朴利水，皆温中之力也。能泻胃实，故平胃散收之，寒胀必需，乃结者散之之义。然行气峻猛，虚者勿多与也。东垣云：苦能下气，故泄实满；温能益气，故散湿满。质厚色紫者佳，去粗皮，姜汁浸炒。"

　　《本草正》："厚朴，味苦、辛，气大温。气味俱厚，阳中之阴，可升可降。有小毒。用此者，用其温降散滞。制用姜汁炒。治霍乱转筋，消痰下气，止咳嗽、呕逆吐酸，杀肠藏诸虫、宿食不消，去结水，破宿血，除寒湿泻痢，能暖脾胃，善走冷气。总之，逐实邪，泻膨胀，散结聚，治胸腹疼痛之要药。倘本元虚弱，误服脱人真气。孕妇忌用，堕胎须知。"

《药鉴》："厚朴，气温，味苦，无毒，气味俱薄，可升可降，阴中阳也。治霍乱转筋，止呕逆吐酸。与枳实、大黄同用，则泄实满。与陈皮、苍术同用，则除湿满。同解利药，兼理头疼。同泄利药，能厚肠胃。厚朴之味苦也，惟其苦，故能下气去实满，而消腹胀。厚朴之气温也，惟其温，故能益气除湿满而散结滞。何者？盖厚朴属土，而有火气之温，所以能散能泻胃中之实也。平胃散佐以苍术，正谓泻上焦之湿，平中焦之土，不使太过，而复其平，以至于和而已。非谓温补脾胃言也，后人执之以为补剂，误矣。气实者宜用，气虚者少用，恐生胀满。畏硫黄。"

《雷公炮制药性解》："厚朴，味苦辛，性温无毒，入脾、胃二经。去实满而治腹胀，除湿结而和胃气，止呕清痰，温中消食。干姜为使，恶泽泻、寒水石、硝石，忌食豆。按：厚朴辛则能发，温则能行，脾胃之所喜也，故人之以理诸证。丹溪曰：厚朴属土而有火，平胃散用之以佐苍术，正谓泻上焦之湿，平胃土不使太过，以至于和而已。若以为温补而泛用之，非也。体重浊而微降，最能耗气，春夏秋宜用，冬间忌之。气虚之人及孕妇，亦不可服。雷公云：凡使要用紫色味辛为好，或丸散，便去粗皮，用醋炙过，每条一斤，用酥四两，炙了细锉，若用汤饮下，使用自然姜汁八两，炙一日为度。"

《本草易读》："厚朴，姜炙用。干姜为使。恶泽泻、硝石、寒水石，忌豆。色紫味辛者乃真也。去粗皮用。温，苦，无毒。健脾温胃，厚肠和中，除烦化痰，止呕消胀。破宿血而化水谷，导宿食而开水结，定霍乱而止喘咳，除反胃而疗吐酸。解风热之头痛，却膨满之腹痛。泄痢淋露之疾，寒热惊悸之疴。能泄五脏诸气，兼安胎产诸病。生交趾、冤句。三、九、十月采皮。洛阳、陕西、湖南、江淮、蜀川山谷中往往有之。木高三四丈，四季不凋，红花而青实。皮极鳞皱，肉厚色紫而味辛者为胜。今伊阳及商州亦有之，但薄而色淡，不如梓州者厚而紫色有油也。近世一种，其貌颇似之，全失气味，未知何木皮也。"

《本草征要》："厚朴，味苦辛，性大温，无毒。入脾、胃二经。干姜为使。恶泽泻、硝石、寒水石。忌豆。色紫味辛者良，刮去粗皮，切片，姜汁炒。辛能散风邪，温可解寒气，下气消痰，去实满而宽膨，温胃和中，调胸腹而止痛，吐利交资，惊烦共主。温热之性，长于散结去满，温胃暖脾，故主食停痰滞、胀痛吐利等证，然但可施于元气未虚、邪气方盛，或客寒犯胃、湿气侵脾，若脾虚之人，虽有如上诸证，切勿沾唇。或一时未见其害，而清纯冲和之气潜伤耗矣。可不谨诸。李东垣云：苦能下气，故泄实满，温能益气，故散实满。"

《本草蒙筌》："味苦、辛，气大温。属土，有火。阴中之阳，可升可降。无毒。树甚高大，榛乃别名。陕西川蜀多生，梓州（属四川）出者独胜。凡资治病，秋尽采皮。择厚脂颜色紫莹佳，去粗皮，姜汁炒褐用。恶寒水硝泽（寒水石、硝石、泽泻）。使炮熟干姜。诸豆忌之，食则动气。主中风寒热，治霍乱转筋。止呕逆吐酸，禁泄痢淋露。消痰下气。与枳实、大黄同用，实满能泄；温中益气，与陈皮、苍术同用，湿满能除。与解利药同用，则治伤寒头疼；与泄痢药同用，则厚肠胃止泄。大抵味苦气温，故用苦则泄，用温则补。《衍义》云：平胃散中，用之最当。既温脾胃，又走冷气。再随证加减，妙不可胜言。洁古亦曰：治腹痛胀满，散结之神药也。倘病人虚弱，须斟酌少加。对证不真，误服太过，则反脱人元气，岂不慎哉！若气实人服多参芪，致成喘闷者，正此泄除，不在禁也。孕妇忌用，女科当知。子入医方，又名逐折。散结疗鼠瘘，益气明眼睛。"

［评述］郁闷不舒日久易生痰，厚朴既有下气又有消痰之功，故气滞兼有痰凝者适宜，正如半夏厚朴汤。

4. 香附（《名医别录》）

［简述］为莎草科多年生草本植物莎草的干燥根茎。全国大部分地区均产，主产于广东、河南、四川、浙江、山东等地。秋季采挖，燎去毛须，置于沸水中略煮或蒸后晒干，或燎后直接晒干。生用或醋炙用，用时碾碎。

［性味归经］辛、微苦、微甘，平。归肝、脾、三焦经。

［功效主治］疏肝理气，调经止痛。

用于肝气郁滞所致的胁肋作痛、脘腹胀痛及疝痛等证。本品为疏肝解郁、行气止痛之要药。治肝气郁结之胁肋胀痛，多与柴胡、川芎等药同用，如柴胡疏肝散；治寒凝气滞、肝气犯胃之胃脘胀痛，可配高良姜同用，如良附丸；治寒疝腹痛，多与小茴香、乌药等同用。

用于月经不调、痛经及乳房胀痛等证。香附为妇科常用之品，常配伍当归、川芎、白芍、柴胡治疗肝气郁结所致的月经不调；如乳房结块，经前作胀，可配伍柴胡、当归、瓜蒌等药，以行气和营、疏肝散结。

［**用法用量**］煎服，6~12 g。醋炙，止痛力增强。

［**历代论述**］

《本草新编》："香附解郁者，解易舒之郁也；香附开胃者，开未伤之胃也。相思之病，必得其心上之人，而郁乃解；断肠之症，必得其意外之喜，而胃乃开。区区香附，固自无功，即益之以大料之芍药、厚味之当归，亦有无可如何者矣。"

《本草易读》："香附，甘，苦，微寒，无毒。足厥阴、手少阴药也。理一切气血，止诸般疼痛。解情思之结郁，除胸腹之客热，霍乱吐泻之疾，痰饮痞满之疴。消饮食而攻积聚，治崩漏而止带下，调月经而理胎产，平痈疽而解疮疡。"

《本草求真》："香附米（芳草）入肝开郁散滞活血通经，香附米（专入肝胆，兼入肺）辛苦香燥。据书备极赞赏，能入肝胆二经开郁（郁有痰郁、火郁、气郁、血郁、湿郁、食郁）散滞，活血通经，兼行诸经气分。"

［评述］香附药性偏温，专入气分，善疏肝行气，调经止痛，长于治疗肝郁气滞之月经不调。

5. 木香（《神农本草经》）

［**简述**］为菊科植物木香、川木香的根。产于印度、巴基斯坦、缅甸者，称为广木香，现我国已栽培成功。主产于云南、广西者，称为云木香；主产于四川、西藏等地者，称为川木香。秋、冬二季采挖，除去泥沙及须根，切段，大的再纵剖成瓣，干燥后撞去粗皮。生用或煨用。

［**性味归经**］辛、苦，温。归脾、胃、大肠、胆、三焦经。

［**功效主治**］行气止痛，健脾消食。

本品辛散苦泄，可用于情志不舒、郁怒导致的胸膈痞满、胁肋疼痛、乳房胀痛，如与三棱、川楝子、莪术等配伍的木香三棱丸（《黄帝素问宣明论方》），亦可治肝郁湿热交蒸所致的胁肋胀痛，甚则攻窜剧痛。

用于腹痛胁痛、黄疸、疝气疼痛，气滞血瘀之胸痹。

［**用法用量**］煎服，1.5~6 g。

［**历代论述**］

《日华子本草》："治心腹一切气，膀胱冷痛，呕逆反胃，霍乱泄泻痢疾，健脾消食，安胎。"

《本草纲目》："木香乃三焦气分之药，能升降诸气。《类经》一见痢证，无分寒热虚实，咸谓欲清其火，非芩、连、栀、柏不可；欲去其积，非大黄、芒硝不可；……欲调气行滞者，必用木香、槟榔、枳实、厚朴之类。"

《素问病机气宜保命集》："急则气味厚，缓则气味薄。故味厚者为阴，薄为阴之阳，为味不纯粹者也。故味所厚，则泄之以下。味所薄，则通气者也。王注曰：味厚则泄，薄则通。气厚者为阳，薄为阳之阴……木香味辛温平薄，为阳之阴。气不纯粹者也。故气所厚则发热，气所薄则发泄。"

《医学指要》："中气既虚，运行不健，故用辛温鼓舞，使药力自行。药力不劳于脾胃之转输，如归脾汤之用木香。"

《本草图经》按《修养书》云："正月一日，取五木煮汤以浴，令人至老须发黑。徐锴注云：道家谓青木香为五香，亦云五木。道家多以此浴，当是其义也。又古方主痈疽五香汤中，亦使青木香。青木香名为五香，信然矣。"

《名医别录》："木香，温，无毒。治气劣，肌中偏寒，主气不足，消毒，杀鬼、精物、温疟、蛊毒，行药之精。久服轻身致神仙。一名蜜香，生永昌。《本经》原文：木香，味辛。主邪气，辟毒疫温鬼，强志，主淋露。久服不梦寤魇寐。生山谷。"

［**评述**］散肝经滞气，升降诸气，可治疗气滞麻木等。《神农本草经疏》记载，其与延胡索同服可治疗女性心中刺痛，痛不可忍，从此处可见本品

行气作用较强。

6.檀香（《名医别录》）

[**简述**] 为檀香科植物檀香的木质心材。主产于印度、澳大利亚、印度尼西亚，我国海南、广东、云南、台湾等地亦产。以夏季采收为佳。除去边材，锯片或劈碎后入药。生用。

[**性味归经**] 辛，温。归脾、胃、心、肺经。

[**功效主治**] 行气止痛，散寒调中。

用于气滞不舒引起的心腹疼痛。本品辛散温通而芳香，有行气止痛、散寒调中之功，可治疗胸膈不利、心腹疼痛等。如与木香、肉豆蔻、槟榔、沉香、丁香、藿香等配伍的七香丸（《太平圣惠方》）。若治疗寒凝气滞之胸痹绞痛，可配荜茇、延胡索、高良姜等同用。

[**用法用量**] 煎服，2~5 g，宜后下；入丸、散剂，1~3 g。

[**用药禁忌**] 阴虚火旺，实热吐衄者慎用。

[**历代论述**]

《日华子本草》："止心腹痛。"

《本草备要》："檀香……调脾肺，利胸膈，去邪恶，能引胃气上升，进饮食，为理气要药（《内典》云：旃檀涂身，能除热恼。昂按：内兴欲念，亦称热恼。盖诸香多助淫火，惟檀香不然，故释氏焚之。道书又以檀为俗香，不可以供上真）。"

《证类本草》："檀香，陶隐居云：白檀消热肿。臣禹锡等谨按陈藏器云：主心腹霍乱，中恶，鬼气，杀虫。白檀树如檀，出海南。《日华子》云：檀香，热，无毒。治心痛霍乱，肾气腹痛。浓煎服，水磨敷外肾并腰肾痛处。"

《本草便读》："气香无毒。辛温入肺胃之经。质燥有功。宣发理上中之气，或除邪而辟恶，或畅膈以宽胸。（檀香出南番诸国，中土所出之檀，树虽相类，但不香耳。味辛而温，气香色白。入肺胃上焦气分，专理上焦一切滞气、逆气。至其和中进食、辟鬼除邪等治，皆辛温芳香之力耳。）"

《本草详节》："味辛，气热。阳中微阴。生海南诸国。树似荔枝，皮实，色黄为黄檀；皮洁，色白为白檀；皮腐，色紫为紫檀。入肺、肾，通行脾、胃经气分。凡使，用白而沉水者。主心腹痛，肾气上攻痛，水磨涂外肾，散腰肾冷气痛，疗噎膈，引胃气上升，及中恶、鬼气，杀虫。按：檀香，芳气上行，凡胸膈之上，咽嗌之间，资之理气，亦辟恶、散结、除冷之药也。"

[**评述**] 檀香有紫檀香、白檀香，根据历史记载，紫檀香善入血分，和营气，消肿毒，止血定痛可治疗诸疮脓多，痈疽溃后。白檀香可逐冷除郁，引胃气上行，治疗抑郁不舒，冷气上结，饮食不进，气逆上吐。

7. 川楝子（《神农本草经》）

[**简述**] 为楝科植物川楝树的干燥成熟果实。我国南方各地均产，以四川产者为佳。冬季果实成熟时采收，除去杂质，干燥。用时打碎。生用或炒用。

[**性味归经**] 苦，寒；有小毒。归肝、胃、小肠、膀胱经。

[**功效主治**] 行气止痛，杀虫。

肝郁化火所致诸痛证。本品苦寒降泄，能清肝火、泄郁热、行气止痛。每与延胡索配伍，用于肝郁气滞或肝郁化火胸腹诸痛，如金铃子散（《素问病机气宜保命集》）；治肝胃气痛，与延胡索同用，或以金铃子散与四逆散合用。用治疝气痛，以治疗热疝为宜，可配延胡索、香附、橘核、芒果核等同用；寒疝腹痛则宜配小茴香、木香、吴茱萸等暖肝散寒之品，如导气汤（《医方简义》）。

[**用法用量**] 煎服，4.5~9 g。外用适量。炒用寒性减低。

[**用药禁忌**] 本品有毒，不宜过量或持续服用，以免中毒。又因性寒，脾胃虚寒者慎用。

[**历代论述**]

《本草纲目》："楝实，导小肠、膀胱之热，因引心包相火下行，故心腹痛及疝气为要药。"

《本草经疏》："楝实，主温病伤寒，大热狂烦者，邪在阳明也，苦寒能散阳明之邪热，则诸证自除。"

《本经逢原》："川楝，苦寒性降，能导湿热下走渗道，人但知其治疝之功，而不知其荡热止痛之用。《本经》主温病烦狂，取以引火毒下泄，而烦乱自除。其杀虫利水道，总取以苦化热之义。古方金铃子散，治心包火郁作痛，即妇人产后血结心痛，亦宜用之。以金铃子能降火逆，延胡索能散结血，功胜失笑散而无腥秽伤中之患。"

《汤液本草》："金铃子，酸苦，阴中之阳。《珍》云：心暴痛，非此不能除，即川楝子也。酸苦，阴中之阳。"

《本草纲目》："川楝子入心及小肠，主上下腹痛，热厥心痛，非此不除。同延胡索末，酒服。"

《本草便读》："清肝火，利小肠。湿热疝瘕。专疗热厥痛。味苦寒。性有毒。温邪虫积。并治小儿疳。根皮达下杀诸虫。性味相同无别用。川楝子此树处处有之。以川中者为佳。有雌雄两种，雄者无子，根皮色赤，不可用。雌者有子，根皮色白，可用之。一云其子鸟不食者，不可用。苦寒之性，入心、肝、小肠、膀胱，能导热下行，治热厥心痛。凡一切疝气虫疳等证，由于湿热所致者，皆可用之。根皮专杀虫积，洗服皆效。如煎服当去粗皮，以近泥有毒也。"

《岭南卫生方》："川楝子，味苦平，性寒，有小毒。其用有四：主伤寒大热；治上下腹痛；疮疥有杀虫之能；便溺有清利之妙。"

《医林纂要》："泻心火，坚肾水，清肺金，清肝火。核：治疝，去痼冷。"

[评述]川楝子入肝经，疏肝气，善治肝郁气滞之胸胁胀痛，苦满，疝痛，为疝气要药，其性寒凉，常与延胡索相须为用。

8. 乌药（《本草拾遗》）

[简述]为樟科植物乌药的块根。主产于浙江、安徽、江苏、陕西等地。全年均可采挖，除去细根，洗净，趁鲜切片，晒干。生用或麸炒用。

[性味归经]辛，温。归肺、脾、肾、膀胱经。

[功效主治]行气止痛，温肾散寒。

用于寒凝气滞之胸腹诸痛证。本品味辛行散，性温祛寒，入肺而宣通，入脾而宽中，故能行气散寒止痛。治胸腹胁肋闷痛，常配香附、甘草等同用，如小乌沉汤（《太平惠民和剂局方》），也可与薤白、瓜蒌皮、延胡索等同用；

若治脘腹胀痛，可配伍木香、青皮、莪术等，如乌药散（《太平圣惠方》），也可与香附、木香、陈皮等同用；治寒疝腹痛，多与小茴香、青皮、高良姜等同用，如天台乌药散（《医学发明》）；若寒凝气滞痛经，可与当归、香附、木香等同用，如乌药汤（《济阴纲目》）。

用于尿频，遗尿。本品辛散温通，入肾与膀胱而温肾散寒，缩尿止遗。常与益智仁、山药等同用，治肾阳不足、膀胱虚冷之小便频数、小儿遗尿，如缩泉丸（《校注妇人大全良方》）。

[**用法用量**] 水煎服，3~9 g。

[**用药禁忌**] 不明。

[**历代论述**]

《本草衍义》："乌药和来气少，走泄多，但不甚刚猛，与沉香同磨作汤，治胸腹冷气，甚稳当。"

《药品化义》："乌药，气雄性温，故快气宣通，疏散凝滞，甚于香附。外解表而理肌，内宽中而顺气。以之散寒气，则客寒冷气自除；驱邪气则天行疫瘴即却；开郁气，中恶腹痛，胸膈胀痛，顿然可减；疏经气，中风四肢不遂，初产血气凝滞，渐次能通，皆藉其气雄之功也。"

《本草求真》："凡一切病之属于气逆，而见胸腹不快者，皆宜用此。功与木香、香附同为一类。但木香苦温，入脾爽滞，每于食积则宜；香附辛苦，入肝、胆二经，开郁散结，每于忧郁则妙。此则逆邪横胸，无处不达，故用以为胸腹逆邪要药耳。"

《证类本草》："乌药，乌药味辛，温，无毒。主中恶心腹痛，蛊毒疰忤鬼气，宿食不消，天行疫瘴，膀胱肾间冷气攻冲背膂，妇人血气，小儿腹中诸虫。其叶及根，嫩时采作茶片，炙碾煎服，能补中益气，偏止小便滑数。生岭南邕、容州及江南。树生似茶，高丈余。一叶三丫，叶青阴白。根色黑褐，作车毂形，状似山芍药根，又似乌樟根。自余直根者不堪。一名旁其，八月采根。（今附）臣禹锡等谨按《日华子》云：治一切气，除一切冷，霍乱及反胃吐食泻痢，痈疖疥癫，并解冷热，其功不可悉载。猫、犬百病，并可摩服。"

《神农本草经疏》："乌药，味辛，温，无毒。主中恶心腹痛，蛊毒疰忤鬼气，宿食不消，天行疫瘴，膀胱肾间冷气攻冲背膂，妇人血气，小儿腹中诸虫。疏：乌药禀地二之气以生，故味辛气温无毒。然尝其味，亦带微苦，气亦微香。气厚于味，阳也。入足阳明、少阴经。其主中恶心腹痛，疰忤鬼气，天行疫瘴者，皆足阳明受病。阳明开窍于口鼻。凡邪恶鬼忤，与夫疫瘴之气侵人，悉从口鼻而入。此药辛温暖胃，辟恶散邪，故能主诸证也。胃暖则宿食自消，辛散则蛊毒亦解。又肾与膀胱为表里，虚则寒客之而冷气攻冲背膂，辛温能散寒邪，其性又善下走，则冷气攻冲自止也。性温走泄，故复能散妇人血凝气滞，微苦而辛，故又能疗小儿腹中诸虫也。"

《滇南本草》："乌药，一名臭牡丹。味辛、苦，性温。消胸膈肚腹胀，下气，利小便，消水肿，止气逆腹痛。"

《本草蒙筌》："乌药（一名旁其），味辛，气温。气厚于味，阳也。无毒。此药甚贱，各处俱生。虽称天台者，香白固优；不及海南者，功力尤大。根采旁附（直根不堪用。有二种，天台者白而虚软，海南者黑褐坚硬），状取连珠（如镯珠连者佳）。入足少阴肾经，及足阳明胃腑。因多走泄，不甚刚强。诸冷能除，凡气堪顺。止翻胃消食积作胀，缩小便逐气衡致疼。辟疫瘴时行，解蛊毒卒中。攻女人滞凝血气，去小儿积聚蛔蛕。猫犬病生，磨水灌效。叶采入剂，下气亦灵，但力缓迟，须醋浸炙。"

《本草乘雅半偈》："乌药气秉阳暄，中纹似毂，而日魄为乌，堪天行，舆地道，诚扶轮佳气也。故主根身之中，或气或血，或内所因，或外所因，或馨饪之邪，或死厉之属，阴凝留碍，有妨生气者，仗此阳暄，以之救药。"

《雷公炮制药性解》："乌药，味苦辛，性温无毒，入肺脾二经。主一切气证，及中恶心腹痛，蛊毒鬼疰，天行疫瘴，呕逆胀满，霍乱吐泻，痈疖疥癞。按：乌药辛，宜于肺，温宜于脾，故主中恶等证。痈疖疥癞，成于血逆，始于气逆。乌药长于理气，故并疗之。然辛温发散，不宜久用，恐损真元。"

《本草新编》："乌药，味辛，气温，阳也，无毒，入足少阴肾经及阳明胃腑。性多走泄，不甚刚强，诸冷能除。凡气堪顺，止翻胃，消积食作胀，缩小便，逐气冲致疼，辟疫瘴时行，解蛊毒卒中，攻女人滞凝血气，去小儿积聚蛔虫。此品功多而效少，盖佐使之至微者也。力微似可多用，然而多用反不见佳。不若少用之，以佐君臣之用耳。乌药无关轻重，其实过多功少，近人未知耳。产妇虚而胎气不顺者，切不可用，用则胎立堕。人以为顺气用之，谁知乌药能顺胎气之实，而不能顺胎气之虚乎。不独胎气，凡气虚者，俱不能顺。惟气血虚而带郁滞者宜之耳。"

［评述］乌药行气兼散寒作用较强，善治下焦寒性之气痛，为温肾治疝之要药，尤善调肾寒之气结及于肝经所致之少腹攻痛、疝痛、睾丸冷痛。

9.青木香（《新修本草》）

［简述］为马兜铃科植物马兜铃的干燥根。主产于江苏、浙江、安徽等地。春、秋二季采挖，除去须根及泥沙，晒干，切片。生用。

［性味归经］辛、苦，寒。归肝、胃经。

［功效主治］行气止痛，健脾消食。

用于胸胁、脘腹疼痛。本品辛行苦泄，主入肝胃经，能行气疏肝，和中止痛。治疗肝胃气滞所致的胸胁胀痛，脘腹疼痛，单味服用即有效，或与香附、川楝子、佛手等同用，如与三棱、川楝子、莪术等配伍的木香三棱丸（《黄帝素问宣明论方》）。

［用法用量］煎服，3~9 g。散剂每次 1.5~2 g，温开水送服。外用适量，研末敷患处。

［使用注意］本品不宜多服，过量可引起恶心、呕吐等胃肠道反应。

［历代论述］

《新修本草》："主积聚，诸毒热肿，蛇毒。"

《本经逢原》："治痈肿，痰结、气凝诸痛。"

《本草求真》："青木香（专入肺），即马兜铃根，又名土木香者是也。味辛而苦，微寒无毒。诸书皆言可升可降，可吐可利。凡人感受恶毒而致胸膈不快，则可用此上吐，以其气辛而上达也。感受风湿而见阴气上逆，则可用此下降，以其苦能泄热也。故肘后治蛊毒，同酒水煮服，使毒从小便出矣。惟虚寒切禁，以其味辛与苦，泄人真气也。秃疮瘙痒可敷。热而气逆不舒，则或用以青木香。"

《本草正义》："其味甚苦，而气极清芬，力能舒郁开胸，醒脾胃，清湿热，长夏郁蒸之令，脾胃清阳之气受其蒙蔽，而恒觉无气以动，倦怠纳呆者，以少许细嚼吞之，即觉神情为之一振，去湿化浊，甚有捷效。"

[评述] 青木香与木香均为行气药，但两者主攻部位不同，木香其味芳香，主入脾胃，宣通三焦，主治脾胃气滞之证，而青木香主入肝胃，主治肝胃不合之证，适用于郁闷不舒，肝气犯胃之痞满、纳呆、呃逆等。

10. 荔枝核（《本草衍义》）

[简述] 为无患子科植物荔枝的成熟种子。主产于福建、广东、广西等地。夏季采摘成熟果实，除去果皮及肉质假种皮，洗净，晒干。生用或盐水炙用。用时打碎。

[性味归经] 辛、微苦，温。归肝、胃经。

[功效主治] 行气散结，散寒止痛。

用于疝气，睾丸肿痛。本品主入肝经，辛行苦泄，性温，有疏肝理气、行气散结、散寒止痛之功。治疗肝郁气滞兼寒凝者，如与沉香、木香、小茴香、川楝子配伍的荔枝丸（《普济方》），可治疗疝气、阴核肿大，痛不可忍。

用于胃脘久痛，痛经，产后腹痛。本品辛行苦泄温通，入肝胃经，有疏肝和胃、理气止痛作用。治肝气郁结、肝胃不和之胃脘久痛，可与木香研末服，如荔香散（《景岳全书》）；若肝郁气滞血瘀之痛经及产后腹痛，可与香附研末服，如蠲痛散（《妇人大全良方》），或酌加川芎、当归、益母草等同用，疗效更好。

[用法用量] 煎服，4.5~9 g。或入丸、散剂。

[历代论述]

《本草衍义》："治心痛及小肠气。"

《本草纲目》："行散滞气，治颓疝气痛，妇人血气痛。"

《本草便读》："散滞祛寒，治肝经之疝疾，味甘性热，医胃腑之瘀疼。（荔枝核，味甘温，色紫，肝经血分药也，功专散滞祛寒，行血中之气，且其形类睾丸，故治一切疝疾之因于寒者。其所以治心痛、胃痛等证，亦寒凝血滞之意欤。）"

《本草述钩元》："气味甘涩温。利厥阴，行散滞气，治心痛，小胡、茴香、木瓜、杜仲、橘核、萆薢、合欢子。治疝气，虚热者加黄柏，虚寒加桂。疝气肿，荔核四十九个、陈皮九钱、硫黄四钱，为末。盐水打面糊丸，绿豆大。遇痛时，空心酒服九丸。良久再服。不过三服神效。亦治诸气痛。"

[评述] 荔枝核可散滞气、祛寒邪，可治疗男子疝气痛、睾丸肿痛（常与川楝子、小茴香合用）、女子少腹冷痛，古代记载常以烧存性用，本品亦入胃经，可治疗寒邪犯胃引起的胃脘痛，呃逆。

11. 佛手（《滇南本草》）

[简述] 为芸香科植物佛手的干燥果实。主产于广东、福建、云南、四川等地。秋季果实尚未变黄或刚变黄时采收，纵切成薄片，晒干或低温干燥。生用。

[性味归经] 辛、苦，温。归肝、脾、胃、肺经。

[功效主治] 疏肝解郁，理气和中，燥湿化痰。

用于肝郁胸胁胀痛。本品辛行苦泄，善疏肝解郁、行气止痛。治肝郁气滞及肝胃不和之胸胁胀痛、脘腹痞满等，可与柴胡、香附、郁金等同用。

用于气滞脘腹疼痛。本品辛行苦泄，气味芳香，能醒脾理气，和中导滞。治脾胃气滞之脘腹胀痛、呕恶食少等，多与木香、香附、砂仁等同用。

用于久咳痰多，胸闷作痛。本品芳香醒脾，苦温燥湿而善健脾化痰，辛行苦泄又能疏肝理气。治咳嗽日久痰多、胸膺作痛者，可与丝瓜络、瓜蒌皮、陈皮等配伍。

[用法用量] 煎服，3~9 g。

[历代论述]

《本草纲目》："煮酒饮，治痰气咳嗽。煎汤，治心下气痛。"

《本草再新》："治气舒肝，和胃化痰，破积，治噎膈反胃，消癥瘕瘰疬。"

《本草便读》："佛手，理气快膈，惟肝脾气滞者宜之，阴血不足者，亦嫌其燥耳。"

《滇南本草》："佛手味甘、微辛,性温。入肝、胃二经,补肝暖胃,止呕吐,消胃家寒痰,治胃气疼,止面寒疼、和中、行气。(单方)治面寒疼、胃气疼。佛手柑,新瓦焙为末(黄色),烧酒送下,每服三钱。佛手柑,气味辛、甘,平,无毒。治一切年久老痰结于胸中不散,煎此久服,可化痰、清火、延年。"

[评述]百病皆由痰作祟,痰的成因主要为气机运行失常,津液异常聚于人体某部位,气舒则痰自清,本品归肝、肺、脾经,可行气开郁,豁痰辟恶,疏肝悦脾,善治一切年久老痰结于胸中不散者。

12. 香橼(《本草拾遗》)

[简述]为芸香科植物枸橼的成熟果实。主产于浙江、江苏、广东、广西等地。秋季果实成熟时采收。趁鲜切片,除去种子及瓤,晒干或低温干燥。亦可整个或对剖两半后,晒干或低温干燥。生用。

[性味归经]辛、微苦、酸,温。归肝、脾、胃、肺经。

[功效主治]疏肝解郁,理气和中,燥湿化痰。

用于肝郁胸胁胀痛。本品辛能行散,苦能疏泄,入肝经而能疏理肝气而止痛。治肝郁胸胁胀痛,常配柴胡、郁金、佛手等同用。本品功同佛手,但效力较逊。

用于气滞脘腹胀痛。本品气香醒脾,辛行苦泄,入脾胃以行气宽中。用治脾胃气滞之脘腹胀痛,嗳气吞酸,呕恶食少,可与木香、砂仁、藿香等同用。

用于痰饮咳嗽,胸膈不利。本品苦燥降泄以化痰止咳,辛行入肺而理气宽胸。用治痰多、咳嗽、胸闷等,常配伍生姜、半夏、茯苓等。

[用法用量]煎服,3~9 g。

[历代论述]

《本草通玄》："香橼,苦酸辛温。理上焦之气,止呕逆,进食健脾。按:香橼性中和,单用多用亦损正气,与参、术同行,则无弊也。"

《本草从新》："香橼,平肝舒郁,理肺气,通经利水。"

《本草便读》："香橼,下气消痰,宽中快膈。"

《滇南本草》：“香橼，气味辛，性温，无毒。主治下气，除心头痰水，痰气咳嗽。煎汤，治下气痛。按：香橼，河南、湖、广、浙、闽咸有之。其实如橘柚而大，至滇中则形锐益大，有尺许长者。主治较佛手柑稍逊了。本草但有佛手柑名，香橼本名枸橼，无此香橼也。岂此与佛手柑气味相类而置此不论耶？”

《本草征要》：“香橼，味苦，性温，无毒。入肺、脾二经。年久者良。去白，炒。理上焦之气，止呕宜求。进中州之食，健脾宜简。性虽中和，单用多用，亦损正气。脾虚者，须与参术并行，乃有相成之益耳。花：作茶饮、可舒气宽胸。”

[**评述**] 佛手和香橼为常用对药，但香橼行气能力稍弱，两者常合用，使疏肝理气、化痰宽胸之力益彰。

13. 玫瑰花（《食物本草》）

[**简述**] 为蔷薇科植物玫瑰的干燥花蕾。主产于江苏、浙江、福建、山东、四川等地。春末夏初花将开放时分批采摘，除去花柄及蒂，及时低温干燥。生用。

[**性味归经**] 甘、微苦，温。归肝、脾经。

[**功效主治**] 疏肝解郁，活血止痛。

用于肝胃气痛。本品芳香行气，味苦疏泄，有疏肝解郁、醒脾和胃、行气止痛之功。用治肝郁犯胃之胸胁脘腹胀痛，呕恶食少，可与香附、佛手、砂仁等配伍。

用于月经不调、经前乳房胀痛。本品善疏解肝郁，调经解郁胀，治肝气郁滞之月经不调，经前乳房胀痛，可与当归、川芎、白芍等配伍。

[**用法用量**] 煎服，1.5~6 g。

[**历代论述**]

《药性考》：“行血破积，损伤瘀痛。”

《本草纲目拾遗》：“和血行血，理气，治风痹、噤口痢、乳痈、肿毒初起、肝胃气痛。”

《本草纲目拾遗》：“肝胃气痛，用玫瑰花（阴干）冲汤代茶服。”

《本草正义》："玫瑰花，香气最浓，清而不浊，和而不猛，柔肝醒胃，疏气活血，宣通窒滞，而绝无辛温刚燥之弊，断推气分药中，最有捷效，而最为驯良者，芳香诸品，殆无其匹。赵氏《纲目拾遗》谓紫者入血分，白者入气分，但用花瓣，不宜见火。故收藏者，多摘取花瓣，置烈日中薄薄摊之，一日晒干，则色不变而香不减，若逢阴雨，即用急火烘之，亦不变色。赵谓：气香性温，味甘微苦，入肝脾二经，和血行血理气。又引《药性考》：行血破积，损伤疼痛。又引《救生苦海》：治吐血，玫瑰膏，以花瓣一味，河水熬浓，白糖收膏，不时服。"

［**评述**］玫瑰花既是中药又是养生食品，观赏食用两相宜，其味芳香，清而不浊，可开郁散结，活血定痛，女性多用，可与丁香配伍治疗乳痈（《本草纲目拾遗》）。

14. 绿萼梅（《本草纲目》）

［**简述**］为蔷薇科植物梅的干燥花蕾。入药分白梅花、红梅花两种。白梅花主产于江苏、浙江等地，红梅花主产于四川、湖北等地。初春花未开放时采摘花蕾，及时低温干燥。生用。

［**性味归经**］微酸、涩，平。归肝、胃、肺经。

［**功效主治**］疏肝解郁，和中，化痰。

用于肝胃气痛。本品芳香行气入肝胃，能疏肝解郁，醒脾，理气和中。治疗肝胃气滞之胁肋胀痛、脘腹痞满、嗳气纳呆等，可与柴胡、佛手、香附等配伍。

用于梅核气。本品芳香行气，化痰散结。治疗痰气郁结之梅核气，可与半夏、厚朴、茯苓等同用。

［**用法用量**］煎服，3~5 g。

［**历代论述**］

《本草纲目拾遗》："《百花镜》：开胃散邪，煮粥食，助清阳之气上升，蒸露点茶，生津止渴，解暑涤烦。"

《饮片新参》："绿萼梅平肝和胃，止脘痛、头晕，进饮食。"

《本草征要》："味微酸、涩，性平，无毒。入肝、肺二经。开郁和中、生津除渴。止口燥饮而不解、治咽干如有异物。躁烦易怒多疑，酸以柔之可择。此花同诸药制为丸，远行含之，可以不渴。"

15. 娑罗子（《本草纲目》）

[简述] 为七叶树科植物七叶树、浙江七叶树或天师栗的干燥成熟种子。主产于陕西、河南、浙江、江苏、四川等地。霜降后果实成熟时采收，剥去果皮，晒干或低温干燥。生用。

[性味归经] 甘，温。归肝、胃经。

[功效主治] 疏肝解郁，和胃止痛。

用于胸闷胁痛、脘腹胀痛，妇女经前乳房胀痛。本品既能疏肝解郁以行滞，又能理气宽中以和胃。治疗肝胃气滞之胸闷胁痛、脘腹胀痛等证，常与预知子、佛手等配伍；若治经前乳房胀痛，可与路路通、香附、郁金等同用。

[用法用量] 煎服，3~9 g。

[历代论述]

《本草纲目拾遗》："肉味苦、微凉，宽中下气，治胃脘肝膈膨胀，痞积疟痢，吐血劳伤，平胃通络。用阴阳瓦炙灰，或酒煨食俱效。"

《本草征要》："娑罗子，一名天师栗、乃七叶树之果实。味甘，性温，无毒。入脾、肺二经。平胃通络、理气宽中。驱寒利膈，医痔治虫。脘腹胀满、胃寒作痛。以此投之，可以见功。此子须捣碎煎服。"

16. 薤白（《神农本草经》）

[简述] 为百合科植物小根蒜或薤的地下干燥鳞茎。全国各地均有分布，主产于江苏、浙江等地。夏、秋二季采挖，洗净，除去须根，蒸透或置沸水中烫透，晒干。生用。

[性味归经] 辛、苦，温。归肺、胃、大肠经。

[功效主治] 通阳散结，行气导滞。

用于气滞心胸。本品味辛散行，性温而滑，最能通胸中与大肠之结。用于郁闷不舒导致气结于胸中者，如瓜蒌薤白白酒汤、瓜蒌薤白半夏汤。

用于胸痹证。本品辛散苦降、温通滑利,善散阴寒之凝滞,通胸阳之闭结,为治胸痹之要药。治寒痰阻滞、胸阳不振所致胸痹证。

用于脘腹痞满胀痛，泻痢里急后重。本品辛行苦降，有行气导滞、消胀止痛之功。

[**历代论述**]

《本草纲目》："治少阴病厥逆泄痢及胸痹刺痛，下气散血。"

《长沙药解》："肺病则逆，浊气不降，故胸膈痹塞；肠病则陷，清气不升，故肛门重坠。薤白，辛温通畅，善散壅滞，辛金不至上壅故痹者下达而变冲和，重者上达而化轻清。"

《本草求真》："薤味辛则散，散则能使在上寒滞立消；味苦则降，降则能使在下寒滞立下；气温则散，散则能使在中寒滞立除；体滑则通，通则能使久痼寒滞立解。是以下痢可除，瘀血可散，喘急可止，水肿可敷，胸痹刺痛可愈，胎产可治，汤火及中恶卒死可救，实通气、滑窍、助阳佳品也。"

《证类本草》："薤味辛、苦，温，无毒。主金疮疮败，轻身，不饥耐老，归于骨。菜芝也。除寒热，去水气，温中，散结，利病人。诸疮，中风寒水肿，以涂之。"

《本草经解》："薤白气温，禀天春和之木气，入足厥阴肝经。味辛苦滑无毒。得地西南金火之味，而有润泽之性。入手太阴肺经、手少阴心经。气味升多于降，阳也。金疮气虚，则疮口不合，气温可以益气，所以主疮败也。气温达肝，肝气条畅，则气血日生，所以轻身。温暖脾土，土健所以不饥。味辛润血，血华所以耐老也。"

《本草崇原》："薤用在下之根，气味辛温，其性从下而上，主助生阳之气上升者也。《金匮》胸痹证，有瓜蒌薤白白酒汤、瓜蒌薤白半夏汤、枳实薤白桂枝汤，皆取自下而上从阴出阳之义。"

《本草思辨录》："薤白，药之辛温而滑泽者，惟薤白为然。最能通胸中之阳与散大肠之结。故仲圣治胸痹用薤白，治泄利下重亦用薤白。但胸痹为阳微，痢则有冷有热，第藉以疏利壅滞，故《外台》于冷痢热痢，皆有治以薤白者。"

《本草便读》："薤白，辛滑通阳，开胸痹之痰血，苦温散气，治泄痢之邪氛。其叶如韭，其根如小蒜，色白如钮，取根用。味辛而苦，性温而滑，入胃与大肠。以其辛苦温滑之性，故能通胸中阳气，散胸中痰血。至其能治赤白痢者，亦由阳气不宣而痰血交滞耳。"

［评述］薤白可泄胸部之气滞，张仲景在《金匮要略》中治疗胸痹之时善用此药，如瓜蒌薤白白酒汤、瓜蒌薤白半夏汤、枳实薤白桂枝汤。胸痹的原因主要有寒凝、气滞、痰浊、瘀血等，这三方比较来说前两者著于痰浊，而瓜蒌薤白半夏汤要重一些，枳实薤白桂枝汤的寒象比较明显，但都属于心胸不畅之证，三方共同药物中的薤白可胜任调畅心胸气滞的功能，使胸中无阻，心阳奋起。

17. 天仙藤（《本草图经》）

［简述］为马兜铃科植物马兜铃或北马兜铃的干燥地上部分。主产于浙江、湖北、江苏、河北、陕西等地。秋季采割，除去杂质，晒干，或闷润、切段晒干。生用。

［性味归经］苦，温。归肝、脾经。

［功效主治］理气，祛湿，活血止痛。

用于气滞之证。如疝气痛、胃脘痛、产后腹痛。本品苦泄温通，能理气活血而止痛。治疗肝胃不和之胃脘痛，可配伍理气止痛药木香、香附、川楝子、柴胡等。如《普济方》中的黄散子方，配伍木香、郁金、川芎、紫苏、莱菔子等治疗诸气不顺，胸满喘急。若为血气腹痛，可与生姜、酒同用，如天仙藤散（《普济方》），或配伍活血行气之品。

用于癥瘕积聚。本品既能理气，又能活血。用治气滞血瘀之癥瘕积聚。

［用法用量］煎服，4.5~9 g。

［历代论述］

《本草纲目》："流气活血，治心腹痛。"

《本草图经》："味苦，温，微毒。解风劳，得麻黄则治伤寒发汗，与大黄同服，堕胎气。"

《本草备要》："通，活血，消肿。苦温。疏气活血。治风劳腹痛，妊娠水肿（有天仙藤散，专治水肿）。"

《本草求真》："天仙藤（专入肝脾），即青木香马兜铃藤也。味苦气温。观书所论主治。止属妊娠子肿（始自两足，渐至喘闷似水，足趾出水，谓之子气）及腹痛、风痨等症，而于他症则未及焉。即其所治之理，亦不过因苦主于疏泄。性温得以通活，故能活血通道，而使水无不利，风无不除，血无不活。痛与肿均无不治故也。昔有天仙藤散。"

《本草正义》："其味甚苦，而气极清芬，力能舒郁开胸，醒脾胃，清湿热，长夏郁蒸之令，脾胃清阳之气受其蒙蔽，而恒觉无气以动，倦怠纳呆者，以少许细嚼吞之，即觉神情为之一振，去湿化浊，甚有捷效。盖香本天地之正气，自能扫荡阴霾，而苦味泄降，更能导去蕴积之浊垢，而恢复其胸中太和之元气，功不在广木香、茅术、藿香之下，而又能久藏不腐，且气味亦不以年久改变，坚贞之性，草药中尤不易得。其藤亦能宣通经髓，导达郁滞，疏肝行气，止心胃痛，最为土产良药。"

［评述］天仙藤味苦，气清新，入肝脾二经，既能疏达胸中郁闷之气，又可运脾、醒脾，除湿清热。因其气清新，味苦，故能清泄头面部阴浊之气，条畅胸中淤塞之冲气，配合木香、郁金、川芎、紫苏、莱菔子等药，其效甚宏。

18. 大腹皮（《开宝本草》）

［简述］为棕榈科植物槟榔的干燥果皮。又名槟榔衣。主产于海南、广西、云南等地。生用。

［性味归经］辛，微温。归脾、胃、大肠、小肠经。

［功效主治］行气宽中，利水消肿。

用于肝气上逆证。本品辛能行散，可治疗肝气上逆诸证。如沙参散方（《太平圣惠方》）治疗肝脏气逆，面色青，易怒，胸膈烦滞，心神不安。

用于胃肠气滞，脘腹胀闷，大便不爽。本品主入脾胃经，能行气导滞，为宽中利气之捷药。治食积气滞之脘腹痞胀、嗳气吞酸、大便秘结或泻而不爽，可与山楂、麦芽、枳实等同用；若治湿阻气滞之脘腹胀满，可与藿香、陈皮、厚朴等同用。

用于水肿胀满,脚气水肿,小便不利。本品味辛,能开宣肺气而行水消肿。

[**用法用量**]煎服,4.5~9 g。

[**历代论述**]

《本草纲目》:"降逆气,消肌肤中水气浮肿,脚气壅逆,瘴疟痞满,胎气恶阻胀闷。"

《本草经疏》:"方龙谭曰,主一切冷热之气上攻心腹,消上下水肿之气四体虚浮,大肠壅滞之气二便不利,开关膈痰饮之气阻塞不通,能疏通下泄,为畅达脏腑之剂。"

《本经逢原》:"槟榔性沉重,泄有形之积滞,腹皮性轻浮,散无形之滞气。故痞满胀,水气浮肿,脚气壅逆者宜之。惟虚胀禁用,以其能泄真气也。"

《本草蒙筌》:"大腹味苦、辛,气微温。降也。无毒。……主冷热诸气,通大小二肠。止霍乱痰隔醋心,攻心腹大肠拥毒。裹外粗壳,名大腹皮。此树鸠鸟多楼,粪毒最能为害。先浸醇酒,后洗豆汤。下膈气亦佳,消浮肿尤捷。"

《药论》:"大腹皮(入肺、脾),健脾开胃而诸气快,利水通淋而缩胎气。痞满膨胀,壅滞膈痰而能豁;水气浮肿,脚气壅逆而堪疗。"

《本草便读》:"大腹皮,宣胸腹之邪氛,行脾达胃,散肺肠之气滞,逐水宽中。辛苦而温,轻疏有毒。"

《本草详节》:"主浮肿,霍乱,瘴疟,通大小肠,冷热气,攻心腹大肠,痰膈醋心,胎气恶阻胀闷。按:大腹皮,功同槟榔,但性迟缓,其力稍劣,不似槟榔之性烈也。亦疏通脾胃有余之痰,气虚者,加人参用。"

《岭南卫生方》:"大腹皮,味辛,性微温,无毒。其用有:开痰壅而利膈;健脾胃而调中。食吃醋心,须用盐洗。"

[**评述**]肝主左升,情志不舒时可致气机上逆,而《本草纲目》中论述大腹皮可下一切气,故可治疗肝气上逆诸证。

19. 甘松(《本草拾遗》)

[**简述**]为败酱科植物甘松或匙叶甘松的根及根茎。主产于四川、

甘肃、青海等地。春、秋二季采挖，以秋季采为佳。除去残基、根须，晒干或阴干，切段。生用。

［**性味归经**］辛、甘，温。归脾、胃经。

［**功效主治**］行气止痛，开郁醒脾。

用于心胸满闷，胁肋刺痛。本品味辛行气，性温散寒，故能行气开郁，如与香附、木香、荆三棱等配伍的导气丸（《黄帝素问宣明论方》）。

用于脘腹闷胀，疼痛。本品可行气消胀，醒脾开胃，散寒止痛。治寒凝气滞之脘腹胀痛、不思饮食等，可与木香、砂仁、陈皮、厚朴等同用。

用于思虑伤脾，不思饮食。本品有开郁醒脾、行气消胀之功。治疗气机阻滞之胸闷腹胀、纳呆，可与柴胡、郁金、白豆蔻等同用。

［**用法用量**］煎服，3~6 g。外用适量，泡汤漱口、煎汤洗脚或研末敷患处。

［**历代论述**］

《开宝本草》："主恶气，卒心腹痛满，下气。"

《本草纲目》："甘松，芳香，甚开脾郁，少加入脾胃药中，甚醒脾气。"

《本草汇言》："甘松醒脾畅胃之药也。《开宝方》：主心腹卒痛，散满下气，皆取香温行散之意。其气芳香，入脾胃药中，大有扶脾顺气、开胃消食之功。"

《本草逢原》："芳香升窜，能开脾郁，少加脾胃药中甚醒脾气。主恶气卒心腹痛满，风疳齿。得白芷、白附子良；脚气膝肿，煎汤淋洗效。"

《本草求真》："甘松，醒脾开郁辟邪除恶。甘松（专入脾）甘温无毒。考书俱载芳香升窜，功能醒脾开郁。"

《本草述钩元》："海藏以甘松理元气而去气郁，似不徒芳香擅醒脾之功。阅《准绳》治溲血方，以桑寄生为君，熟地、茯苓为臣，而兹味逐队为佐。且云此方处剂，乃补夫血之乘虚而妄行者，是兹味之为元气地，初不外于阳生阴中，藉之斡旋，以俾流行也。岂仅香能醒脾而已哉。"

［**评述**］甘松，甘温芳香，理诸气，开脾郁。

20. 九香虫（《本草纲目》）

［**简述**］为蝽科昆虫九香虫的干燥体。主产于云南、四川、贵州、广西等地。11月至次年3月前捕捉，置容器内，加酒少许将其闷死，取出阴干；或置沸水中烫死，取出干燥。生用，或用文火微炒用。

［**性味归经**］咸，温。归肝、脾、肾经。

［**功效主治**］理气止痛，温肾助阳。

用于胸胁、脘腹胀痛。本品气香走窜、理胸膈之凝滞，温通血脉而有行气止痛之功。治疗郁闷不舒而肝气郁滞之胸胁胀痛，或肝胃不和之胃脘疼痛。

［**用法用量**］煎服，3~9 g。入丸、散剂服，1.5~3 g。

［**历代论述**］

《本草纲目》："主治膈脘滞气，脾肾亏损，壮元阳。"

《本草新编》："九香虫，味甘、辛，气微温。入肾经、命门。专兴阳益精，且能安神魄，亦虫中之至佳者。入丸散中，以扶衰弱最宜，但不宜入于汤剂，以其性滑，恐动大便耳。九香虫亦兴阳之物，然外人参、白术、巴戟天、肉苁蓉、破故纸之类，亦未见其大效也。或问九香虫产于西蜀，得其真者为佳，近人不知真假，何能奏效？曰：九香虫不止西蜀有之，江南未尝不生。但生于江南者，无香气耳，无香气者即无效。"

《本草便读》："九香虫，壮脾肾之元阳。咸温无毒，理胸膈之凝滞，气血双宣。九香虫其虫大如小指，状如水蝇，青黑色，至冬藏于石下。土人取之以供人用，咸温无毒，观其以香命名。其虫之气香可知，故能理气滞、宣胸膈。咸能入肾，温可壮阳，气香归脾，故为脾肾之药。蠕动气香味咸之物，似又能流通血脉耳。"

［**评述**］九香虫，以虫体之香气理气滞，宣胸膈之凝滞，可治疗郁闷不舒引起的胸膈、胁肋之滞气。

21. 薄荷（《新修本草》）

［**简述**］为唇形科植物薄荷的干燥地上部分。主产于江苏的太仓以及浙江、湖南等省。夏、秋二季茎叶茂盛或花开至三轮时，选晴天，分次采割，

晒干或阴干。切段，生用。

[**性味归经**] 辛，凉。归肺、肝经。

[**功效主治**] 疏散风热，清利头目，利咽透疹，疏肝行气。

用于肝郁气滞，胸闷胁痛。本品兼入肝经，能疏肝行气，常配伍柴胡、白芍、当归等疏肝理气调经之品，治疗肝郁气滞，胸胁胀痛，月经不调，如逍遥散（《太平惠民和剂局方》）。

[**用法用量**] 煎服，3~6 g；宜后下。薄荷叶长于发汗解表，薄荷梗偏于行气和中。

[**使用注意**] 本品芳香辛散，发汗耗气，故体虚多汗者不宜使用。新病瘥人，服之令虚汗不止。瘦弱人，久服动消渴病。肺虚咳嗽，客寒无热，阴虚发热，痘后吐泻者，皆禁用。

[**历代论述**]

《滇南本草》："上清头目诸风，止头痛、眩晕、发热。去风痰，治伤风咳嗽，脑漏，鼻流臭涕。退虚痨发热。"

《本草纲目》："利咽喉，口齿诸病。治瘰疬，疮疥，风瘙瘾疹。"

《新修本草》："薄荷，味辛、苦，温，无毒。主贼风伤寒发汗，恶心，腹胀满，霍乱，宿食不消，下气，煮汁服，亦堪生食。人家种之，饮汁发汗，大解劳乏。茎方，叶似荏而尖长，根经冬不死，又有蔓生者，功用相似。（新附）"

《证类本草》："薄荷，味辛、苦，温，无毒。主贼风伤寒发汗，恶气，心腹胀满，霍乱，宿食不消，下气。煮汁服，亦堪生食。人家种之，饮汁发汗，大解劳乏。"

《神农本草经疏》："薄荷，味辛，苦，温，无毒。主贼风伤寒，发汗，恶气，心腹胀满，霍乱，宿食不消，下气。煮汁服，亦堪生食。饮汁发汗，大解劳烦（菜部移入）。疏：薄荷感杪春初夏之气，而得乎火金之味，金胜火劣，故辛多于苦而无毒。洁古：辛凉，浮而升，阳也。入手太阴、少阴经。辛合肺，肺主皮毛；苦合心而从火化，主血脉，主热，皆阳脏也。贼风伤寒，其邪在表，故发汗则解风。药性升又兼辛温，故能散邪辟恶。

辛香通窍，故治腹胀满、霍乱。"

《雷公炮制药性解》："薄荷，味辛，性微寒无毒，入肺经。主中风失音，下胀气，去头风，通利关节，破血止痢，清风消肿，引诸药入营卫，能发毒汗，清利六阳之会首，祛除诸热之风邪。按：薄荷有走表之功，宜职太阴之部，中风诸患，固其专也，而血痢之证，病在凝滞，今得辛以畅气，而结凝为之自释矣。"

《药鉴》："薄荷，气温，味辛，气味俱轻，升也，阳也。惟其性辛凉而轻浮，故能散在上之风热，除气逆之胀满，清利六阳之会首，祛除诸经之领头。与地骨皮同用，能退骨蒸之热。与桑白皮同用，能泻肺经之邪。佐甘菊，并能清心明目。臣四物，更兼调经顺气。表虚者禁用。"

《本草通玄》："薄荷，辛凉，肺、肝药也。除风热，清头目，利咽喉，止痰嗽，去舌苔。洗瘾疹、疮疥、瘰疬，涂蜂螫蛇伤，塞鼻止衄血，擦舌疗蹇涩。按薄荷气味俱薄，浮而上升，故能清理高巅，解散风热。然芳香尖利，多服久服，令人虚汗不止。软弱人久用，反动消渴病。"

［评述］薄荷为厥阴、手太阴之药，且以辛畅气，药性偏走上，故肝气上逆引起的头面部症状可辨证应用。

22. 通草（《本草拾遗》）

［简述］为五加科植物通脱木的干燥茎髓。主产于贵州、云南、四川、台湾、广西等地。多为栽培，秋季割取茎，裁成段，趁鲜时取出茎髓，理直，晒干，切片，生用。

［性味归经］甘、淡，微寒。归肺、胃经。

［功效主治］利尿通淋，通气下乳。

用于淋证，水肿。本品气寒味淡而体轻，入太阴肺经，引热下降而利小便，既通淋，又消肿。尤宜于热淋之小便不利，淋沥涩痛，与冬葵子、滑石、石韦等同用，如通草饮子（《普济方》）；用于石淋，可与金钱草、海金沙等同用；用于血淋，可与石韦、白茅根、蒲黄等同用；用于水湿停蓄之水肿证，可配猪苓、地龙、麝香，共研为末，米汤送服，如通草散（《小儿卫生总微论方》）。

用于产后乳汁不下。本品入胃经，通胃气上达而下乳汁。且味甘、淡，多用于产后乳汁不畅或不下，与穿山甲、甘草、猪蹄同用，如通乳汤（《杂病源流犀烛》）。

［**用法用量**］煎服，6~12 g。

［**使用注意**］孕妇慎用。

［**古籍摘要**］

《日华子本草》："谓其明目，退热，催生，下胞，下乳。"

《医学启源》："通阴窍涩不利，利小便，除水肿，癃闭，五淋。"

《新修本草》："通草，味辛、甘、平，无毒。主去恶虫，除脾胃寒热，通利九窍血脉关节，令人不忘。疗脾疸，常疗耳聋……散痈肿诸结不消，及金疮恶疮，鼠瘘，踠折，鼽鼻，息肉，堕胎，去三虫。"

《本草征要》："通草，味甘、淡，性寒，无毒。入肺、胃、膀胱三经。泻肺利水，引热下行。通气渗湿，来乳催生。通草之花上粉，外治痔瘘恶疮、纳之多效。苏颂谓其疗胸中伏气攻胃咽。咽喉不利，如存异物者，用之亦有效。惜药肆不备。"

《雷公炮制药性解》："通草，味淡，性寒无毒，入肺、大小肠三经。与木通同功，特泻肺明目，退热行经，下乳通结，力尤胜之。按：通草色白，宜其泻肺，味淡，故入小肠，性主通行，故又入大肠，即《本草续注》所谓通脱木，今女工用以作花。"

《药鉴》："通草，气平，味甘淡，无毒，阳也。泻小肠火郁不散，利膀胱水闭不行。消痈疽作肿，疗脾疸嗜眠。解烦哕。开耳聋，出音声，通鼻塞。行经出乳，催产堕胎。孕妇所忌。"

《本草通玄》："通草，淡平，肺与膀胱药也。利水通淋，明目退热，下乳催生。色白气寒，味淡体轻，故入肺经，导热使降，由膀胱下泄也。"

《本草备要》："通草，古名通脱木，轻、通、利水、退热。色白气寒，体轻味淡。气寒则降，故入肺经，引热下行而利小便；味淡则升，故入胃经，通气上达而下乳汁。治五淋水肿，目昏耳聋，鼻塞失音（淡通窍，寒降火，利肺气），退热催生。"

《本草逢原》："通草，原名通脱木，平淡，无毒。通草轻虚色白，专入太阴肺经。引热下降而利小便，入阳明胃经，通气上达而下乳汁。东垣言，泻肺利小便，治五淋水肿癃闭，取气寒降味淡而升。仲景当归四逆汤，用以通在里之湿热也。妊妇勿服，以其通窍也。"

《本草从新》："通草，古名通脱木。轻、通、利水退热。色白气寒。体轻味淡。气寒则降，故入肺经，引热下行而利小便。味淡则升，故入胃经，通气上达而下乳汁。治五淋水肿、目昏耳聋、鼻塞失音（淡通窍、寒降火、利肺气）、退热催生。中寒者勿服。（《百一选方》治洗头风痛。新通草瓦上烧存性，研末二钱，热酒下。牙关紧者，挖口灌之）"

《本草经集注》："通草，味辛、甘，平，无毒。主去恶虫，除脾胃寒热，通利九窍、血脉、关节，令人不忘，治脾疸，常欲眠，心烦，哕出音声，治耳聋，散痈肿诸结不消，及金疮，恶疮，鼠瘘，踒折，齆鼻，息肉，堕胎，去三虫。"

[评述] 通草的一特点为通气下乳，而乳房属于胃、肝，胃的不畅和肝气的不舒都会引起乳汁不行。

23. 槟榔（《名医别录》）

[简述] 为棕榈科植物槟榔的干燥成熟种子。主产于海南、福建、云南、广西、台湾等地。春末至秋初采收成熟果实，用水煮后，干燥，除去果皮，取出种子，晒干。浸透切片或捣碎用。

[性味归经] 苦，辛，温。归胃、大肠经。

[功效主治] 行气利水，杀虫消积，截疟。

用于气滞癥瘕，心腹暴痛。本品辛散苦泄可与延胡索、川苦楝、厚朴、木香、川芎等同用，治疗妇人经病，产后腹痛，腹满喘闷，癥瘕癖块及一切心腹暴痛。

[用法用量] 煎服，3~10 g。驱绦虫、姜片虫 30~60 g。生用力佳，炒用力缓，鲜者优于陈久者。

[使用注意] 脾虚便溏或气虚下陷者忌用；孕妇慎用。

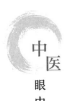

［历代论述］

《名医别录》："主消谷，逐水，除痰癖，杀三虫伏尸，疗寸白。"

《药性论》："宣利五脏六腑壅滞，破坚满气，下水肿，治心痛，风血积聚。"

《本草纲目》："治泻痢后重，心腹诸痛，大小便气秘，痰气喘息。疗诸疟，御瘴疠。"

《本草经集注》："槟榔，味辛，温，无毒。主治消谷，逐水，除痰澼，杀三虫，去伏尸，治寸白。生南海。"

《药鉴》："槟榔，气温，味苦辛，无毒，降也，阴也。坠诸药下行，故治里急后重如神，取其坠也，必兼木香用之。《补遗》谓破滞气，泄胸中至高之气，由其性沉重，坠气下行，则拂郁之气散，至高之气下矣。又曰能杀寸白虫者，非能杀虫也，以其性下坠，故能逐虫下行也。"

《雷公炮制药性解》："槟榔，味辛甘涩，性温无毒，入胃、大肠二经。主消谷逐水，宣脏利腑，攻坚行滞，除痰癖，杀三虫，却伏尸，疗寸白，攻脚气，解诸蛊。坠药性如铁石，治厚重如奔马，见火无功。按：槟榔甘温之品，宜于胃家，沉阴之性，宜于大肠。考诸功验，取其下坠，非取其破气，广闽多服之者，盖以地暖淫蒸，居民感之，气亦上盛，故服此以降之尔。尖长者，快锐速效。"

［评述］本品降气破滞、行痰下水，善消有形之坚积，常和木香、枳实等配伍，破气导滞，利痰快膈。

24. 川芎（《神农本草经》）

［简述］为伞形科植物川芎的根茎。主产于四川、贵州、云南，以四川产者质优。系人工栽培。5 月采挖，除去泥沙，晒后烘干，再去须根。用时切片，生用或酒炙。

［性味归经］辛，温。归肝、胆、心包经。

［功效主治］活血行气，祛风止痛。

用于气滞血瘀痛证。本品辛散温通，既能活血化瘀，又能行气止痛，为血中之气药，具通达气血功效，故治气滞血瘀之胸胁、腹部诸痛。若治心脉瘀阻之胸痹心痛，常与丹参、桂枝、檀香等同用；若治肝郁气滞之胁痛，常配柴胡、白芍、香附，如柴胡疏肝散（《景岳全书》）。如肝血瘀阻，积聚痞块、胸胁刺痛，多与桃仁、红花等同用，如血府逐瘀汤（《医林改错》）。若治跌仆损伤、瘀肿疼痛，可配乳香、没药、三七等药用。川芎善下调经水，中开郁结，为妇科要药，能活血调经，可用治多种妇产科的疾病。

用于头痛，风湿痹痛。本品辛温升散，能上行头目，祛风止痛，为治头痛要药，无论风寒、风热、风湿、血虚、血瘀头痛均可随证配伍用之，故李东垣言"头痛须用川芎"。

［**用法用量**］煎服，3~9 g。

［**使用注意**］阴虚火旺，多汗，热盛及无瘀之出血证和孕妇慎用。

［**历代论述**］

《神农本草经》："主中风入脑头痛、寒痹，筋脉缓急，金疮，妇人血闭无子。"

《本草汇言》："芎䓖，上行头目，下调经水，中开郁结，血中气药。尝为当归所使，非第治血有功，而治气亦神验也……味辛性阳，气善走窜而无阴凝黏滞之态，虽入血分，又能去一切风，调一切气。"

《本草新编》："川芎……血闭者能通，外感者能散，疗头风其神，止金疮疼痛。此药可君可臣，又可为佐使，但不可单用……倘单用一味以补血，则血动，反有散失之忧。若单用一味以止痛，则痛止，转有暴亡之虑。"

《汤液本草》："川芎，气温，味辛，纯阳。无毒，入手足厥阴经，少阳经本经药。"

《雷公炮制药性解》："川芎，味辛甘，性温无毒，入肝经，上行头角，引清阳之气而止痛；下行血海，养新生之血以调经。久服令人暴亡。白芷为使，畏黄连，小者名抚芎，主开郁。按：川芎入肝经，能补血矣，何云暴亡？以其气升阳，其味辛散，善提清气，于上部有功，然宜中病即已。若久用，则虚逆且耗，故有此患，凡气升痰喘火剧中满等证，不宜用之。"

《药鉴》："川芎，气温，味辛，无毒，气厚味薄，升也，阳也。血药中用之，能助血流行，奈过于走散，不可久服多服，中病即已，过则令人暴卒死。能止头疼者，正以有余，能散不足，而引清血下行也。古人所谓血中之气药者，以能辛散，又能引血上行也。痈疽药中多用之者，以其入心而能散故耳，盖心帅气而行血，川芎入心，则助心帅气而行血，气血行，则心火散，邪气不留，而痈疽亦散矣。东垣谓下行血海者，非也。何者？血贵宁静，不贵疏动，川芎味辛性温，但能辛散，而不能下守，胡能下行以养新血哉，即四物汤中用之，特取辛温以行地黄之滞耳。痘家血不活者，用杏仁汁制之，加少许，以行肌表之血，何也？盖芎之辛，但能行血，单用恐成内燥之患，必须杏仁汁制，外借之以行表，内借之以润燥。若痘黑陷烂，则勿用。"

《本草正》："川芎，味辛、微甘，气温。升也，阳也。其性善散，又走肝经，气中之血药也。反藜芦，畏硝石、滑石、黄连者，以其沉寒而制其升散之性也。芎归俱属血药，而芎之散动尤甚于归，故能散风寒，治头痛，破瘀蓄，通血脉，解结气，逐疼痛，排脓消肿，逐血通经。同细辛煎服，治金疮作痛；同陈艾煎服，验胎孕有无（三、四月后，服此微动者，胎也）。以其气升，故兼理崩漏，眩晕；以其甘少，故散则有余，补则不足。惟风寒之头痛极宜用之，若三阳火壅于上而痛者，得升反甚；今人不明升降，而但知川芎治头痛，谬亦甚矣！多服、久服，令人走散真气，能致暴亡，用者识之。"

《本草约言》："川芎，味辛，气温，无毒，阳也，可升可降，入手足厥阴经、少阳经，本经药。助清阳而开郁气，活滞血而养新血。散肝经风邪外侵，止少阳首痛如裂。上行头目，下行血海，血中之气药也。不可多服，多服则走真气。川芎一味，辛散能助血流行，血中之气药也。上行头目，助清阳，久服致气暴亡，以其味辛性温也。以他药佐使则可服，中病则已，亦不可多服。（多服、久服俱令人卒暴死。过于走散故也。）非惟味辛性温者必上升而散，川芎味辛性温，但能升散，而不能下守，胡能下行血海以养新血？四物汤用之者，特取其辛温而行血药之滞尔。滞行而新血亦得以养，非真用此辛温走散之剂以养下元之血也。其能止头痛者，正以其余者能散，不足者能引清血归肝而下行也。古人所谓血中之气药，信哉。惟其血中气药，故痛疽药中多用之者，以其入心而能散耳。盖心帅气而行血，芎入心则助心帅气而行血，气血行则心火散，邪气不留而痈疽亦解矣。"

［**评述**］川芎可清肝火而疏肝郁，郁闷不舒时常有头痛一证，而川芎是各种头痛之引经药，又为血中之气药，可上透脑窍，下达脚底，周游于全身，令壅遏郁滞之气无可避所。

25. 延胡索（《雷公炮炙论》）

［**简述**］为罂粟科植物延胡索的块根。主产于浙江、江苏、湖北、湖南等地。野生或栽培，夏初茎叶枯萎时采挖，除去须根，置沸水中煮至恰无白心时取出，晒干。切厚片或捣碎，生用，或醋炙用。

［**性味归经**］辛、苦，温。归心、肝、脾经。

［**功效主治**］活血，行气，止痛。

用于气血瘀滞之痛证。本品辛散温通，为活血行气止痛之良药，前人谓其能行血中之气滞，气中血滞，故能专治一身上下诸痛。为常用的止痛药，无论何种痛证，均可配伍应用。若治心血瘀阻之胸痹心痛，常与丹参、桂枝、薤白、瓜蒌等药同用；若配川楝子，可治热证胃痛，如金铃子散（《素问病机气宜保命集》）；治寒证胃痛，可配桂枝（或肉桂）、高良姜，如安中散（《太平惠民和剂局方》）；治气滞胃痛，可配香附、木香、砂仁；若治瘀血胃痛，可配丹参、五灵脂等药用；若配党参、白术、白芍等，可治中虚胃痛；若治肝郁气滞之胸胁痛，可伍柴胡、郁金；治肝郁化火之胸胁痛，配伍川楝子、山栀子；治寒疝腹痛，可配小茴香、吴茱萸等药用；治气滞血瘀之痛经、月经不调、产后瘀滞腹痛，常配当归、红花、香附等药用；治跌打损伤、瘀肿疼痛，常与乳香、没药同用；治风湿痹痛，可配秦艽、桂枝等药用。

［**用法用量**］煎服，3~10 g。研粉吞服，每次 1~3 g。

［**历代论述**］

《雷公炮炙论》："心痛欲死，速觅延胡。"

《本草纲目》："延胡索，能行血中气滞，气中血滞，故专治一身上下诸痛，用之中的，妙不可言。盖延胡索活血化气，第一品药也。"

《神农本草经疏》："延胡索，味辛，温，无毒。主破血，产后诸病因血所为者，妇人月经不调，腹中结块，崩中淋露，产后血晕，暴血冲上，因损下血。或酒摩及煮服。疏：延胡索禀初夏之气，而兼得乎金之辛味，故味辛气温而无毒。入足厥阴，亦入手少阴经。温则和畅，和畅则气行。辛则能润而走散，走散则血活。血活气行故能主破血，及产后诸病因血所为者。妇人月经之所以不调者，无他，气血不和因而凝滞，则不能以时至，而多后期之证也。腹中结块、产后血晕、暴血冲上、因损下血等证，皆须气血和而后愈，故悉主之也。崩中淋露，利守不利走，此则非与补气血同用，未见其可。"

《本草蒙筌》："延胡索（即玄胡索），味辛、苦，气温。无毒。来自安东（县名，属南直隶），生从奚国。因避宋讳，改玄为延。形类半夏色黄，用须炒过咀片。专入太阴脾肺，一云又走肝经。调月水气滞血凝，止产后血冲备晕。跌仆下血、淋露崩中、心腹卒疼、小腹胀痛，并治之而即效也。"

《证类本草》："延胡索，味辛，温，无毒。主破血，产后诸病因血所为者，妇人月经不调，腹中结块，崩中淋露，产后血晕，暴血冲上，因损下血，或酒摩及煮服。"

[**评述**] 入足厥阴经血分，行血中之气滞，理一身内外上下诸痛。

26. 郁金（《药性论》）

[**简述**] 为姜科植物温郁金、姜黄、广西莪术或蓬莪术的块根。温郁金主产于浙江，以温州地区最有名，为道地药材；黄郁金（植物郁金）及绿丝郁金（蓬莪术）主产于四川；广西莪术主产于广西。野生或栽培。冬季茎叶枯萎后采挖，摘取块根，除去细根，蒸或煮至透心，干燥。切片或打碎，生用，或矾水炙用。

[**性味归经**] 辛、苦，寒。归肝、胆、心经。

[**功效主治**] 活血止痛，行气解郁，清心凉血，利胆退黄。

用于气滞血瘀之胸、胁、腹痛。本品味辛能行能散，既能活血，又能行气，故治气血瘀滞之痛证。常与木香配伍，气郁倍木香，血瘀倍郁金，如颠倒木金散（《医宗金鉴》）；若治肝郁气滞之胸胁刺痛，可配柴胡、白芍、香附等药用。若治心血瘀阻之胸痹心痛，可配瓜蒌、薤白、丹参等药用；若治肝郁有热、气滞血瘀之痛经、乳房作胀，常配柴胡、栀子、当归、川芎等药，如宣郁通经汤（《傅青主女科》）；若治癥瘕痞块，可配鳖甲、莪术、丹参、青皮等。

用于妇人经脉逆行。本入血分之气药。血属火炎，此能降气，气降即火降。而性入血，故能导血归经，妇人见经不下行，上为吐衄诸症，可服用。

［**用法用量**］煎服，5~12 g；研末服，2~5 g。

［**使用注意**］畏丁香。

［**历代论述**］

《本草纲目》："治血气心腹痛，产后败血冲心欲死，失心癫狂。"

《本草汇言》："郁金清气化痰散瘀血之药也，其性轻扬，能散郁滞，顺逆气，上达高巅，善行下焦，为心肺肝胃，气血火痰郁遏不行者最验。故治胸胃膈痛，两胁胀满，肚腹攻疼，饮食不思等证；又治经脉逆行，吐血衄血，唾血血腥。此药能降气，气降则火降，而痰与血亦各循其安所之处而归原矣。"

《本草备要》："行气，解郁，泄血，破瘀。凉心热，散肝郁，治妇人经脉逆行。"

《新修本草》："郁金，味辛、苦，寒，无毒。主血积，下气，生肌，止血，破恶血，血淋，尿血，金疮。此药苗似姜黄，花白质红，末秋出茎，心无实，根黄赤，取四畔子根，去皮火干之。生蜀地及西戎，马药用之。破血而补。胡人谓之马蒁。岭南者有实似小豆蔻，不堪啖。（新附）"

《神农本草经疏》："郁金，味辛、苦，寒，无毒。主血积，下气，生肌，止血，破恶血，血淋，尿血，金疮。疏：郁金禀天令清凉之气，而兼得土中金火之味，故其味辛苦，其气寒而无毒。洁古论气味俱薄，阴也，降也，入酒亦能升。入手少阴，足厥阴，能通足阳明经。辛能散，苦能泄，故善降逆气。入心、肝、胃三经，故治血积。气降而和，则血凝者散，故主生肌止血。其破恶血，治血淋尿血，主金疮者，调气行血之功也。单用亦治女人宿血气，心痛冷气积聚。温醋磨服之，入心凉血，故洁古用以凉心。入足阳明，故治阳毒入胃，下血频痛。其性轻扬，能开郁滞，故为调逆气，行瘀血之要药。"

[评述]郁金用药部位在块根，苦寒降泄，其行走下，适用于肝气上逆之证，又郁金既入气分，又入血分，从气分来说善行气开郁，下气，疗郁闷不舒之滞，从血分来讲主血积下气，破恶血。

27.姜黄（《新修本草》）

[简述]为姜科植物姜黄的根茎。主产于四川、福建等地。野生或栽培。冬季茎叶枯萎时采挖，除去须根。煮或蒸至透心，晒干，切厚片，生用。

[性味归经]辛、苦，温。归肝、脾经。

[功效主治]活血行气，通经止痛。

用于气滞血瘀所致的心、胸、胁、腹诸痛。姜黄辛散温通，苦泄，既入血分，又入气分，能活血行气而止痛。治胸阳不振，心脉闭阻之心胸痛，可配当归、木香、乌药等药用，如姜黄散（《圣济总录》）；治肝胃气滞寒凝之胸胁痛，可配枳壳、桂心、炙草，如推气散（《丹溪心法》）；治气滞血瘀之痛经、经闭、产后腹痛，常与当归、川芎、红花同用，如姜黄散（《圣济总录》）；治跌打损伤、瘀肿疼痛，可配苏木、乳香、没药，如姜黄汤（《伤科方书》）。

[用法用量]煎服，3~10 g。外用适量。

[使用注意]血虚无气滞血瘀者慎用，孕妇忌用。

[历代论述]

《日华子本草》："治癥瘕血块，痈肿，通月经，治跌仆瘀血，消肿毒，止暴风痛，冷气，下食。"

《本草纲目》："治风痹臂痛。姜黄、郁金、述药（莪术）三物，形状功用皆相近。但郁金入心治血，而姜黄兼入脾，兼治气；述药则入肝，兼治气中之血，为不同耳。"

《新修本草》："姜黄，味辛、苦，大寒，无毒。主心腹结积疰忤，下气破血，除风热，消痈肿，功力烈于郁金。叶、根都似郁金，花春生于根，与苗并出。夏花烂，无子。根有黄、青、白三色。其作之方法，与郁金同尔。"

《神农本草经疏》："姜黄，味辛、苦，大寒，无毒。主心腹结积，疰忤，下气破血，除风热，消痈肿。功力烈于郁金。疏：姜黄得火气多，金气少，故其味苦胜辛劣，辛香燥烈，性不应寒，宜其无毒。阳中阴也，降也。入足太阴，亦入足厥阴经。苦能泄热，辛能散结，故主心腹结积之属血分者，兼能治气，故又云下气。总其辛苦之力，破血，除风热，消痈肿，其能事也。《日华子》谓其能治癥瘕血块，又通月经，及仆损瘀血。苏颂谓其祛邪辟恶，治气胀及产后败血攻心。方书用以同肉桂、枳壳，治右胁痛、臂痛，有效。"

《本草蒙筌》："味辛，气温。无毒。《图经》云：是经种三年已上老姜也。多生江广（江西、湖广），亦产蜀川。色比郁金甚黄，形较郁金稍大。论主治功力，又烈过郁金。破血立通，下气最捷。主心服结气，并疰忤积气作膨；治产血攻心，及扑损瘀血为痛。更消痈肿，仍通月经。（谟）按：郁金、姜黄两药，实不同种。郁金味苦寒，色赤，类蝉肚圆尖。姜黄味辛温，色黄，似姜瓜圆大。郁金最少，姜黄常多。今市家惟取多者欺人，谓原本一物，指大者为姜黄，小者为郁金。则世间之物，俱各大小不齐，何尝因其异形而便异其名也？此但可与不智者道尔。若果为是，则郁金亦易得者，又何必以山茶花代耶？"

《本草乘雅半偈》："气味，苦温，无毒。主心腹结积疰忤，下气，破血、除风热，消痈肿。功烈于郁金。[核]曰：出西番，及海南，今江、广、川蜀亦有。根茎都类郁金，其花春生，与苗并出，即缀根际，色红白，入夏即烂，亦不生子，叶如红蕉，长一二尺，阔三四寸，上有斜纹，色亦青绿。枝茎坚硬，根盘圆扁，似姜而小，色黄有节，味苦臭重，为别异也。郁金根形唯圆，无旁枝，纹状蝉腹，黄赤转深，浸水并堪染色。莪术色白肉明，亦无气臭，言与同种者谬矣。[参]曰：花茁并出，黄流在中，宣木火之用，夺土火之郁者也。盖风为土所不胜，木乘土中，则黄中废，诸告成。姜黄力行升出之机，内风宣而外风息，土用行而黄中理，所谓吐生万物而土郁夺矣。固功力烈于郁金，郁金泄金郁，姜黄夺土郁，为别异耳。"

[**评述**]姜黄与郁金来自同一植物的不同部位，但姜黄药用其根茎，

郁金药用块根。姜黄辛温行散，尤适用于气滞寒凝者，但其行气能力较郁金弱。

28. 乳香（《名医别录》）

[**简述**] 为橄榄科植物乳香树及其同属植物皮部渗出的树脂。主产于非洲索马里、埃塞俄比亚等地。野生或栽培。春夏季采收。将树干的皮部由下向上顺序切伤，使树脂渗出，数天后凝成固体，即可采收。可打碎生用，内服多炒用。

[**性味归经**] 辛、苦，温。归心、肝、脾经。

[**功效主治**] 活血行气止痛，消肿生肌。

用于气滞血瘀之痛证。本品辛散走窜，味苦通泄，既入血分，又入气分，能行血中气滞，化瘀止痛；内能宣通脏腑气血，外能透达经络，可用于一切气滞血瘀之痛证。《珍珠囊》谓其能定诸经之痛。治胃脘疼痛，可与没药、延胡索、香附等同用，如手拈散（《医学心悟》）；若治胸痹心痛，可配伍丹参、川芎等药用；治痛经、经闭、产后瘀阻腹痛，常配伍当归、丹参、没药等同用，如活络效灵丹（《医学衷中参西录》）。

用于跌打损伤，疮疡痈肿。乳香辛香走窜，入心、肝经。味苦通泄入血，既能散瘀止痛，又能活血消痈，祛腐生肌，为外伤科要药。治跌打损伤，常配没药、血竭、红花等同用，如七厘散（《良方集液》）；配没药、金银花、白芷、穿山甲等，可治疮疡肿毒初起，红肿热痛，如仙方活命饮（《校注妇人大全良方》）；治痈疽、瘰疬、痰核，肿块坚硬不消，可配没药、麝香、雄黄以解毒消痈散结，如醒消丸（《外科全生集》）；治疮疡溃破，久不收口，常配没药研末外用以生肌敛疮，如海浮散（《疮疡经验全书》）。

[**用法用量**] 煎服，3~10 g，宜炒去油用。外用适量，生用或炒用，研末外敷。

[**使用注意**] 胃弱者慎用，孕妇及无瘀滞者忌用。

[**历代论述**]

《名医别录》："疗风水毒肿，去恶气。疗风瘾疹痒毒。"

《本草纲目》："消痈疽诸毒，托里护心，活血定痛，治妇人难产，

156

折伤。乳香香窜，能入心经，活血定痛，故为痈疽疮疡、心腹痛要药。……产科诸方多用之，亦取其活血之功耳。"

《本草汇言》："乳香，活血祛风，舒筋止痛之药也。……又跌仆斗打，折伤筋骨，又产后气血攻刺，心腹疼痛，恒用此，咸取其香辛走散，散血排脓，通气化滞为专功也。"

《证类本草》："乳香，微温。疗风水毒肿，去恶气，疗风瘾疹痒毒。《日华子》云：味辛，热，微毒。下气，益精，补腰膝，治肾气，止霍乱，冲恶中邪气，心腹痛，疰气。煎膏止痛长肉，入丸散微炒杀毒，得不黏。陈藏器云：盖薰陆之类也。其性温。"

《本草蒙筌》："乳香，味辛、苦，气温。阳也。无毒。亦出波斯国土，赤松木脂所成。垂滴成珠，缀木未落者，名珠香；滴下如乳，熔楬地面者，名楬香。珠香圆小光明，楬香大块枯黯。珠香效速，楬香效迟。凡欲用之，不可不择。箬盛烘燥，灯草同播。若合散丸，罗细和入。倘煎汤液，临熟加调。疗诸般恶疮及风水肿毒，定诸经卒痛并心腹急疼。亦入敷膏，止痛长肉。更催生产，且理风邪。"

《本草征要》："乳香，味辛，性温，无毒。入心经。若土烘去油，同灯心研之，则细。定诸经之痛，解诸疮之毒。活血舒筋，和中治痢。香口辟臭，频用噙之。风虫牙痛，含而嚼之。诸疮痛痒，皆属心火，乳香入心，内托护心，外宣毒气，有奇功也。但疽已溃勿服，脓多者勿敷。凡筋不伸者，加入熏洗药中有效。咽喉骨梗，水研下咽，往往滑利而下。"

《本草易读》："辛，温，无毒，入手少阴经。活血定痛，舒筋长肉，祛风下气，补肾催生。消痈疖而平折疡，止霍乱而除邪恶。……口目歪斜，烧烟熏之。冷心痛，同胡椒为末，姜水下。"

《雷公炮制药性解》："乳香，味辛苦，性温无毒，入十二经。主祛邪下气，补肾益精，治霍乱，催产难，定心腹急疼，疗瘾疹风痒，诸般恶疮，风水肿毒，中风聋噤，亦入敷膏，止痛生肌。瓦上微炒出油，灯草同研用。按：乳香辛香发散，于十二经络无所不入。生南海波斯国赤松脂也，垂滴成珠。缀木未落者，名珠香，圆小光明，效速，滴下如乳。熔塌地面者，名塌香，大块枯黯，效迟，用者不可不审。"

［评述］乳香，主下气，活血定痛，辟邪恶诸气，可治气逆血滞、心腹作痛，疗折伤。

29. 没药（《开宝本草》）

［简述］为橄榄科植物没药树或其他同属植物皮部渗出的油胶树脂。主产于索马里、埃塞俄比亚及印度等地。拣去杂质，打成碎块生用，内服多制用，清炒或醋炙。

［性味归经］辛、苦，平。归心、肝、脾经。

［功效主治］活血止痛，消肿生肌。

用于没药的功效主治与乳香相似。常与乳香相须为用，治疗跌打损伤瘀滞疼痛，痈疽肿痛，疮疡溃后久不收口以及一切瘀滞痛证。区别在于乳香偏于行气、伸筋，治疗痹证多用。没药偏于散血化瘀，治疗血瘀气滞较重之胃痛多用。

［用法用量］煎服，3~10 g。外用适量。

［使用注意］同乳香。

［历代论述］

《医学入门》："此药推陈出新，故能破宿血，消肿止痛，为疮家奇药也。"

《本草纲目》："散血消肿，定痛生肌。乳香活血，没药散血，皆能止痛消肿生肌，故二药每每相兼而用。"

《医学衷中参西录》："乳香、没药，二药并用，为宣通脏腑、流通经络之要药，故凡心胃胁腹肢体关节诸疼痛皆能治之。又善治女子行经腹疼，产后瘀血作痛，月事不能时下。其通气活血之力，又善治风寒湿痹，周身麻木，四肢不遂及一切疮疡肿疼，或其疮硬不疼。外用为粉以敷疮疡，能解毒消肿，生肌止痛。虽为开通之药，不至耗伤气血，诚良药也。"

《证类本草》："没药，没药味苦，平，无毒。主破血止痛，疗金疮杖疮，诸恶疮痔漏，卒下血，目中翳晕痛肤赤。生波斯国。似安息香，其块大小不定，黑色。（今附）臣禹锡等谨按，《药性论》云：没药单用亦得。味苦、辛。能主打磕损，心腹血瘀，伤折跛跌，筋骨瘀痛，金刃所损，痛不可忍，皆以酒投饮之，良。《日华子》云：破癥结，宿血，消肿毒。"

《本草衍义》："没药，大概通滞血，打仆损疼痛，皆以酒化服。血滞则气壅淤，气壅淤则经络满急，经络满急，故痛且肿。凡打仆着肌肉须肿胀者，经络伤，气血不行，壅淤，故如是。"

《神农本草经疏》："没药，味苦，平，无毒。主破血止痛，疗金疮，杖疮，诸恶疮，痔漏，卒下血，目中翳晕痛肤赤。疏：没药禀金水之气以生，故味苦平无毒。然平应作辛，气应微寒。气薄味厚，阴也，降也。入足厥阴经。凡恶疮痔漏，皆因血热瘀滞而成。外受金刃及杖伤作疮，亦皆血肉受病，血肉伤则瘀而发热作痛。此药苦能泄，辛能散，寒能除热，水属阴，血亦属阴，以类相从，故能入血分散瘀血，治血热诸疮，及卒然下血证也。肝开窍于目，目得血而能视，肝经血热则目为赤痛浮翳，散肝经之血热则目病除矣。"

［评述］乳香与没药，其功能相似，常以对药为用，但乳香偏于行气，没药偏于活血。

30. 莪术（《药性论》）

［简述］为姜科植物蓬莪术或温郁金、广西莪术的根茎。野生。蓬莪术主产于四川、广东、广西；温郁金又称温莪术，主产于浙江温州；广西莪术又称桂莪术，主产于广西。秋、冬两季茎叶枯萎后采挖。除去地上部分、须根、鳞叶，洗净蒸或煮至透心，晒干，切片生用或醋制用。

［性味归经］辛、苦，温。归肝、脾经。

［功效主治］破血行气，消积止痛。

用于癥瘕积聚、经闭及心腹瘀痛。莪术苦泄辛散温通，既入血分，又入气分，能破血散瘀，消癥化积，行气止痛，适用于气滞血瘀、食积日久而成的癥瘕积聚以及气滞、血瘀、食停、寒凝所致的诸般痛证，常与三棱相须为用。治癥瘕痞块，常与三棱、当归、香附等同用，如莪术散（《寿世保元》），并可治经闭腹痛；治胁下痞块，可配丹参、三棱、鳖甲、柴胡等药用；治血瘀经闭、痛经，常配当归、红花、牡丹皮等；治胸痹心痛，可配伍丹参、川芎用；治体虚而瘀血久留不去，配伍黄芪、党参等以消补兼施。

用于食积脘腹胀痛。本品能行气止痛，消食化积，用于食积不化之脘腹胀痛，可配伍青皮、槟榔用，如莪术丸（《证治准绳》）；若配伍党参、茯苓、白术等补气健脾药，可治脾虚食积之脘腹胀痛。

[**用法用量**] 煎服，3~15 g。醋制后可加强祛瘀止痛作用。外用适量。

[**使用注意**] 孕妇及月经过多者忌用。

[**历代论述**]

《日华子本草》："治一切血气，开胃消食，通月经，消瘀血，止仆损痛，下血及内损恶血等。"

《本草经疏》："蓬莪术，行气破血散结，是其功能之所长，若夫妇人小儿，气血两虚，脾胃素弱而无积滞者，用之反能损其真气，使食愈不消而脾胃益弱，即有血气凝结、饮食积滞，亦当与健脾开胃、补益元气药同用，乃无损耳。

《药品化义》："蓬术，味辛性烈，专攻气中之血，主破积消坚，去积聚癖块，经闭血瘀，仆损疼痛。与三棱功用颇同，亦勿过服。"

《证类本草》："蓬莪术，味苦、辛，温，无毒。主心腹痛，中恶疰忤鬼气，霍乱冷气，吐酸水，解毒，饮食不消，酒研服之。又疗妇人血气，丈夫奔豚。生西戎及广南诸州。"

《本草蒙筌》："蓬莪术，味苦、辛，气温。无毒。多产广南诸州，或生江浙田野。子如干椹，叶似蘘荷。茎钱大略高，根类姜成块。茂生根底相对，似卵大小不常。九月采收，依前炮制。色黑属在血分，气中之血。专驱破痃癖，止心疼，通月经，消瘀血。治霍乱积聚，理恶疰邪伤。入气药仍发诸香，在女科真为要剂。丸求速效，摩酒单尝。"

《本草征要》："蓬莪术，味甘、辛，性温，无毒。入脾、肝二经。酒炒。破气行血，消积止痛。妇人结聚，丈夫奔豚。气不调和，脏腑壅滞，阴阳乖隔，病邪凭之，此能利气达窍，则邪无所容矣。蓬莪术诚为磨积之药。但虚人得之，积不去而真已竭，重可虞也，或与健脾补元之药同用，乃无损耳。"

《本草易读》："莪术,醋炒用。辛,苦,气温,无毒。破血行气,消积去瘀,开胃化食,通经解毒。疗心腹诸痛,解气血诸结。奔豚痃癖之疾,霍乱吐酸之疴。"

《雷公炮制药性解》："蓬莪术,味苦辛,性温无毒,入肺、脾二经,开胃消食,破积聚,行瘀血,疗心疼,除腹痛。利月经,主奔豚,定霍乱,下小儿食积。按:蓬莪术与三棱相似,故经络亦同,但气中血药为少异尔,性亦猛厉,但能开气,不能益气,虚人禁之,乃大便谓气短不能续者亦宜用之,过矣。即大小七香丸、集香丸,都用以理气,岂用以补气乎?欲其行先入血则醋炒,欲其先入气则火炮,三棱亦然。"

《药鉴》："莪术,气温,味苦辛,无毒。主心膈腹痛,饮食不消。除霍乱冷气,止呕吐酸水。又破痃癖,及妇人血气,男子奔豚。黑者属血,故其色黑者,破气中之血。大都苦能泄实,辛能散积。此棱术二剂,气味皆苦辛,用之者,中病即已,不可过服,以损真元。若用于破气药中,必须用补气药为主;用于破血药中,必须用补血药为主;用于消食药中,必须用补脾药为主。此其大法也。"

《本草通玄》："蓬莪术,苦辛而温,专走肝家。破积聚恶血,疏痰食作痛。"

《本草新编》："莪术,味苦、辛,气温,无毒。入肝、脾二经,血分中药也。专破气中之血,痃癖可去,止心疼,通月经,消瘀血,治霍乱,泻积聚,理中气,乃攻坚之药,可为佐使,而不可久用。专入于气分之中以破血,虽破血,然不伤气也。莪术与京三棱,同是攻坚之药,余舍三棱而取蓬莪者,以莪术破血,三棱破气也。夫血乃有形之物,破血而气犹不伤;气乃无形之物,破气而血必难复。气不伤,易于生血。气不复,艰于生气耳。"

《本草备要》："蓬莪术,破血,行气,消积。辛苦气温。入肝经血分。破气中之血(能通肝经聚血),消瘀通经,开胃化食,解毒止痛。

《本草从新》蓬莪术,泻,行气破血,消积。辛苦而温。主一切气。又能通肝经,聚血行气,消瘀通经,化食止痛。治心腹诸痛,冷气吐酸,奔豚痃癖。"

《本草求真》：“莪术，芳草，泻肝气分之血，专入肝，辛苦气温，大破肝经气分之血。盖人血气安和，则气与血通。血与气附，一有所偏，非气盛而血碍，即血壅而气滞。三棱气味苦平，既于肝经血分逐气。莪术气味辛温，复于气分逐血。故凡气因血窒而见积痛不解、吐酸奔豚、痞癖癥瘕等症者，须当用此调治。”

《本草择要纲目》：“蓬莪术（凡使于砂盆中以醋磨令尽，然后于火畔干，重筛过用。此物极坚硬难捣治。用时热灰火中煨令透，乘热捣之即碎如粉。今人多以醋炒或煮熟入药，取其引入血分也。）气味，苦辛温，无毒。主治心腹痛。中恶霍乱冷气，吐酸水，解毒，食饮不消，酒研服之。又疗妇人血气结积，丈夫奔豚，破痃癖冷气。以酒醋磨服，治一切气，开胃消食，通月经，消瘀血，止仆损痛下血及内损恶血，通肝经聚血。”

《本草便读》：“莪术，辛苦入肝脾。破气行瘀磨积聚，温香疏脏腑，除痰散滞逐寒凝。（肝经气分药也，能破气中之血。辛苦而温，性刚猛，善克削，攻一切痃癖积聚、血凝气滞等证。每每与三棱并用。或嫌其峻厉，当以醋炒用之。）”

《药性切用》：“蓬莪术，辛苦性温，气中血药，入肝，散瘀行气，消癥瘕痃癖，醋摩醋炒。烈于郁金，虚人酌用。荆三棱，性味苦平，血中气药，入肝，破瘀开结，消坚积老块。醋炒、面煨。其力峻于蓬术，虚人忌之。”

[评述]本品主入肝经，可破气行瘀，力量较重，又其温香，可疏利脏腑，疏导郁闷之气。

31. 三棱（《本草拾遗》）

[简述]为黑三棱科植物黑三棱的块茎。主产于江苏、河南、山东、江西等地。野生或栽培。冬季至次春，挖取块茎，去掉茎叶须根，洗净，削去外皮，晒干。切片生用或醋炙后用。

[性味归经]辛、苦，平。归肝、脾经。

[功效主治]破血行气，消积止痛。

所治病证与莪术基本相同，常相须为用。然三棱偏于破血，莪术偏于破气。

　　[**用法用量**] 煎服，3~10 g。醋制后可加强祛瘀止痛作用。

　　[**使用注意**] 孕妇及月经过多忌用。

　　[**历代论述**]

　　《日华子本草》："治妇人血脉不调，心腹痛，落胎，消恶血，补劳，通月经，治气胀，消仆损瘀血，产后腹痛，血晕并宿血不下。"

　　《神农本草经疏》："三棱，从血药则治血，从气药则治气，老癖癥瘕积聚结块，未有不由血瘀、气结、食停所致，苦能泄而辛能散，甘能和而入脾，血属阴而有形，此所以能治一切凝结停滞有形之坚积也。"

　　《医学衷中参西录》："三棱，气味俱淡，微有辛意；莪术味微苦，亦微有辛意，性皆微温，为化瘀血之要药。……若细核二药之区别，化血之力三棱优于莪术，理气之力莪术优于三棱。"

　　《本草易读》："甘，平，温，苦，无毒。散一切血瘀，开诸般气结。有通经坠胎之能，擅止痛消肿之权。积聚固结，非此莫疗；疮肿坚硬，少此无力。"

　　《雷公炮制药性解》："三棱，味苦，性平无毒，入肺脾二经。主行气行血，多年癥癖如石，能消为水，面裹煨。醋炒用。按：三棱为血中气药，脾裹血，肺主气，宜并入焉。盖血随气上，气聚则血下流，故生癥癖之患，非三棱不治，然有斩关之势，虚人忌之。"

　　《药鉴》："三棱，气平，味苦辛，阴中之阳。破积气、消胀满，通月水，下瘀血。治老癖癥瘕结块，妇人血脉不调，心腹刺痛。白者属气，故其色白者，破血中之气。醋煮为良。畏牙硝。孕妇勿用。"

　　《本草正》："三棱，气味苦，平。能行血中之气，善破积气，逐瘀血，消饮食胀满、气滞腹痛，除疬癖癥瘕、积聚结块，通月水，亦堕胎及产后恶血、仆损瘀血，并治疮肿坚硬。制宜醋浸、炒熟，入药。此与蓬术稍同，但蓬术峻而此则差缓耳。"

　　《本草撮要》："京三棱，味苦甘平。入足厥阴太阴经。功专疗癥瘕，破血结。得蓬术治浑身燎泡，得大黄治疬癖，得丁香治反胃药食不下。堕胎，面裹煨用。按用棱莪均须佐以补气健脾之品为要。"

《本草择要纲目》："气味，苦平无毒。阴中之阳也。主治老癖癥痕，产后恶血。破积气。消仆损瘀血。真气虚者勿用。"

《本草分经》："三棱，苦平，力峻，入肝经血分，破血中之气，散一切血瘀气结，消坚积。"

《本草便读》："三棱，味苦平用以入肝。能磨积攻坚，善破血中之气。性克削，偏于伤正，虽消癥化癖，还防病里之虚。（三棱，肝经血分药也，专于破血，而能行血中之气，故每与莪术相辅而行。其根形如鲫有棱，出楚荆地，故名。性苦平。无毒。破血积癥痕等证。功与莪术相似，而微有区别耳。）"

《本草约言》："三棱，味苦、辛，气平，无毒，阴中之阳，可升可降。消坚固之癥积，破瘀血之结滞，既为治血之需，又破血中滞气。入足太阴脾。火炮制使。色白属气，故破血中之气，然破积，气虚者勿用。"

[评述] 本品常与莪术合用，但三棱偏于破血，莪术偏于破气。

32. 紫苏子（《本草经集注》）

[简述] 为唇形科植物紫苏的成熟果实。主产于江苏、安徽、河南等地。秋季果实成熟时采收，晒干。生用或微炒，用时捣碎。

[性味归经] 辛，温。归肺，大肠经。

[功效主治] 降气化痰，止咳平喘，润肠通便。

用于气逆证。本品性主降，可治疗气郁不舒，胸膈噎闷，心腹刺痛，胁肋胀满，饮食不消，呕逆欲吐，及治肺胃伤冷，咳嗽痞满，或上气奔急，不得安卧。如紫苏子丸（《太平惠民和剂局方》）。也可治疗上盛下虚之久咳痰喘，则配肉桂、当归、厚朴等温肾化痰下气之品，如苏子降气汤（《太平惠民和剂局方》）。

[用法用量] 煎服，5~10 g；煮粥食或入丸、散。

[使用注意] 阴虚喘咳及脾虚便溏者慎用。

[历代论述]

《名医别录》："主下气，除寒温中。"

《本经逢原》："性能下气，故胸膈不利者宜之……为除喘定嗽，消痰顺气之良剂。但性主疏泄，气虚久嗽，阴虚喘逆，脾虚便溏者皆不可用。"

《证类本草》："味辛，温。主下气，除寒中，其子尤良。……《药性论》云：紫苏子，无毒，主上气咳逆，治冷气及腰脚中湿风结气。将子研汁煮粥良，长服令人肥白身香。和高良姜、橘皮等分，蜜丸，空心下十丸。下一切宿冷气及脚湿风。叶可生食，与一切鱼肉作羹，良。"

《本草正》："性润而降，能润大便，消痰喘，除五膈，定霍乱，顺气滞。"

《本草备要》："紫苏子主气，定喘止嗽。"

《神农本草经疏》："苏，味辛，温。主下气，除寒中，其子尤良。（忌与鲤鱼同食，生毒疮。自菜部移入）疏：苏，紫苏也。得天阳和之气，故温。兼地之金味，故辛。辛则善散，温能通气，故主下气，除寒中也。子尤良者，以其善降气也。入手少阴、太阴，足阳明经。孟诜谓其除寒热，治一切冷气。"

《增广和剂局方药性总论》："苏，味辛，温。主下气，除寒中，其子尤良。《药性论》云：紫苏子，无毒。主上气咳逆，治冷气及腰脚中湿风结气，及脚湿风。《日华子》云：补中益气，治心腹胀满，止霍乱转筋，开胃下食，并一切冷气，止脚气，通大小肠。子：主调中，益五脏，下气，止霍乱呕吐，反胃，补虚劳，利大小便，破癥结，消五膈，止嗽，润心肺，消痰气，健人。"

《本草约言》："紫苏子，味辛、甘，气温，无毒，阳也，降也。下逆气喘急，有润肺之能；消痰气呕吐，有利肠之妙。炒研入嗽家要药。散气甚捷，气虚而胸满者宜慎用，或参补剂兼用可也。"

[评述] 紫苏子其性下降，其味辛香，既降且又能散，善于治疗气郁，气逆之证。

33. 合欢皮（《神农本草经》）

[简述] 为豆科植物合欢的干燥树皮。全国大部分地区都有分布，主产于长江流域各省。夏、秋二季剥取树皮，晒干，切段生用。

[性味归经] 甘，平。归心、肝、肺经。

[**功效主治**]解郁安神，活血消肿。

用于心神不宁，忿怒忧郁，烦躁失眠。本品性味甘平，入心、肝经，善解肝郁，为悦心安神要药。适宜于情志不遂、忿怒忧郁、烦躁失眠、心神不宁等症，能使五脏安和，心志欢悦，以收安神解郁之效。可单用，或与柏子仁、酸枣仁、首乌藤、郁金等安神解郁药配伍应用。

[**用法用量**]煎服，6~12 g。外用适量。

[**使用注意**]孕妇慎用。

[**历代论述**]

《神农本草经》："主安五脏，和心志，令人欢乐无忧。"

《日华子本草》："煎膏，消痈肿，续筋骨。"

《本草纲目》："和血，消肿，止痛。"

《证类本草》："合欢，味甘、平，无毒。主安五脏，利心志，令人欢乐无忧。久服轻身明目，得所欲。"

《本草征要》："合欢皮及花，一名夜合。味甘，性平，无毒。入心、脾二经。安和五脏，欢乐忘忧。心为君主之官，土为万物之母，二脏调和则五脏自安，神明自畅。嵇康养生论云，合欢蠲忿，正谓此也。"

《雷公炮制药性解》："合欢皮，味甘，性平无毒，入心经。主安五脏，利心志，杀诸虫，消痈肿，续筋骨，令人欢乐无怒，轻身明目，花主小儿撮口，煎汤洗拭，跌打伤疼，热酒调下。按：合欢味甘，何以独入心家？经所谓以甘泻之之说也。心得所胜，而痈疮诸患为之自释矣！其叶细细相并，至夜则合，又名夜合花，似绒拂可爱，俗又谓之乌绒。"

《本草详节》："合欢皮，味甘，气平。生各处。花红白，上有丝茸，秋实作荚，子极薄细，其绿叶至夜则合。凡使，去粗皮，炒用。主安五脏，和心志，令人欢乐，明目，杀虫，煎膏消痈肿，续筋骨。按：合欢属上，补阴之功甚捷，长肌肉，续筋骨，可知其用矣。同白蜡入膏神效，外科用者何少也？"

[**评述**]郁闷不舒日久常会出现闷闷不乐，精神抑郁。合欢皮，名如其功，使人心情愉悦，赏心悦目，怡性养神。

34. 肉豆蔻（《药性论》）

[**简述**]为肉豆蔻科植物肉豆蔻的成熟种仁。主产于马来西亚、印度尼西亚，我国广东、广西、云南亦有栽培。冬、春两季果实成熟时采收。除去皮壳后，干燥，煨制去油用。

[**性味归经**]辛，温。归脾、胃、大肠经。

[**功效主治**]行气温中，涩肠止泻。

用于气滞寒凝，脘腹胀痛者，可与木香、丁香、干姜、厚朴等配伍，以行气消胀，亦可治疗诸气沉积之癥瘕积聚，常与青皮、木香、莪术、三棱、槟榔等配伍，如积气丹（《黄帝素问宣明论方》）。

[**用法用量**]煎服，3~9 g；入丸、散服，每次 0.5~1 g。内服须煨熟去油用。大肠素有火热及中暑热泄暴注，肠风下血，胃火齿痛及湿热积滞方盛，滞下初起，皆不宜服肉豆蔻。

[**历代论述**]

《药性论》："能主小儿吐逆不下乳，腹痛；治宿食不消，痰饮。"

《开宝本草》："主温中消食，止泄，治积冷心腹胀痛，霍乱中恶。"

《本草经疏》："肉豆蔻辛味能散能消，温气能和中通畅，其气芬芳，香气先入脾，脾主消化，温和而辛香，故开胃，胃喜暖故也。"

《证类本草》："味辛，温，无毒。主鬼气，温中治积冷，心腹胀痛，霍乱中恶，冷疰，呕沫冷气，消食止泄，小儿乳霍。其形圆小，皮紫紧薄，中肉辛辣。生胡国，胡名迦拘勒。（今附）臣禹锡等谨按《药性论》云：肉豆蔻，君，味苦，辛能主小儿吐逆，不下乳，腹痛，治宿食不中下气，止泻痢，开胃消食，皮外络下气，解酒毒，治霍乱，味珍，力更殊。"

《神农本草经疏》："肉豆蔻，味辛，温，无毒。主鬼气，温中，治积冷心腹胀痛，霍乱中恶，冷疰，呕沫冷气，消食止泄，小儿乳霍。糯米粉裹煨，去粉，播碎。忌铜铁器。疏：肉豆蔻禀火土金之气，故味辛气温而无毒。入足太阴、阳明经，亦入手阳明大肠。辛味能散能消，温气能和中通畅。其气芬芳，香气先入脾，脾主消化。温和而辛香，故开胃，胃喜暖故也。故为理脾开胃，消宿食，止泄泻之要药。香能辟恶除不祥，又中气不虚则邪恶之气不能入，故主鬼气及温中。脾主中焦，胃为后天生气之本。脾胃之阳气旺，则积冷心腹胀满，霍乱，中恶，冷疰，呕沫冷气，食不消，泄不止，小儿乳霍，诸证自除矣。主治参互，君人参、补骨脂、吴茱萸、五味子、砂仁，为治肾泄及冷泄之圣药。"

《本草蒙筌》："肉豆蔻，味苦、辛，气温。无毒。胡国多生，岭南亦产。一名肉果，形类弹丸。油色肥实佳，面包煨熟用。所入经络，惟手阳明。疗心腹胀疼，卒成霍乱者可止；理脾胃虚冷，不消宿食者能温。男妇伤暑血痢有功，小儿伤乳吐泻立效。痢疾助之白粥饮，吐泻佐以生姜汤。"

《本草纲目》："辛，温，无毒。权曰：苦、辛。好古曰：入手足阳明经。主治，温中，消食止泄，治积冷心腹胀痛，霍乱中恶，鬼气冷疰，呕沫冷气，小儿乳霍。"

[**评述**] 本品辛温气香，下气调中，可治疗气滞寒凝之心腹疼痛。《本草新编》记载有肉豆蔻入膻中之说，本品入脾、胃、大肠经，而历代论述却有诸多含本品方剂治疗心痛，如肉豆蔻汤方（《圣济总录》）治疗治妊娠心痛，时多痰逆，腹胁胀满。

二、古今方剂辑要

笔者通过检阅并整理中医古籍文献，发现郁闷不舒可作为多种病证的始因，且随日久发展为不同证型，若单纯郁闷不舒可使气机不畅而形成气滞，甚至气逆、气结；《金匮要略》曰："上工治未病者，见肝之病，知肝传脾，当先实脾，四季脾旺不受邪即勿补之。"五行之中，肝木亢易克脾土，在情怀抑郁、滞而不舒时会导致肝木乘脾而出现腹胀、泄泻、纳呆或肥胖、水肿等；日久可影响肝气升发，郁而化火，所以多在疏肝之剂上，加味清火之品，变更为清泄肝火、疏肝达郁之剂。木亢克土，而致脾失健运，内生痰浊，故在疏肝之剂上，加味助脾运、清痰浊之品，变更为祛痰之方。肝郁化火，上逆犯肺则导致肺失肃降出现口干口苦、咳嗽，甚至咳血等，而当郁闷不舒状态持续日久，肝郁化火伤阴时可出现肝肾阴虚之证。总而言之，所选之剂多与肝气郁结有关，不过据临床，辨准证，加减药味，施治而已。

（一）气滞

1. 柴胡疏肝散（《医学统旨》）

[**组成**] 陈皮（醋炒）两钱，柴胡两钱，川芎、香附、枳壳各一钱，麸炒芍药一钱半，炙甘草五分。

[**用法**] 上作一服，水二盅，煎八分，食前服。

[**功效**] 疏肝解郁，行气止痛。

[**主治**] 肝气郁滞证。胁肋疼痛，或寒热往来，嗳气太息，脘腹胀满，脉弦。

[**历代论述**]

《笔花医镜》："左胁痛，肝气不和也，柴胡疏肝散、瓜蒌散并主之。头痛者，风热也，清空膏主之，或柴胡疏肝散。……胃脘痛者，沉香降气散、柴胡疏肝散并主之。"

《张氏医通》："呕血证治有三。一属暴怒火逆伤肝。其证胸胁痛甚则厥逆，柴胡疏肝散加酒大黄。……肝气郁甚，柴胡疏肝散。气滞作痛，因怒伤肝。肝气郁甚。柴胡疏肝散。

柴胡疏肝散治怒火伤肝胁痛。血菀于上。"

《类证治裁》："血从脘胁呕出，系木火乘胃所致。良由暴怒火逆，胸满胁痛，伤肝动血。柴胡疏肝散。怒伤肝火，痞结刺痛，柴胡疏肝散，或左金丸。"

《景岳全书》："外感证，邪在少阳，身发寒热而胁痛不止者，宜小柴胡汤、三柴胡饮，或河间葛根汤之类酌宜用之。若外邪未解而兼气逆胁痛者，宜柴胡疏肝散主之。……柴胡疏肝散，治胁肋疼痛，寒热往来。"

《赤水玄珠》："左胁痛为肝经受邪，宜枳芎散，或柴胡疏肝散。"

《医学传灯》："斯四积者，从何而生焉。盖因饮食不消，着于气怒。痰行过其处，必裹一层。血流过其处，必裹一层。痰血共裹之，则不能不成块矣。但上部气多血少。不致活而成痞。治以化痰为主，而活血兼之，宜用消积二陈汤。若痛无形质，不时而发者。非痃即癖，宜用柴胡疏肝散。"

《续名医类案》："肝为木脏，其化风，其生火，风火合邪于本位，则为热为痛。乘于肺金，则为痰为喘。以柴胡疏肝散治之。"

[评述] 情志不舒，或肝气郁结，不得疏泄，气郁导致血滞，故见胁肋疼痛，尤以左胁为甚，或寒热往来，嗳气太息，脘腹胀满。方中川芎、芍药，行气解郁之中兼以理血，故服后肝气条达，血脉通畅，痛止而诸症亦除。

2. 小七香丸（《世医得效方》）

[组成] 甘松（炒）十两，甘草（炒）十五两，香附子（炒，去毛）十五两，丁香皮十五两，蓬莪术（煨，乘热，碎）二两半，缩砂仁二两半，益智仁（炒）七两半。

[用法] 上为丸，每服五十丸，橘子一钱，盐少许煎汤，空心服，或用沉香降气汤打和匀气散。

[功效] 行气解郁止痛。

[主治] 郁怒忧思，气滞腰痛。

[历代论述]

《世医得效方》："每服五十丸，橘子一钱，盐少许煎汤，空心服。或用沉香降气汤打和匀气散。治郁怒忧思，气滞腰疼。"

[评述] 小七香丸除治疗郁怒忧思、气滞腰痛外亦可温养五脏，温中快膈，消谷下气，治疗脏气不足、小儿疳气、眼睑俱黄、脾毒泄泻、赤白痢疾、茶酒食积、饮食不下、腹胀痞痛、酒吐、酒呕、酸心等。

3. 遂情汤（《辨证录》）

[组成] 香附三分，白芍一两，荆芥五分，麦冬三钱，茯神三钱，白术三钱，生枣仁三钱，人参五分，神曲三分，甘草一分，柴胡五分，白芥子五分。

[用法] 水煎服。十剂肝气开，又十剂心气开，又十剂脾胃之气大开矣。

[功效] 行气解郁，健脾安神。

[主治] 思结于心中，魂驰于梦寐，渐而茶饭懒吞，语言无绪，悠悠忽忽，终日思眠，面色憔悴，精神沮丧，因而畏寒畏热，骨中似痛非痛，腹内似饿非饿，乃相思之恶症。

[**历代论述**]

《辨证录》："人有花前月下两相盟誓，或阻于势而不能合，或尽于缘而不能逢，遂思结于心中，魂驰于梦寐，渐而茶饭懒吞，语言无绪，悠悠忽忽，终日思眠，面色憔悴，精神沮丧，因而畏寒畏热，骨中似疼非疼，腹内如馁非馁，人以为痨病之已成也，谁知是相思之恶症乎。夫相思之症，原不必治，遇情人而郁开矣。然而情人何易急得，医道岂竟无他治哉。大约相思之病，先伤于心，后伤于肝，久则伤于脾胃，欲治相思之症，宜统心、肝、脾、胃四经治之，治此四经，多有得生者。未可信古人之言，以相思之症为不可治之病也。夫伤心之病，本不可治，如何相思之伤心，犹为可救，盖思其人而不得，必动肝火，火动生心，其实一线之延，正藉此肝木之火以生心也。用平肝解郁之品，佐之补心安神之味，益之开胃健脾之药，则肝气一舒，心火自发，不必去生脾胃之土，而相思病可逐渐而衰也。倘更加人事之挽回，何病之不可愈哉。方用遂情汤。十剂肝气开，又十剂心气开，又十剂脾胃之气大开矣。此方补多于散，贵在调和，不贵在争战也。倘作痨瘵治之，反无生机矣。"

[**评述**]遂情汤，顾名思义，径情直遂、情志调达，五志七情的生理基础是五脏，他们之间是体与用的关系，五脏为体，五志七情为用，体与用相互作用，因此调体可影响用，调五脏可遂七情。

4.越鞠丸（芎术丸）（《丹溪心法》）

[**组成**]苍术、香附、抚芎（川芎）、神曲、栀子各等分。

[**用法**]上为细末，水丸绿豆大，每服五七十丸，温水下。亦常用作汤剂，水煎服。

[**功效**]行气解郁。

[**主治**]六郁证。气、血、痰、火、湿、食等郁。胸脘痞闷，腹中胀满，饮食停滞，嗳气吞酸。

[**历代论述**]

《古今名医汇粹》："王节斋曰：丹溪先生治病不出乎血、气、痰三者，故用药之要有三：气用四君，血用四物，痰用二陈。又云久病属郁，立治郁之方，曰越鞠丸。"

《医灯续焰》："郁有六种，亦为内因。郁则不复浮畅，故脉多沉。多沉者，不尽沉也。沉而滑，则有水有物，痰停之郁也。沉而紧，则寒实有物，食积之郁也。沉而涩，则往来滞涩，气虚不响之郁也。沉而芤，则沉下中空，血虚不濡之郁也。沉而数，则不能炎上，火伏之郁也。沉而细，则附骨流衍，湿着之郁也（大抵以越鞠丸为主最妙。如欲分治，痰宜济生导痰汤，重则滚痰丸。食宜丹溪保和丸。气宜准绳气郁汤。血宜血郁汤。火宜热郁汤。湿宜湿郁汤之类）。越鞠丸（丹溪）治六郁胸膈痞满，或吞酸呕吐，饮食不化。此治郁之圣药也。"

《脉症治方》："越鞠丸郁主方。解诸郁，清热，消痰，顺气。"

《证治汇补》："越鞠丸（丹溪）治气郁久病，用此开郁清解。……多有兼郁者，故必以开郁药佐之。古方越鞠丸，是得治法之要也。"

《丹溪心法》："越鞠丸解诸郁，又名芎术丸。"

《万病回春》："越鞠丸解诸郁火、化痰气、开胸膈。"

《名医杂著》："越鞠丸治六郁，饮食少思，或胸满，吐酸，齿痛，疮疥等症。"

《医学心悟》："若夫七情气结，喜、怒、忧、思、悲、恐、惊，互相感触，火从内发，丹溪治以越鞠丸，开六郁也。"

《医述》："郁之为病，非止一端：有郁久而生病者，有病久而生郁者，有误药而成郁者。故凡病属郁，古人立越鞠丸以治之。"

《景岳全书》："怒郁之治：若暴怒伤肝，逆气未解，而为胀满或疼痛者，宜解肝煎、神香散，或六郁汤，或越鞠丸。

若因郁火所致，用越鞠丸。"

《赤水玄珠》："总解诸郁，故制越鞠丸通治之，随证加入诸药……久病属郁，故立治郁之方曰越鞠丸。"

《医方集解》："此手足太阴手少阳药也。吴鹤皋曰：越鞠者，发越鞠郁之谓也。香附开气郁；苍术燥湿郁；抚芎调血郁；栀子解火郁；神曲消食郁。陈来章曰：皆理气也，气畅则郁舒矣。"

《删补名医方论》："以气为本，若饮食不节，寒温不适，喜怒无常，忧思无度，使冲和之气升降失常，以致胃郁不思饮食，脾郁不消水谷，气郁胸腹胀满，血郁胸膈刺痛，湿郁痰饮，火郁为热，及呕吐、恶心、吞酸、吐酸、嘈杂、嗳气，百病丛生。故用香附以开气郁，苍术以除湿郁，抚芎以行血郁，山栀以清火郁，神曲以消食郁。五药相须，共收疏解五郁之效。"

［**评述**］越鞠丸主治气、血、痰、火、湿、食等六郁证，而气为百病之长，诸郁以气为先，情志不畅、郁怒导致气滞不舒，日渐或伴随其他五郁证，该方可治诸郁，方中香附理气郁，苍术开湿郁，川芎活血郁，栀子散火郁，神曲消食郁，其用量、君药可根据主次而变通。

5. 木香顺气散（《景岳全书》卷五十四引《医学统旨》）

［**组成**］木香、香附、槟榔、青皮、陈皮、枳壳、砂仁、厚朴（制）、苍术各一钱，炙甘草五分。

［**用法**］上为粗末，每服三钱，水一盏，煎至七分，空心热服。

［**功能**］行气止痛。

［**主治**］气滞腹痛、胁痛。

［**历代论述**］

《证治准绳》："中气症者，因与人相争，暴怒气逆而晕倒者，此名中气。气脉是沉，风脉是浮。风中身温，且多痰涎；气中身凉，且无痰涎。先用姜汁灌救，后服木香顺气散。气复即醒，不药而愈也。"

《儒医心镜》："六郁者，郁结而不散也。人之气血冲和，百病不生。若有郁结，诸病生焉。气郁者，腹胁胀满，刺痛不舒，脉沉者，用木香顺气散加减。"

《考证病源》："咳逆者胃气之不顺，咳逆者俗谓之发呃，声短者出于中焦，水谷之病也。声长者出于下焦，虚邪相搏也。脉浮缓者，吉；弦急者，凶。伤寒失下，便秘而呃者，承气汤。吐利后胃寒而呃者，丁香柿蒂汤。吐利后胃热而呃者，橘皮竹茹汤。气逆而呃者，木香顺气散。病后发呃，难治。"

《万病回春》："中于气者，由七情过极，气厥昏冒，或牙关紧急也（宜后方）。中气症，因与人相争，暴怒气逆而晕倒者，此名中气。气脉多沉，风脉多浮；风中身温有痰涎，气中身冷无痰涎。先用姜汤灌，救苏后，即用木香顺气散，或藿香正气散。木香顺气散治中气晕倒。"

《类证治裁》："由胃虚者，不能食，小便清利，厚朴汤。由热秘者，面赤，脉实数，胀闷欲得冷，四顺清凉饮、润肠丸。由冷秘者，面白，脉沉迟，欲得热，正气散加官桂、枳壳吞半硫丸，或木香顺气散。由风秘者，风搏肺脏，传入大肠，润肠丸加防风、皂角，或去大黄，加煨阿胶。妇人风秘，大麻仁丸。由气秘者，气不升降，谷气不行，善噫，苏子降气汤加枳壳。"

《杂病源流犀烛》："肝咳之状，左胁下痛，甚则不可以转，转则两肢下满（宜以肝经药治之，如柴胡、前胡、川芎、青皮、青黛等）。咳不已，膀胱受之，咳则遗溺（引上加羌活，引下加橘核。主治茯苓汤）。久嗽不已，三焦又受之，咳则腹满，不欲饮食（引上加川芎，引下加青皮。主治木香顺气散）。……中气暴病也。凡人暴喜伤阳，暴怒伤阴，忧愁怫意，气多厥逆，皆能致中气之病，要惟忿怒为尤甚。盖怒则气惟一往，有升无降，便觉痰涎壅塞，牙关紧闭，一时昏倒，不省人事，若以姜汤急灌之，立时可醒。既醒之后，随症调治，当无不痊。非若中风之病，猝难为之救治也（宜八味顺气散、木香顺气散）。久受风露积冷攻刺痛，淹延岁月，百药不效，宜祛散沉寒（宜和剂抽刀散）。过饮酒浆，成积作痛，宜醒脾解湿（宜木香茵陈汤）。伤湿腹痛，小便秘，大便泄，宜燥湿利水（宜胃苓汤）。痰积腹痛，下白物，时眩，喜热汤，脉滑，宜消痰暖内（宜星半安中丸）。气滞塞腹痛，大胀，脉沉，宜开通疏利（宜木香顺气散）。"

［评述］《本草纲目》中记载说："木香乃复气之药，能升降诸气。"本方以木香为君，统领诸药条畅气机，主治气滞腹痛、胁痛。在《儒医心镜》中记载："中气症者，因与人相争，暴怒气逆而晕倒者，此名中气。气脉是沉，风脉是浮。风中身温，且多痰涎；气中身凉，且无痰涎。先用姜汁灌救，后服木香顺气散。气复即醒，不药而愈也。"此中的木香顺气散与《医学统旨》中的组成略有不同，即去槟榔、苍术加乌药、官桂、半夏、干姜。但根据历史记载，此方可治疗气滞腹痛、胁痛，中风，奔豚疝癖，心气

腹满。

（二）气逆

1. 排气饮（《景岳全书》）

［**组成**］陈皮、厚朴各一钱半，干姜（炮）一二钱，炙甘草一钱。

［**用法**］水一盅半，煎七分，温服。

［**功效**］顺气散滞。

［**主治**］气逆，食滞腹胀，疼痛，癫狂。

［**历代论述**］

《景岳全书》："气实而厥者，其形气愤然勃然，脉沉弦而滑，胸膈喘满，此气逆证也。经曰：大怒则形气绝，而血菀于上。即此类也。治宜以排气饮，或四磨饮，或八味顺气散、苏合香丸之类，先顺其气。然后随其虚实而调理之。又若因怒伤气逆，气旋去而真气受损者，气本不实也；再若素多忧郁恐畏，而气怯气陷者，其虚尤可知也，若以此类而用行气开滞等剂则误矣。

凡治饮食暂伤者，亦当辨虚实。若停滞中焦，或胀或痛者，此实证也，当先去其食，宜大和中饮主之。然去食莫先于理气，又惟排气饮为佳。

有邪而不寐者，去其邪而神自安也。故凡治风寒之邪必宜散，如诸柴胡饮及麻黄、桂枝、紫苏、干葛之类是也。火热之邪必宜凉，如竹叶石膏汤及芩、连、栀、柏之属是也。痰饮之邪宜化痰，如温胆汤、六安煎、导痰汤、滚痰丸之属是也。饮食之邪宜消滞，如大和中饮、平胃散之属是也。水湿之邪宜分利，如五苓散、五皮散，或加减金匮肾气丸之属是也。气逆之邪宜行气，如排气饮、四磨饮之属是也。阴寒之邪宜温中，如理阴煎、理中汤之属是也。诸如此类，亦略举大概，未悉其详，仍当于各门求法治之。

饮食伤胃而作呕者，如果留滞未消而兼胀痛等证，宜大和中饮、排气饮、神香散之类主之，或启脾丸亦可酌用。

怒气逆于中焦，或胀或痛者，宜排气饮、解肝煎之类主之。"

《金匮启钥》："是故血积腹内，或肠胃与脏气结坚，推之不移，名曰癥，言其病形可征验也。然而有别焉，其一曰食癥。彼夫脾胃虚弱之人，当月而食生冷，未能消化，结聚成块，渐长，牢不可移，治法虚者先用芪、附、白术、淮药之属，以补脾胃。后用攻伐之剂，以消导之。若体实，则先行消导，后佐以补脾胃之药。若因气滞血壅，则用乌药散。其二曰血癥。彼夫体虚气冷之人，寒温失节，在内饮食不消，与气血相结，渐生颗块，盘牢不能移动，癥形督闷，烦躁，迷志惊狂，痰呕汗多，骨蒸脉冷，蓄于下焦，外热内痛，而脐结急，尺脉洪数，治宜用桃仁、甘草、灵脂、大黄、生地、牛膝之类逐之。其三曰气癥。因劳举伤气，积结成丸，运转不散，无别外症，治宜排气饮、木香顺气散，后用人参养营汤以调补之。"

[评述] 郁闷不舒，气机郁滞，日久便气有余。排气饮，顾名思义，使壅滞、多余的浊气排出体外，不使其壅遏上逆。

2. 四磨汤（《重订严氏济生方》）

[组成] 人参，槟榔，沉香，天台乌药。

[用法] 上四味，各浓磨水，取水一升（300 mL），煎三五沸，放温服。

[功用] 破滞降逆，补气扶正。

[主治] 正气素虚，七情伤感，肝气横逆，上气喘息，胸膈不舒，烦闷，不思饮食。

[历代论述]

《医方集解》："此手太阴药也，气上宜降之，故用槟榔、沉香，（槟榔性如针石，沉香入水独沉，故皆能下气）；气逆宜顺之，故用乌药；加人参者，降中有升，泻中带补，恐伤其气也。"

《医宗金鉴》："七情随所感皆能为病，然壮者气行而愈，弱者气著为病。愚者不察，一遇上气喘息，满闷不食，谓是实者宜泻，辄投破耗等药，得药非不暂快，初投之而应，投之久而不应矣。若正气既衰，即欲消坚破滞，则邪气难伏，法当用人参先补正气，沉香纳之于肾，而后以槟榔、乌药从而导之，所谓实必顾虚，泻必先补也。四品气味俱厚，磨则取其气味俱足，煎则取其气味纯和，气味齐到，效如桴鼓也。"

《成方便读》："以槟榔、沉香之破气快膈峻利之品，可升可降者，以之为君；而以乌药之宣行十二经气分者助之；其所以致气之逆者，虚也。

若元气充足，经脉流行，何有前证？故以人参辅其不逮，否则气暂降而郁暂开，不久又闭矣，是以古人每相须而行也。若纯实无虚者；即可去参加枳壳。"

《历代名医良方注释》："此方乃醒气、散气、降气、纳气，而又维护正气之方也。气喘分两大纲，一在上为实，乃肺气不通调；一在下为虚，乃肾气不归根。本方证治，兼而有之，盖七情感伤，郁滞菀结，气喘而急，上而不下，留滞膈间空膜之地，形成气膈。方制槟榔以开之，乌药以异之，沉香以降之纳之。又用人参之大有力者，主持其间，俾气有统摄，不致散漫耗蚀，上下循环，营周不休，以归复于生理正常。尤妙在四药皆磨，既取其气味之全，又取其缓缓斡旋，不过攻过补，致令转变气损气滞反应之嫌。一本磨上三药，倍人参煎汤，入盐调下，对于虚甚不能运药，义求人参补力之早达，未为不可。然煎则补住气痰，恐诸气药反难以奏功。观喻嘉言《寓意草》，治痰喘夹虚，用人参切则效，人参用煎则不效，其意殊耐深思。要之须恰符病窍病机，斯可耳。"

［评述］本方主治的病位在肝，但反侮于肺，横克于脾胃，而出现上气喘息，胸膈不舒，烦闷，不思饮食。分别以槟榔宣通壅滞，沉香、乌药之辛温芳香行窜，唯恐诸药耗伤正气，并加强推动气血。

3. 沉香降气汤（《太平惠民和剂局方》）

［组成］沉香一两二钱，缩砂仁三两，甘草（爁）二两半，香附（炒，净）一斤。

［用法］上末。每一钱，盐一点，沸汤点下。

［功效］降气宽中。

［主治］气机郁滞，胸膈痞塞，心腹胀满，喘促短气，干哕烦满，咳嗽痰涎，口中无味，嗜卧减食；胃有留饮，噫醋吞酸，胁下支结，常觉烦闷；中寒呃逆，脾湿洞泄，两胁虚鸣，脐下撮痛；脚气病患者，毒气上升，心腹坚满，肢体水肿者。

［历代评述］

《太平惠民和剂局方》："论伤寒后腹满，不思饮食，或食后不消化，腹胁胀满者，可与匀气散、沉香降气汤、蓬煎丸、思食丸、参苓白术散。

论一切气证皆由忧戚中或盛怒中，动伤真气，致阴阳不和，结气于胸膈之间，壅滞不快，饮食不下，遂成膈噎之疾，可与匀气散、五膈宽中散、膈气散、沉香降气汤、分气紫苏饮、七气汤、嘉禾散、丁香煮散、分心气饮、小降气汤之类。发渴者，可与紫雪。冲心闷者，可与三和散、麻仁丸、降气汤。抢腰痛者，可与大乌沉汤。"

《医灯续焰》："小儿中恶者，是卒中鬼邪之气也。其证先无他病，卒然心腹刺痛，闷乱欲死是也。此必精气衰弱，而后鬼恶得以中之。若腹大而满，脉紧大而浮者死，紧细而微者生。治之余邪不尽，留滞脏腑，更发变为疰病矣（宜先下苏合香丸。未醒以皂角末搐鼻取嚏，次服沉香降气汤）。"

《仁斋直指方论》："血结者，汤剂中入醋为佐，特于此而申言之。然犹有所谓血鳖、气鳖、酒鳖者，又不可不知也。盖平时酷酒，血入于酒，则为酒鳖；平时任气，血凝于气，则为气鳖；虚劳痼冷，败血化生，则为血鳖。摇头掉尾，如虫之行，上侵人之喉，下蚀人之肛，或附于背胁，或隐于胸腹，其大则如鳖，其小则如钱，良可怪也。治法用芜荑炒煎为妙，或生硫黄为末，老酒调下。二者可以杀其毒。嗣此则以理中汤、沉香降气汤各半，温胃益血，常常服饵，以消胜之。

冷气者，生冷伤脾，风冷入胃，或血海虚冷，冷则生气，用和剂七气汤、治中汤、沉香降气汤、大沉香丸。

沉香降气汤治阴阳交滞，心腹胀满，留饮停酸，积冷诸证。"

《世医得效方》："治郁怒忧思，气滞腰疼。……或用沉香降气汤打和匀气散。沉香降气汤治中脘胀满，时复胁肚痛楚，每噫则觉气快，气不噫则闷，渐觉面浮。磨槟榔入紫苏同煎，下神保丸五七丸。"

［评述］本方以沉香为主药，沉香入肾与命门，可使气机下行。味辛，辛可行气、行血，再加其气味芳香，可使人心情愉悦，肝气调达。即本方欲以辛香理气法治疗肝郁气逆。

4.分心气饮（《寿世保元·卷三》）

［**组成**］青皮（去穰）二钱，陈皮二钱，半夏二钱（姜炒），白茯苓（去皮）二钱，木通二钱，官桂五分，赤芍二钱，桑白皮三钱，大腹皮三钱，紫苏一钱，羌活二钱，甘草八分。

［**用法**］上锉作剂，生姜三片，枣一枚，灯心十茎，水煎，温服。

［**功效**］行气解郁，降逆止呕。

［**主治**］心胸痞闷，胁肋虚胀，噎塞不通，嗳气吞酸，呕哕恶心，头目昏眩，四肢倦怠，面色萎黄，口舌干枯，饮食减少，日渐消瘦，或大肠虚闭，或内病之后，胸中虚痞，不思饮食。

［**历代论述**］

《寿世保元·卷三·诸气》："今之人不知忿怒惊恐悲哀而损其身，忧愁思虑以伤其气，故人之病，多从气而生。致有中满腹胀、积聚喘急、五膈五噎，皆由于气也。一论男子妇人一切气不和，多因忧愁思虑忿怒伤神，或临食忧戚，或事不随意，使抑郁之气，留滞不散，停于胸膈之间，不能流畅，致心胸痞闷、胁肋虚胀、噎塞不通、嗳气吞酸、呕哕恶心、头目昏眩、四肢倦怠、面色痿黄、口舌干枯、饮食减少、日渐消瘦，或大肠虚，或内病之后、胸中虚痞、不思饮，并皆治之。性急，加柴胡；多怒，加黄芩；食少，加砂仁、神曲；咳嗽，加桔梗、半夏；胸膈痞闷，加枳实、香附；三焦不和，加乌药；气闭，加萝卜子、枳壳；气滞腰疼，加木瓜、枳壳；上焦热，加黄芩；下焦热，加栀子；翻胃，加沉香磨服；水气面目浮肿，加猪苓、泽泻、车前、木瓜、葶苈、麦门冬；气块，加三棱、莪术。一方，去赤芍、羌活。加枳壳、桔梗、木香、槟榔、香附、莪术、藿香。治忧思郁怒诸气，痞满停滞，通利大小便。"

［**评述**］此方适用于忧思比较重且有气结的病症，分心气饮在许多医籍中亦有论述，方名相同，然组成药物则有差别，其用药针对的病机基本相同，治疗大法亦同，所异者，药耳。

《太平惠民和剂局方·卷之三·宝庆新增方》："分心气饮治男子、妇人一切气不和，多因忧愁思虑，怒气伤神，或临食忧戚，或事不随意，使郁抑之气留滞不散，停于胸膈之间，不能流畅，致心胸痞闷，胁肋虚胀，噎塞不通，噫气吞酸，呕哕恶心，头目昏眩，四肢倦怠，面色萎黄，口苦舌干，饮食减少，日渐羸瘦，或大肠虚秘，或因病之后，胸膈虚痞，不思饮食，并皆治之。"

《普济方·卷一百八十二·诸气门·一切气》："分心气饮（直指方）治忧思郁怒诸气，痞满停滞，通利大小便。昔日瘴疟经年，虚肿腹胀，食不知饱，以此药吞满百丸，初则小便数，次后则大便尽通。其病顿煎，治诸气痞不通。胸膈膨胀，口苦咽干，呕吐少食，肩背腹胁走注刺痛，及喘急痰嗽，面目浮虚，四肢肿满。大便秘结，水道赤涩。又治忧思太过怔忪郁积，风湿脚气，肿胀喘急。"

《世医得效方·卷第三·大方脉杂医科·诸气·分心气饮》："思虑，或因酒色过伤，或临食忧烦或事不遂意，以此不足，留滞不散，停于胸膈，能治男子妇人一切气不和。或因忧愁流畅。致使心胸痞闷，胁肋胀满，噎塞不通，噫气吞酸，呕哕恶心，头目昏眩，四肢倦怠，面色微黄，口苦舌干，饮食减少，日渐羸瘦，或大肠虚秘，皆疗之。常服，升降阴阳，调顺三焦，消化滞气，进美饮食。此方独清而疏快，常服大效。"

《丹溪心法·卷四·破滞气七十九》："怒则气上，喜则气缓，惊则气乱，恐则气下，劳则气耗，悲则气消，思则气结，此七者皆能致疾，寒气郁于中作痛者，以七气汤、盐煎散、东垣升阳顺气汤。逆者抑之，以木香流气饮、降气汤。有热者须加凉剂抑之，所谓从阴引阳也。"

（三）气结

1. 益气养荣汤（《吴氏医方汇编》）

［组成］人参、茯苓、陈皮、贝母、香附、当归、川芎、黄芪（盐炒）、熟地、白芍（炒）各一钱，炙草、桔梗各五分，白术（炒）二钱，柴胡六分，姜一片。

［用法］水煎服。

［功效］益气养荣，行气消肿。

［主治］怀抱抑郁，或气血损伤，四肢颈项等处患肿，不问软硬赤白、

肿痛瘰疬马刀已溃未溃，或溃而不敛。

[**历代论述**]

《疡医大全·卷二十·胸膺脐腹部·乳岩门主论》："陈实功曰：乳岩乃忧郁伤肝，思虑伤脾，积想在心，所愿不得志者，以致经络痞涩，聚结成核。初如豆大，渐若棋子，半年一年，三载五载，不疼不痒，渐长渐大，始生疼痛，痛则无解，日后肿如堆栗，或如覆碗，紫色气秽，渐渐溃烂，深者如岩穴，凸者如泛莲，疼痛连，出血则臭，其时五脏俱衰，四大不救，名曰乳岩。凡犯此者，百人百死，如能清心静养，无挂无碍，不必勉治，尚可苟延，当以益气养荣汤主之。（《正宗》）"

《疡科心得集·方汇·卷中》："（景岳）益气养营汤治抑郁劳作，思虑太过，心神俱惫，以致四肢颈项结成瘰疬，累累如贯珠，谓之筋疬。或软或硬，或赤或白，或痛或不痛，日晡发热，及溃而不敛者并效。"

《吴氏医方汇编·第二册·蝼蛄串》："蝼蛄串，此症乃思虑伤脾，脾气郁结所致。其患多生于两手，初起骨中作痒，渐生漫肿坚硬，不热不红，连肿数块；久则出如豆浆，串通诸窍，寒热交作。首尾俱宜益气养荣为主。补而不应者，气血沥尽而已矣。益气养荣汤治怀抱抑郁，或气血损伤，四肢颈项等处患肿，不问软硬赤白、肿痛瘰疬马刀已溃未溃，或溃而不敛。"

《外科经验方·瘰疬》："瘰疬者，结核是也，或在耳前，连及颐颔，下至缺盆（在钻子骨陷），皆谓瘰疬，手少阳三焦经主之。或在胸，及胸之侧，皆谓马刀疮，手少阳胆经主之。大抵二经多气少血，初生如豆粒，渐如梅李核，或一粒，或三五粒，按之则动而微痛，不甚热，惟午后微热，或夜间口干，饮食少思，四肢倦怠，或坚而不溃，溃而不合，皆由血气不足，故往往变为瘰劳。况其症原不系膏粱丹毒之变，因虚劳气郁所致，宜以益气养荣之药治之，其疮自消。若不详脉证经络受证之异，及虚实之殊，概用追蚀毒药，及牵牛、斑蝥、流气饮、十宣散、败毒散治之，则先犯病禁经禁，以致血气愈损，反为败证矣，可不慎哉。丹溪亦云：或有风毒、热毒、气毒之异，更宜斟酌而治之。益气养荣汤治抑郁，及劳伤气血，颈项或四肢肿硬，或软而不赤不痛，日晡微热，或溃而不敛，并治之。胸痞，人参、熟地黄（各减三分）；口干，加五味子、麦门冬；往来寒热，加软柴胡、地骨皮；脓清加人参、黄芪；脓多加川芎、当归；脓不止，加人参、黄芪、当归；肌肉迟生，加白敛、官桂。"

[**评述**] 益气养荣汤多用于外科乳岩之证，乳岩指痈疽之至牢有根而硬如石者，现主要指乳腺癌。由气血亏损或诸事忧虑郁遏，致肝脾二脏久郁而成。治疗也应从两方面入手，一为"虚"，再者"郁"，本方功效可归结为两方面，一为气血虚，二为气郁，尤适用于两者兼备者，本方恰如其分治疗乳岩一证，具体还可治疗抑郁及劳伤气血，颈项或四肢肿硬，或软而不赤不痛，日晡微热，或溃而不敛，瘰疬、结核、流注等一切郁热毒气。

2.通瘀煎（《景岳全书》）

[**组成**] 归尾三钱，红花（新者炒黄）二钱，香附、山楂各二钱，乌药、青皮各一钱，木香七分，泽泻（盐水炒）一钱五分。

[**用法**] 水煎，加酒一杯服。食前服。

[**功效**] 活血祛瘀，行气止痛。

[**主治**] 妇人气滞血积，经脉不利，痛极拒按。

[**历代论述**]

《景岳全书》："血厥之证有二，以血脱、血逆皆能厥也。血脱者，如大崩大吐，或产血尽脱，则气亦随之而脱，故致卒仆暴死。宜先掐人中或烧醋炭，以收其气，急用人参一二两煎汤灌之，但使气不尽脱，必渐苏矣。然后因其寒热，徐为调理，此所谓血脱益气也。若不知此，而但用血分等药，则几微之气，忽尔散失，阴无所主，无生机矣。其或有用寒凉以止血者，必致败绝阳气，适足以速其死耳。血逆者，即经所云血之'与气并走于上'之谓，又曰：大怒则形气绝而血菀于上之类也。夫血因气逆，必须先理其气，气行则血无不行也。宜通瘀煎，或化肝煎之类主之，俟血行气舒，然后随证调理。

血积之有腹痛者，是即蓄血证也，而血证之属有四。一、伤寒有蓄血证。成无己曰：邪气聚于下焦，则津液不得通，血气不得行，或溺或血，留滞于下，是生胀满而硬痛也。若从心下至少腹硬满而痛，小便利者，则是蓄血之证，此当分而治之。其他证治详义，并见伤寒门。一、妇人有血痛证，详见妇人门。一、跌打损伤有瘀血腹痛证，但去其瘀而痛自愈。凡气血和平者，宜通瘀煎加减治之。

凡妇人经期有气逆作痛，全滞而不虚者，须顺其气，宜调经饮主之，甚者如排气饮之类亦可用。若血瘀不行，全滞无虚者，但破其血，宜通瘀煎主之。"

《不知医必要》："通瘀煎散血治恶露留滞而心腹痛者。其症由渐而甚，或大小便不行，或小腹硬实而胀，或自下上冲，心腹痛极，如刀锥之刺，手不可近，与虚症不同。

通瘀煎和行散治气滞血积，实痛拒按者。"

《类证治裁》："血厥症有二，血脱血逆，皆能致厥。吐衄暴崩，及产后血大脱，则气随之，故猝仆。宜先掐人中，或烧醋炭以收其气，急煎人参汤灌之。但气不尽脱，必渐苏。血逆者，暴怒伤阴，血逆于上，先理其气，则血自行。通瘀煎、化肝煎，俟血行气舒，随症调之。

有经前身痛拘急者，散其风，越痛散加秦艽。有经前腹痛畏冷者，温其寒。调经饮加姜、桂、茴香。气滞者，行其滞，加味乌药汤。血瘀者逐其瘀，通瘀煎。"

［评述］气血互根互用，相互影响，瘀血因气滞者，必先理其气，气行则血无留，本方可行散气血，使血行气舒，治气滞血积，腹胀，腹中实痛拒按者。

3.延胡索汤（《济生方》）

［组成］当归（去芦，酒浸，锉炒），延胡索（炒，去皮），蒲黄（炒），赤芍药、官桂（不见火）各半两，姜黄（洗），乳香、没药、木香（不见火）各三两，甘草（炙）二钱半。

［用法］上十味。每服四钱，水一盏半，加生姜七片，煎至七分，去滓，食前温服。

［功效］疏肝解郁，行气活血。

[**主治**] 妇人室女，七情伤感，遂使血与气并，心腹作痛，或连腰胁，或引背膂，上下攻刺，甚至搐搦，经候不调，一切血气疼痛。

[**历代论述**]

《圣济总录》："治妇人风虚劳冷，日渐羸瘦，血气攻刺，经脉不匀，延胡索汤。治半产后，气血不快，恶露断续。延胡索汤方。""半产后，气血不快，恶露断续。延胡索汤方。"

[**评述**] 气为血帅，血随气行，若志意不遂，情怀抑郁，气机悖逆，血行不畅矣。延胡索方取延胡索、乳香、没药等味，调气治血；肉桂、姜黄、木香之辛香理气，温运气血，气行血自行也；当归、蒲黄、赤芍，和营疏瘀，气血流畅则经自通。

4.血府逐瘀汤（《医林改错》）

[**组成**] 当归三钱，生地三钱，桃仁四钱，红花三钱，枳壳二钱，赤芍二钱，柴胡一钱，甘草二钱，桔梗一钱半，川芎一钱半，牛膝三钱。

[**用法**] 水煎服。

[**功效**] 活血祛瘀，行气止痛。

[**主治**] 瘀血所致的头痛胸痛，胸闷呃逆，失眠不寐，心悸怔忡，瘀血发热，舌质暗红，边有瘀斑或瘀点，唇暗或两目暗黑，脉涩或弦紧或妇人血瘀经闭不行，痛经，肌肤甲错，日晡潮热；以及脱疽、白疕，眼科云雾移睛、青盲等目疾。

[**历代论述**]

《医林改错》："余不论三焦者，无其事也。在外分头面四肢，周身血管；在内分膈膜上、下两段，膈膜以上，心肺咽喉，左右气门，其余之物，皆在膈膜以下。立通窍活血汤，治头面四肢周身血管血瘀之症；立血府逐瘀汤，治胸中血府血瘀之症；立膈下逐瘀汤，治肚腹血瘀之症。病有千状万态，不可以余为全书。

牙者，骨之余；养牙者，血也。伤寒、瘟疫、痘疹、瘟块，皆能烧血，血瘀牙床紫，血死牙床黑，血死牙脱，人岂能活？再用凉药凝血，是促其死也。遇此症，将此药晚服一副，早服血府逐瘀汤一副，白日煎黄芪八钱，徐徐服之，一日服完。一日三副，三日可见效，十日大见效，一月可痊愈。纵然牙脱五七个，不穿腮者，皆可活。

出气臭，血府血瘀，血管血必瘀，气管与血管相连，出气安得不臭？即风从花里过来香之义。晚服此方，早服血府逐瘀汤，三五日必效。无论何病，闻出臭气，照此法治。

天亮出汗，醒后出汗，名曰自汗。因出汗醒，名曰盗汗，盗散人之气血。此是千古不易之定论。竟有用补气、固表、滋阴、降火，服之不效，而反加重者，不知血瘀亦令人自汗、盗汗，用血府逐瘀汤，一两副而汗止。"

[**评述**] 王氏认为瘀血可导致诸多病证，《医林改错》叙本方治疗自汗、痹证、出气臭，甚至健忘等。本方不仅可行血分之瘀滞，又可解气分之郁结，为王清任治疗"胸中血府血瘀"诸症之首方。由于气滞血瘀所致头痛、胸痛痛如针刺、憋闷、急躁、胸不任物或胸任重物、失眠多梦等均可治疗。气血互根，相互影响，肝气郁治，血随气停，阻于胸腹则见胸部闷痛，痛如针刺，夜间加剧，方含桃红四物汤和四逆散，枳壳、牛膝引浊阴，柴胡、桔梗升达清阳，一升一降，调理气机，气行则血行，通则不痛。

（四）化火

1. 金铃子散（《素问病机气宜保命集》）

[**组成**] 金铃子、延胡索各一两（各 9 g）。

[**用法**] 为细末，每服三钱（9 g），酒调下。

[**功效**] 疏肝泄热，活血止痛。

[**主治**] 肝郁化火证。心胸胁肋诸痛，时发时止，口苦，舌红苔黄，脉弦数。

[**历代论述**]

《素问病机气宜保命集》："论曰：诸心痛者。皆少阴厥气上冲也。有热厥心痛者。身热足寒。痛甚则烦躁而吐。额自汗出。知为热也。其脉洪大。当灸太溪及昆仑。谓表里俱泻之。是谓热病汗不出。引热下行。表汗通身而出者。愈也。灸毕服金铃子散。痛止服枳术丸。去其余邪也。有大实心中痛者。因食受时气。卒然发痛。大便或秘。久而滞闷。心胸高起。按之愈痛。不能饮食。急以煮黄丸利之。利后以藁本汤去其余邪。有寒厥心痛者。手足逆而通身冷汗出。便利溺清。或大便利而不渴。气微力弱。急以术附汤温之。寒厥暴痛。非久病也。朝发暮死。当急救之。是知久痛无寒。而暴痛非热。治热厥心痛。或发或止。久不愈者。当用金铃子散。"

《本经逢原》："古方金铃子散治心包火郁作痛，即妇人产后血结心疼亦宜用之，以金铃子能降火逆。延胡索能散结血，功胜失笑散，而无腥秽伤中之患。昔人以川楝为疝气腹痛、杀虫利水专药，然多有用之不效者，不知川楝所主乃囊肿茎强木痛湿热之疝，非痛引入腹厥逆呕涎之寒疝所宜。此言虽迥出前辈，然犹未达至治之奥。夫疝瘕皆由寒束热邪，每多掣引作痛，必需川楝之苦寒兼茴香之辛热，以解错综之邪。更须察其痛之从下而上引者，随手辄应。"

《世医得效方》："金铃子散治膀胱疝气，闭塞下元，大小便不通，疼痛不可忍者，服之神效。"

《类编朱氏集验医方》："金铃子散治膀胱疝气，小肠偏坠，小腹撮痛，发则欲死，诸所不治，妙方。"

《普济方》："金铃子，散治七疝。寒注下焦，小腹引外肾疼痛，大便多闭血疝。"

《奇效良方》："《内经》曰：五脏卒痛，何气使然？曰：寒气客于背俞之脉，则血脉泣，脉泣则血虚，血虚则痛，其俞注于心，故相引而痛。按之则热气至，则痛止矣，感于寒则痛久矣。病机要曰：诸心痛者，皆少阴厥阴气上冲也。有热厥心痛者，身热足寒，痛甚烦躁而吐，额自汗出，知为热也，其脉浮大而洪，当灸太溪及昆仑，谓表里俱泻之，是谓热病。汗不出，引热下利，长汗通身而出者愈也。灸毕，服金铃子散则愈，痛止服枳术丸去其余邪也。有大实心中痛者，因气而食，卒然发痛，大便或秘，久则注闷，心胸高起，按之愈痛，不能饮食，急可利之，利后以藁本汤去其邪也。有寒厥心痛者，手足逆而通身冷汗出，便溺清利，或大便利而不渴，气微力弱，急以术附汤温之。寒厥暴痛，非久病也，朝发暮死，急当救之。是知久病无寒，暴病非热也。以是论寒厥热厥，与夫大实心痛，治法已详。

又有病久气血虚损，及素作劳羸弱之人患心痛者，皆虚痛也，故钱氏心虚者，炒盐补之。"

［评述］肝郁日久易化火，本方只由两种药组成，川楝子苦寒，入足厥阴气分，以苦寒为用；延胡索辛温，入足厥阴血分，亦可行血中气滞，以辛通为用。两药合用可治疗膀胱疝气，闭塞下元，大小便不通，疼痛不可忍者，寒注下焦，小腹引外肾疼痛，小肠偏坠，小腹撮痛者。

2. 丹栀逍遥散（八味逍遥散）（《内科摘要》）

［组成］当归一钱，白芍一钱，茯苓一钱，白术一钱，丹皮一钱，栀子一钱，柴胡七分，甘草一钱。

［用法］上为粗末。每服二钱，水一大盏，煎至七分，去渣热服，不拘时候。

［功效］养血健脾，疏肝清热。

［主治］肝郁血虚，内有郁热证。潮热晡热，烦躁易怒，或自汗盗汗，或头痛目涩，或颊赤口干，或月经不调，少腹胀痛，或小便涩痛，舌红苔薄黄，脉弦虚数。

［历代论述］

《推拿抉微》："容川又曰：谨按喻氏之论，其言血鼓之原，最为详确。惟所主之方，与气热则结，而血不流通之说，未能吻合。盖六君子与所加之药，于治痰膨为宜，且须寒饮方为切合。如论所谓，宜用清和理气之品。攻剂代抵当丸主之，和剂丹栀逍遥散，加姜黄、香附治之。"

《医法圆通》："因怒动肝火，上攻于肺而生蛾子。其人两胁必痛，动辄躁烦，面青口苦，脉必弦洪。法宜清肝，如丹栀逍遥散、大青饮、柴胡汤加丹栀之类。总之，病情变化，非一二端能尽，其实万变万化，不越阴阳两法。"

［评述］逍遥散可治疗肝郁血虚克脾，但如果肝郁日久，并已化火，则单凭逍遥散不足以清其火热，故在原方基础上加了牡丹皮、山栀子两味药。这两味药在此方中可谓画龙点睛，针对肝郁日久已化热之症状，清肝热、除烦热。

3. 六磨饮子（六磨汤）（《重订通俗伤寒论》）

[组成] 上沉香、尖槟榔、小枳实、广木香、台乌药、生锦纹各等分。

[用法] 用开水各磨汁两匙。仍和开水一汤碗服。

[功效] 下气通便。

[主治] 郁火伤中，痞满，气泄腹急，大便秘涩。

[评述] 六磨汤乃四磨汤去人参加木香、枳壳、生锦纹。生锦纹乃大黄，在此方中增强了大肠传导之功。此方主治郁火伤中，痞满便秘。便秘是大肠传导功能失司的主要表现之一，其主要与肺、肝、脾、肾等脏腑关系密切。"大肠者，传导之官，变化出焉。"大肠的运动功能依赖气的推动，肝主疏泄，条畅气机，可协同大肠增加其传导功能。若郁闷不舒或郁怒伤肝而气机不畅，均可引起大肠失其传导而便秘，六磨汤对此能恰如其分地发挥其作用。

（五）克脾

1. 顺气归脾丸（《外科正宗》）

[组成] 陈皮一两，贝母一两，香附一两，乌药一两，当归一两，白术一两，茯神一两，黄芪一两，酸枣仁一两，远志一两，人参一两，木香三钱，甘草（炙）三钱。

[用法] 上为末，以合欢树根皮四两，煎汤煮老米糊为丸，如梧桐子大，每服 60 丸，食远白滚汤送下。

[功效] 解郁健脾，理气安神。

[主治] 思虑伤脾，致脾气郁结，乃生肉瘤，软如绵，肿似馒，脾气虚弱，日久渐大，或微痛或不痛者。

[历代论述]

《外科大成·卷四·不分部位大毒·内痈总论·瘿瘤主治方》："顺气归脾丸，治思郁伤脾。结为肉瘤。

瘿瘤夫瘿瘤者。由五脏邪火浊气。瘀血痰滞。各有所感而成。非正病也。且瘿者阳也。色红而高突。或蒂小而下垂。瘤者阴也。色白而漫肿。而无痛痒之苦。然症而各有五。筋瘤属肝。色紫而坚。青筋盘曲如蚓。治宜养血舒筋。如清肝芦荟丸。血瘤属心。皮肤缠隐红丝。软硬间杂。治宜凉血抑火。如芩连二母丸。肉瘤属脾。色不变。软如绵。不宽不紧。治宜行痰开郁理中。如顺气归脾丸。气瘤属肺。亦色不变。软如绵。但其随喜怒而消长。治宜清肺和荣。"

《外科正宗·卷之二·上部疽毒门·瘿瘤论第二十三·瘿瘤主治方》："顺气归脾丸，治思虑伤脾，致脾气郁结乃生肉瘤，软如绵，肿似馒，脾气虚弱，日久渐大，或微疼或不疼者服。"

〔评述〕此方乃治疗肉瘤之常用方，肉瘤是以皮下肉中生肿块，大如桃、拳，按之稍软，皮色不变，无痛，为主要表现的肿瘤性疾病。它不同于西医的肉瘤，而相当于脂肪瘤，为最常见的良性肿瘤，常由于思郁伤脾导致。

2. 逍遥丸（《太平惠民和剂局方》）

〔**组成**〕甘草（微炙赤）半两，当归（去苗，锉，微炒）一两，茯苓（去皮，白者）一两，芍药（白）一两，白术一两，柴胡（去苗）一两。

〔**用法**〕每服两钱，水一大盏，加烧生姜一块（切破）、薄荷少许，同煎至七分，去滓热服，不拘时候。

〔**功效**〕疏肝解郁，健脾和营。

〔**主治**〕肝郁血虚脾弱证。致两胁作痛，头痛目眩，口燥咽干，神疲食少，或月经不调，乳房胀痛，脉弦而虚者。

〔**历代论述**〕

《医灯续焰》："《大全》云：产后血露不绝者，由产后损伤经血，虚损不足，或分解之时，恶血不尽，留停腹中。致气血不摄，故令淋沥不绝也。薛氏曰：若前证肝气热而不能主血，宜六味地黄丸。若肝气虚而不能藏血，宜逍遥散。若脾气虚而不能摄血，宜六君子汤。若胃气下陷而不能统血，宜补中益气汤。若脾经郁热而血不归原，宜加味归脾汤。若肝经怒火而妄行，宜加味四物汤，若气血俱虚，宜十全大补汤。若肝经风邪而血沸腾，宜四物加防风。他如乌金散、蒲醋饮子，俱宜审证用之。"

《绛雪丹书》："有患胎疟者，一遇有孕，疟疾即发，此因其素有肝火，遇有孕则胎水养元，肝虚火燥，寒热往来似疟而非疟也，以逍遥散清肝火而养肝血兼服六味丸以滋化源。如胎前原有阴火症，产后去血过多，必大发烦躁，汗出，若大补血气，甚至热极，又当另用逍遥散以清肝火而养肝，盖因去血既多，肝虚血燥之故，不可拘泥气血太虚之说，乃用辛温之剂。"

《普济方》："逍遥散（出《圣济总录》），治妇人血风气，烦躁口干，咳嗽四肢无力，多卧少起，肌骨蒸热，百节疼痛。柴胡（去苗），白茯苓（去黑皮），赤芍药，白术（锉麸炒），当归（切焙），各三两。上粗捣筛，每服二钱，水一盏，入生姜三片，枣一枚，大甘草一寸，同煎至七分，去滓温服，不拘时。

逍遥散（出《医方集成》），治血虚劳倦，五心烦热，肢体疼痛，头目昏重，心忡颊赤，口燥咽干，发热盗汗，减食嗜卧，及血热相搏，月水不调，脐腹胀痛，寒热如疟。又主室女血弱阴虚，荣卫不和，痰嗽潮热，肌体羸瘦，渐成骨蒸。"

［评述］郁闷不舒，七情郁结，则肝失条达，进而出现木旺乘脾，此方即用甘草、当归、茯苓、白芍、白术、柴胡六味治疗肝郁乘脾之证。方中柴胡疏肝解郁，使肝气条达，为君；当归、白芍养血柔肝，共为臣药；木郁不达致脾虚不运，故以白术、甘草、茯苓健脾益气，既能实土以御木侮，又能使营血生化有源；薄荷少许，助柴胡疏肝郁而清热；煨生姜温胃和中，且能辛香达郁，共为佐药。诸药合用，一则疏肝以条畅气机情志，一则健脾以养气血生化之源。

（六）犯肺

1. 咳血方（《丹溪心法》）

［组成］青黛（水飞）、瓜蒌仁（去油）、浮海石粉、山栀子（炒黑）、煨诃子（取肉）各两钱。

［用法］上为末，以蜜同姜汁为丸，噙化。

［功效］清肝宁肺，凉血止血。

［主治］肝火犯肺之咳血证。咳嗽痰稠带血，咯吐不爽，心烦易怒，胸胁作痛，咽干口苦，颊赤便秘，舌红苔黄，脉弦数。

［历代论述］

《医方集解》："此手太阴药也。肝者将军之官，肝火上逆，能灼心肺，故咳嗽痰血也。青黛泻肝而理血，散五脏郁火；栀子凉心而清肺，使邪热下行，两者所以治火；瓜蒌润燥化痰，为治嗽要药；海石软坚止嗽，清水之上源，两者降火而兼行痰；加诃子者，以能敛肺而定痰喘也。不用治血之药者，火退则血自止也。"

〔**评述**〕郁闷不舒，肝气郁滞久而化火，引致肝气升发太过，时合木火刑金，而致肝肺同病，火热灼伤肺络，咳血乃出。本方一则用青黛、栀子，泄其久郁之肝火，治其根本，瓜蒌仁、海粉（现多用浮海石）清热化痰，治其标，肝平而火自清，痰热去，而肺自宁，血自止。

2. 黛蛤散（《医说》）

〔**组成**〕青黛一两，蛤壳一斤。

〔**用法**〕以上二味，粉碎成细粉，过筛，混匀，即得。

〔**功效**〕清肝利肺，降逆除烦

〔**主治**〕用于肝火犯肺所致的头晕耳鸣、咳嗽吐衄、痰多黄稠、咽膈不利、口渴心烦。

〔**历代论述**〕

《丁甘仁医案》："肿消热退，咽痛未愈，外感之风邪未解，炎炎之肝火未清也。再与清解……黛蛤散……"

〔**评述**〕此方仅以两味药组成，青黛、蛤壳，方中青黛入肝、肺经，因病机关键在于肝，其以清肝泻火之用，占以君药，蛤壳清泻肺热、化稠痰为臣。历代对于此方记载不多，多以医案的形式论述此方，《剑慧草堂医案》多处引用本方，如"血后阴伤木旺，金被火刑，脉虚弦。已经延入损途""木火刑金，咳呛气促，时或痰红，脉小数""去岁崩漏，近复癸停两月，里热咳呛，脉小弦而数。防其复萌"等，不仅应用于内科肺系疾病，还被妇科所应用，关于其用量，历代多有变化，至于运用什么比例，还应客观辨证而定。

（七）寒凝

1. 暖肝煎（《景岳全书》）

〔**组成**〕当归二三钱，枸杞三钱，小茴香二钱，肉桂一二钱，乌药二钱，沉香一钱（或木香亦可），茯苓二钱。

　　［**用法**］水一盅半，加生姜三五片，煎七分，食远温服。

　　［**功效**］温补肝肾，行气止痛。

　　［**主治**］肝肾虚寒证。睾丸冷痛，或小腹疼痛，畏寒喜暖，舌淡苔白，脉弦沉迟。本方适用于肝肾阴寒、气机阻滞之少腹疼痛，疝气痛。以睾丸或少腹疼痛，畏寒喜温，得温痛减，舌淡苔白，脉沉迟为证治要点。

　　［**历代论述**］

　　《景岳全书》："凡治疝之法，当察所由，此虽以受寒受湿，因而成疝，然或以色欲，或以劳损，或以郁怒，或以饮食酒湿之后，不知戒慎，致受寒邪，则以阴求阴，流结于冲任血气之海，而下归阴分，遂成诸疝。故其为病，则有遇寒而发者，有郁久成热，遇热而发者。有郁则气逆，遇郁怒而发者。有湿因寒滞，遇湿而发者。有疲极则伤筋，遇劳苦而发者，有虚邪在少阴、厥阴，遇色欲而发者。有饮食之湿在阳明、太阴，遇酒酪而发者。至其久也，则正气陷而不举，邪气留而不去，而为㿗疝、为木，难于愈矣。故治此者，必当因其所因，辨而治之，则无不随手可愈。若茫然混然，徒执一偏之见，而至老不寤者，即与之谈，终无益也。治疝必先治气，故病名亦曰疝气，非无谓也。盖寒有寒气，热有热气，湿有湿气，逆有逆气，气在阳分则有气中之气，气在阴分则有血中之气。凡气实者，必须破气；气虚者，必须补气。故治疝者，必于诸证之中，俱当兼用气药。"

　　《谦斋医学讲稿》："本方以温肝为主，兼有行气、散寒，利湿作用。以当归、杞子温补肝脏，肉桂、茴香温经散寒，乌药、沉香温通理气，茯苓利湿通阳。凡肝寒气滞，症状偏在下焦者，均可用此加减。"

　　［**评述**］"治疝必兼治气"，疝气多与肝有关，多与"寒""郁"有关。郁闷不舒、郁怒可致气滞或气逆，有兼肝肾虚寒者可服用此方，主要治疗小腹痛、疝气、囊缩，其脉见左关沉迟。方中当归、枸杞子以补肝肾之虚，茯苓以泄经腑之滞，肉桂补火以镇浊阴，乌药利气而疏邪逆，小茴香、沉香为疝家本药，生姜为引，辛以散之。

2. 天台乌药散（《医学发明》）

[**组成**]天台乌药四钱，木香两钱，小茴香两钱，青皮两钱，高良姜两钱，槟榔二个，川楝子十个，巴豆七十粒。

[**用法**]上八味，先将巴豆微打破，同川楝子用麸炒黑，去巴豆及麸皮不用，合余药共研为末，和匀，每服一钱温酒送下。

[**功效**]行气疏肝，散寒止痛。

[**主治**]寒凝气滞所致的小肠疝气，少腹引控睾丸而痛，偏坠肿胀，喜暖畏寒。或少腹疼痛，苔白，脉弦。

[**历代论述**]

《医灯续焰》："膀胱痛，引腰脊，恶寒，宜参苏饮、东垣天台乌药散。

东垣天台乌药散，治一切沉寒痼冷，心腹搅痛，并积年寒疝。

寒疝，其状囊冷结硬如石，阴茎不举，或控睾丸而痛。得于坐卧湿地，或寒月涉水，或冒雨雪，或坐卧砖石，或风冷处使内过劳。宜以温剂下之。久而无子。宜东垣天台乌药散之类。"

《普济方》："天台乌药散，治小肠疝，牵引脐腹疼痛。"

《成方便读》："治小肠疝气，牵引脐腹疼痛，阴凝成积等证。夫治疝之法，皆不外暖下祛寒，逐湿行气，然阴寒之气，若与厥阴之或血、或痰凝结为积者，又非前药所能卒除，则必以推荡之品，从其性而温下之，方能有效。方中乌药、木香，辛温香烈，善行善散，能上能下，以宣气中之滞。茴香暖下而祛寒，良姜温中而止痛，青皮入肝破气，槟榔导积下行。其妙用在巴豆与川楝二味同炒，去巴豆不用，但取其荡涤攻坚、刚猛直前之性味，同川楝入肝，导之下行，又不欲其直下之意。一如用兵之法，巴、楝，钦点之上将也；青、槟，前导之先锋也；乌药、木香，为偏裨之将；茴香、良姜，为守营之官。立方之神，真战无不克也。"

《医方集解》："治小肠疝气牵引脐腹疼（痛厥阴肝脉络于阴器，上入少腹，疝病乃肝邪也，肝主筋，故牵引疼痛；小肠经络并于厥阴，寒邪客于小肠，少腹痛引睾丸，上而不下，痛入脐腹，甚则上冲心胸，故俗亦名小肠气；古人治法，往往相类）。乌药、木香、茴香（盐炒）、良姜（炒）、青皮（五钱）、槟榔（二个）、川楝子（十个）、巴豆（七十粒）。先以巴豆微打破，同川楝、麸炒黑，去麸及巴豆，同余药为末，酒下一钱。此足厥阴、手太阳药也。乌药散膀胱冷气，能消肿止痛；川楝导小肠邪热，因小便下行；木香、青皮行气而平肝；良姜、茴香散寒而暖肾；槟榔性如铁石，能下水溃坚；巴豆斩关夺门，破血瘕寒积。皆行气祛湿散寒之品也。"

[**评述**]"肝以散为补"，本品辛温散寒，泻肝理气，主治疝气。肝郁开、寒邪散则气血流畅，疝痛自除。

3. 神香散（《景岳全书》）

[**组成**]丁香、白豆蔻（或砂仁亦可）各等分。

[**用法**]等分研末，每服五七分，白汤下，日数服不拘。若寒气作痛者，姜汤调下。

[**功效**]理气宽中，温中祛寒。

[**主治**]寒凝气滞，胸胁或胃脘胀痛，呕哕气逆，噎膈。

[**历代论述**]

《成方切用》："圣术煎，治饮食偶伤，或吐或泻，胸膈痞闷，或胁肋疼痛，或过用克伐等药，致伤脏气，而脉息无力，气怯神倦者，速宜用此。不得因其虚满虚痞而畏用白术，此中虚实之机，贵乎神悟也。若痛胀觉甚者，即以此煎送神香散最妙。若用治寒湿泻，呕吐证，尤为圣药。"

《绛雪园古方选注》："神香散，景岳之新方也。以之治干霍乱痧胀腹痛，属于寒湿凝滞脉络者，殊有神功，与辰砂益元散治湿热痧胀，可谓针锋相对。夫痧者，寒热之湿气皆可以为患，或四时寒湿凝滞于脉络，或夏月湿热郁遏于经隧，或鼻闻臭气而阻逆经气，或内因停积而壅塞府气，则胃脘气逆，皆能胀满作痛，甚至昏愦欲死。西北人以杨柳枝蘸热水鞭其腹，谓之打寒痧。东南人以油碗或油钱括其胸背手足内胻，谓之刮痧，以碗锋及扁针刺舌下指尖及曲池委中出血，谓之镵痧，更服八砂丹以治其内，是皆内外达窍以泄其气，则气血得以循度而行，其胀即已，非另有痧邪也。近世俗医另立痧科，凡见腹痛胀满烦闷不安，咸谓之痧，唯欲自炫其术，反戒患家勿轻用药，殊堪捧腹。"

《霍乱燃犀说》："神香散（景岳）治干霍乱，腹痛之属于寒湿凝滞脉络者。丁香（七粒）、白豆蔻（七粒）为末，清汤调下，小腹痛者，加砂仁七粒。王晋三曰：此方治寒湿痧胀有神功，与益元散治湿热痧胀，可谓针锋相对。"

［评述］此方可理气宽中，解三焦之滞，主要治疗胸胁胃脘作痛，逆气难解者。

（八）痰凝

1. 瓜蒌薤白半夏汤（《金匮要略》）

［组成］瓜蒌实一枚（捣），薤白三两，半夏半斤，白酒一斗。

［用法］上四味，同煎，取四升，温服一升，日三服。

［功效］行气解郁，通阳散结，祛痰宽胸。

［主治］痰盛瘀阻胸痹证。症见胸中满痛彻背，背痛彻胸，不能安卧者，短气，或痰多黏而白，舌质紫暗或有暗点，苔白或腻，脉迟。

［历代论述］

《金匮要略》："胸痹不得卧，心痛彻背者，瓜蒌薤白半夏汤主之。瓜蒌实一枚（捣），薤白三两，半夏半斤，白酒一斗。上四味，同煎，取四升，温服一升，日三服。"

《竹亭医案》："幸食饮尚贪，脉息右关沉实而滑。痛时牵引背骨，知其胸痛彻背，夜间更甚，不能安卧，非仲景瓜蒌薤白半夏汤不可。因兼右胁痛，又少佐木香以舒肝脾。煎以河水，再加陈酒一小杯同煎。服此一剂而胸痛彻背如失，胁疼亦从此全愈。廿余日之疼痛，服前两方俱未对证，得此一剂，痛若失矣，快甚！快甚。"

［评述］气郁痰浊阻滞心阳，心脉闭阻；或素有阻塞之邪，复因肝郁气滞而气滞痰阻，此方通阳散结、行气散浊，为治疗胸痹之主方。一说方中白酒实为黄酒，但无论白酒或黄酒都具有"行"之功。

2. 半夏厚朴汤（《金匮要略》）

［组成］半夏一升，厚朴三两，茯苓四两，生姜五两，苏叶二两。

［用法］以水七升，煮取四升，分温四服，日三夜一服。

[**功效**] 行气散结，降逆化痰。

[**主治**] 妇人咽中如有炙脔；喜、怒、悲、思，忧、恐、惊之气结成痰涎，状如破絮，或如梅核，在咽喉之间，咯不出，咽不下，此七气所为也；或中脘痞满，气不舒快，或痰涎壅盛，上气喘急，或因痰饮中结，呕逆恶心。舌苔白润或白腻，脉弦缓或弦滑。

[**历代论述**]

《脉经》："妇人咽中如有炙脔状，半夏厚朴汤主之。"

《金匮方歌括》："方中半夏降逆气，厚朴解结气，茯苓消痰；尤妙以生姜通神明，助正祛邪；以紫苏之辛香，散其郁气。郁散气行，而凝结焉有不化哉。"

《本草思辨录》："半夏厚朴汤，治妇人咽中如有炙脔，非胸满非腹满亦无表邪，又何以用厚朴哉？夫咽中者，心肺之部，《千金》此证，又点出'胸满心下坚'五字，非心胸间有湿痰凝阻，不至如是。半夏苓姜，有蠲饮之能，擅泻心之用，佐以苏叶之宣气理血，心胸间可由是旷然矣。不知《千金》谓咽中帖帖，吐之不出，吞之不下，其窃据之势，岂易遽拔。夫厚朴者，消痰下气，力厚气雄，于四物外别树一帜。盖四物以功胜而厚朴以力胜，合以成剂，奏效乃神，此厚朴所以匹半夏而并标之欤。"

《长沙药解》："金匮半夏厚朴汤，半夏一升，厚朴三两，茯苓四两，生姜五两，苏叶二两。治妇人咽中如有炙脔。以湿旺气逆，血肉凝瘀。茯苓泻其湿，朴、半、姜、苏，降其逆而散其滞也。"

[**评述**] 本方证因痰气郁结于咽喉所致。郁闷不舒，肝气郁结，而津随气停，津液停聚而为痰，阻于咽喉，形成梅核气，故治疗宜行气散结、化痰降逆。本方辛苦合用，辛行苦降，使郁气得舒，痰凝自除。

3. 夏枯草膏（《医宗金鉴》）

[**组成**] 京夏枯草一斤半，当归、白芍（酒炒）、黑参、乌药、浙贝母（去心）、僵蚕（炒）各五钱，昆布、桔梗、陈皮、抚芎、甘草各三钱，香附（酒炒）一两，红花二钱。

[**用法**] 前药共入砂锅内，水煎浓汤，布滤去渣。将汤复入砂锅内，

慢火熬浓，加红蜜八两，再熬成膏，瓷罐收贮。每用一二匙，滚水冲服。兼戒气怒、鱼腥。亦可用薄纸摊贴，瘰疬自消。

［**功效**］化硬消坚，行气化瘀。

［**主治**］男妇小儿，忧思气郁，肝旺血燥，瘰疬坚硬。结核肿痛，痈疖肿毒，目珠夜痛等症。

［**历代论述**］

《外科心法要诀》："夏枯草膏治男妇小儿忧思气郁，瘰疬坚硬，肝旺血燥，骤用迅烈之剂，恐伤脾气，以此膏常服消之。"

［**评述**］本方特点：可内服也可外用，治方备用，甚为方便。

（九）正虚

一贯煎（《续名医类案》）

［**组成**］北沙参、麦冬、当归身各三钱，生地黄六钱至一两五钱，枸杞子三钱至六钱，川楝子一钱半。

［**用法**］水煎，去渣温服，日三服。

［**功效**］滋阴疏肝。

［**主治**］肝肾阴虚，肝气不舒证。胸脘胁痛，吞酸吐苦，咽干口燥，舌红少津，脉细弱或虚弦。并治疝气瘕聚。

［**历代论述**］

《续名医类案》："钱塘魏玉璜之琇，《续名医类案》六十卷，世无刊本，余从文澜阁借四库本录一部，凡六十六万八千余言，采取繁富，间有辩论，亦皆精当。玉璜自述医案数十，其治病尤长于胁痛，（肝燥）、胃脘痛（肝木上乘）、疝瘕等证，谓医家治此，每用香燥药，耗竭肝阴，往往初服小效，久则致死，乃自创一方，名一贯煎，统治胁痛、吞酸吐酸、疝瘕，及一切肝病，惟因痰饮者不宜，方用沙参、麦冬、地黄、归身、枸杞子、川楝子，六味出入加减，投之应如桴鼓。口苦燥者，加酒连尤捷。余仿其法治此数证，获效甚神，特表其功用，以告世之误用香燥药者。（炳章）按：凡痰瘀袭络胁痛，肝郁血瘀，痰凝疝瘕，宜用叶氏辛润通络法合金铃子散为最效，以通化为要，此方黏补，恐非所宜。"

《医方絜度》："一贯煎（柳洲），主肝血衰少，脘痛，胁疼。"

《乘桴医影》："沈寅甫令正，患少腹聚气，痛无定所，甚至浑身筋骨痠痛，寒热如疟。医谓外感，治之日剧，眠食皆废。余按脉微数而弦，重取极细，乃八脉大亏之证。经予一贯煎加减，投之旬余而瘳。倪笠坪患感旬余，屡医不效，邀余往勘，乃湿温证也，投药十剂而痊。"

[评述] 肝脏体阴而用阳，其性喜条达而恶抑郁。肝肾阴亏，肝失所养，疏泄失常，气郁停滞，治疗宜滋养肝肾阴血为主，配伍疏达肝气之品。方用生地黄补益肝肾之阴。北沙参、麦冬、当归、枸杞子益阴养血柔肝，并佐以少量川楝子，疏肝泄热，理气止痛，诸药合用，使肝体即得濡养，又得疏泄，诸证可除。

第三节　非药物疗法

一、中医心理疗法

基于近年来的研究，我们发现中医心理紊乱状态下的病证更多地表现为躯体化症状和体征，虽有人格、情绪和认知方面的障碍，但临床对这方面的认识尚少，且缺乏有效的辨证思路和治疗体系，临床很难通过躯体化表现深入挖掘背后隐藏的心理情绪根源。患者对自身疾病认知能力的障碍，由主诉的症状和体征多不能反映疾病的真实情况。因此，医者在临证时要充分调动望、闻、问、切的四诊能力，运用中医心理学的内容和知识，透过患者躯体化的症状和体征，拨开层层迷雾，找寻患者的心理紊乱背景和疾病的内在症结，然后用药物治疗或者心理疏导的方法直接干预疾病发生的内在"扳机"，才是最有效的治疗方法，也是中医心理紊乱状态的"克星"。此时我们应用中医的心理辨证体系，摒弃患者主观的不适，从心理层面上对患者采取相应的治疗措施，是治疗郁闷不舒状态的最佳方式。

（一）移情易性法

郁闷不舒状态虽然有不同的分类，但是移情易性法是针对各种分类一致适用的方法。叶天士认为："情志之郁，……盖郁证全在病者能移情易性。"移情易性是通过改变患者的生活环境和方式，分散或转移感知觉的集中点，以达到改变患者紧张状态和不良认知的方法。移情易性的操作可分为"移"和"易"两个过程，也可合而用之。前者即通过"移情"达到"易性"的目的，通过工娱、艺术、运动等分散或转移感知的集中点，领悟到不良认知，以达到自然放松；后者在工娱、艺术、运动等过程中同时使用认知治疗，帮助患者认识自身的问题。移情的具体方法很多，应根据患者平时的兴趣爱好、体质、性格、修养、社会经济地位和不同病情，采用不同的措施，如看书、听音乐、看电影、弹琴、下棋、书法、画画、看戏剧、跳舞、旅游、垂钓、登山等，都可起到治疗作用。

（二）情志相胜疗法

情志相胜法是《黄帝内经》运用"比类取象"的方法，根据五行相克的理论，用一种情志去纠正相应所胜的另一种情志的治疗方法。《素问·阴阳应象大论》提出了"悲胜怒""恐胜喜""喜胜忧""怒胜思""思胜恐"等以情胜情的方法。阅遍古籍，"郁"并没有作为一种单独的情志因素出现在"七情"中，古代医家常把"郁"归于"忧"的范畴。其中郁闷不舒与七情的"思"又均导致气机的郁结，故下举"怒胜思""喜胜忧"两例说明。

"怒胜思"是指医者对久思积虑不能自拔的患者，有意识地使其发怒，从而达到治疗目的的一种方法。盖思为脾志，五行属土，"思伤脾"，"过思则气结"，郁闷不舒可令人神疲、懒言、失眠、健忘、心悸、不思饮食、腹胀、胸膈满闷、食纳不旺等。肝志为怒而主疏泄，一般说来，适当地发怒有助于肝气升发，可以宣泄某些恶劣情绪的羁绊，达到心理上的平衡。"怒胜思"，从五行而言，为木克土的关系；从脏腑生理功能而言，肝气疏泄有助于运脾，以宣散脾气之郁结。所以，临床应用本法时，多采取故意违逆患者的心意或夺其所爱等方法以激发其愤怒情绪，令患者盛怒以冲破郁思,使气结之症得以尽情宣泄,重新协调心理状态使之平衡,从而矫正其"思则气结"的病理改变。

"喜胜忧"亦是常用的情志相胜的治疗方法之一。中医认为,忧为肺志,喜为心志,忧则气结,喜则百脉舒和。因火能克金,而肺属金,心属火,所以可用心之志治疗由肺之志引起的各种疾病。如元代名医张子和曾治疗一个因父亲被贼杀死而悲哭过度引起心痛日增不已、疼痛不止的患者,其他医生采用了许多药物治疗皆没有效果。张子和出诊时,正巧碰上一个巫婆在患者家中,便学着巫婆的样子,以各种方法取笑巫婆,揭露其骗人的把戏,患者看后大笑不止。一两天之后,患者不药而愈。肺为气主,忌乎郁。《吴医汇讲·忧伤肺喜胜忧解》曰:"《经》曰:'忧愁者,气闭塞而不行',是忧能伤肺之由也。至于喜可胜忧,其义何居?亦考诸岐伯曰:'喜则气和志达,营卫通利,故气缓矣。'则以闭塞者而和缓之,岂不得谓之胜乎?然亦更有显明者,凡人有所忧愁,每多胸膈不舒,适逢欢快之事,即可情怀开旷,此尤情性之常,宁独火可胜金而已哉。"所以,此法多采取愉悦患者的方式、以喜乐之情替代忧郁心境,令患者气和志达,使气结之症得以尽情开宣、通利,重新协调心理状态使之平衡,从而矫正其气机郁结的病机。

此类患者因其抑郁不舒的心境为导致疾病的原因,而诱发事件因人而异,医者需追本溯源找到根源。若为牵肠挂心,则以怒胜思,直达病所;若为忧郁伤心,则以喜平忧。临床可起到事半功倍之效果。

（三）疏导法

《灵枢·师传》中记载:"王公大人,血食之君,骄态从欲,轻人而无能禁之,禁之则逆其志,顺之则加其病。""人之情,莫不恶死而乐生,告以其败,语之以其善,导之以其所便,开之以其所苦。"指出了语言疏导四步法,即"告之以其败"为擒、"语之以其善"为纵、"导之以其所便"为切入、"开之以其苦"为突破。

第一,擒。即向患者指出所患疾病的危害。恶死乐生是人之常情、人之共性,故"告之以其败"可擒住患者之心,在患者心理上产生震慑作用。

临床应视疾病性质、患者个性特点等而定，不可一视等同。如对那些自视高明、目空一切者或骄蛮无礼者，"告之以其败"可抑其骄气，建立医者的威信，使之听从医嘱；对那些觉得无所谓者，"告之以其败"可引起患者对疾病的充分注意，使之认真对待；对那些敏感、心理压力极大的患者，则应指明其消极心理状态对愈病的危害；对那些通情达理者，适当地"告之以其败"，可使之更能自觉配合医生的工作。

第二，纵。首先的"告之以其败"如果造成了患者适度紧张的心态，那么"语之以其善"则使患者心态紧中有缓。医生对患者态度和善，并且沟通中蕴含着"只要能积极配合治疗，其病情预后就可能'善'"的意思，医者对患者心态一擒一纵，可助患者树立战胜疾病的信心，有利于治疗。

第三，切入。多数情志疾病患者长期为心理障碍所苦，又得不到周围人理解，甚是痛苦，他们将求生希望寄托于医者，故求治动机尤其强烈。这可作为此类疾病治疗的切入口，利用患者的特点，以其所好为切入口，触及问题后再以有利于愈病的认识、行为加以引导。

第四，突破。此为语言疏导原则，在前三步的基础上，帮助患者进一步解除情绪、行为及躯体障碍。具体方法灵活多变。

（四）暗示领悟法

暗示领悟法是对患者的非辨证观念进行矫正时，间接对病理观念的对象采用一种可辨证的教育或建议，使患者的观念得到自我认识上的批判，从而达到改良认知的作用。本法可理解为类似于暗示和认知疗法的合并使用，可分为暗示和领悟两个过程，一般为先暗示后领悟，亦可反之，以暗示为手段，以领悟为归宿。暗示由医者进行，患者可自我领悟，亦可在医者帮助下开悟。

（五）祝由法

祝由，即"祝说病由，不劳药石"，《灵枢·师传》指出祝由是通过"告之以其败，语之以其善，导之以其便，开之以其苦"，以使"邪不伤正，精神复强而内守"来达到治病目的。尽管历代医家没有统一操作模式，但在以患者认知心理为操作对象这一点上是一致的。祝由有两种基本形式：

情志病祝由与符咒祝由。情志病祝由是进行理性分析；符咒祝由则是利用患者的暗示心理，以顺势利导。两类祝由适应证皆与思维的定持状态有关，前者的情志隐情中也必然存在定持状态；后者患者思维认知已由鬼神把持，头脑中充满与鬼神有关的观念，呈现一种不由自主的非理性的鬼神控制态。

《续名医类案》载卢不远治沈君鱼终日畏死医案。患者恐死，加性格多疑善虑，更增恐惧，医者先"导喻万言"，让其明理，初见疗效，继之给予心理支持，又参禅以明了生命之理，整个心理治疗过程都是针对患者恐死之由的认知调整。《名医类案》载孙景祥治李长沙学士多食不化而节食，后几乎废食，为其祝，说病由为"病在心火，得木而解（春天病可缓解）"，且病得之于忧郁之事，悲伤过度，积久成病。医者"祝说"的病由，使患者心悦诚服，"悉听孙言"，并配合药物治疗取得良好疗效。

符咒祝由的合理内核为顺势利导，利用暗示改变患者为鬼神所拘态。鬼神迷信者思维范围狭窄，之所以"拘于鬼神者，不可与言至德"，不在于医者不救，而在于患者除鬼神之外排斥一切，医者即使用科学的、客观的、非鬼神的道理予以解救，也难为患者接受。顺势利导，即治疗者顺其所慕、所恶，因其所胜所从之势而导之，如张介宾所说："所恶所慕者，言鬼生于心也。曰知其胜、知其所从生，可祝而已者，言求其致病之由，而释去心中之鬼也。……既得其本，则治有其法，故察其恶，察其慕，察其胜，察其所生，则祝无不效矣。"

祝由作为一种心理疗法起源很早。其本义是从认知着手实现对患者情志、行为的调整。有效在于因势利导，调整患者不合理观念，即以一种新的非理性观念替代原有非理性观念，进而平息其情志障碍。以顺势利导为原理的祝由法是针对精神惑乱的紧急情况而治，之所以取用非理性方法，也全在于顺应患者所好，打破患者形成的固有思维模式，接受新的思维模式和内容。

在今日纷繁复杂的现代社会，尽管原始社会人类由于认识水平所限而形成的对未知领域的恐惧与愚昧不复存在，但是在物欲横流的现代社会中快速的生活节奏和来自生活、工作的强大的压力负担，以及强大的物质诱惑不断冲击人类的内心世界，一旦超出心理的最大负荷，将产生各种临床心理问题，郁闷不舒状态便是其一。因此，祝由法作为一种源流久远的心理疗法仍具有现实意义。将祝由法引入郁闷不舒状态的治疗，能够一时冲击患者固化的思维，解除对某件事或某个人的思维定持状态。需要注意的是，祝由法仅作为一种心理暗示，不能替代药物的治疗作用，应结合药物，双管齐下，以期达到最优的临床疗效。

二、中医经络疗法

经络学说是构成中医学理论体系的重要组成部分。经络系统遍布全身，气、血、津液主要靠经络为其运行途径，才能输布人体各部，发挥其濡养、温煦作用。脏腑之间，脏腑与人体各部分之间，也是通过经络维持其密切联系，使其各自发挥正常的功能。所以经络的生理功能主要表现在沟通内外，联络上下，将人体各部分组织器官联结成为一个有机的整体，通过经络的调节作用，保持着人体正常生理活动的平衡协调。经络又能将气血津液等维持生命活动的必要物质运送到全身，使机体获得充足的营养，从而进行正常的生命活动。此外，经络又是人体的信息传导网，它能够接受和输出各种信息。

经络学说被广泛地用以指导临床各科的治疗。特别是对针灸、药物治疗，更具有重要指导意义。临床实践中发现郁闷不舒状态致病具有多样性，而其治疗也不局限于药物一种手段，郁闷不舒状态的致病病位与经络有着密不可分的关系。

（一）针灸疗法

针灸疗法是用针刺与艾灸治疗的合称。针法是把毫针按一定穴位刺入患者体内，运用捻转与提插等针刺手法来治疗疾病；灸法是把燃烧着的艾绒按一定穴位熏灼皮肤，利用热的刺激来治疗疾病的一种方法。针灸疗法起源于新石器时代，至今已发展为一门相对独立的临床医学。针法与灸法皆是通过疏通经络、调和阴阳、扶正祛邪的作用来达到治疗疾病的目的，早在《灵枢·刺节真邪》中就记载"用针之类，在于调气"，《灵枢·终始》："凡刺之道，气调而止"，即是说明针灸可通过调气以达到阴阳调和、治疗疾病的目的。

针灸疗法可疏通郁闷不舒导致的经络气机结滞，从而协调经络与脏腑的关系，阻断病情由经络入脏腑的进一步发展。我们在临床中发现，运用针灸治疗郁闷不舒状态不仅需要结合辨证具体选穴，而且特定穴位对郁闷不舒状态有特定的治疗作用。由于郁闷不舒状态主要导致患者的气机郁结于内，失于舒展，则临床针刺太冲、行间，就具有良好的疏肝解郁的功效，可引导积聚于上部的气机下行。

（二）拍打疗法

拍打疗法，是用手或者用槌、木棒或钢丝制成的拍子，在患者某些特定部位进行轻重不同而有节奏地拍打、出痧，以治疗疾病的一种方法。中医认为"痧"是人体微循环系统中瘀结形成的不流动"物质"，通过拍打将体内的代谢产物"痧"这种毒废物排出体外，达到保健养生的目的。拍打疗法可以直接作用于运动系统与循环系统，例如肌肉、关节、骨骼、韧带、血管等，可促使毛细血管扩张，促进体液代谢，激发组织细胞的运动，同时可改善局部神经的兴奋和抑制状态，最终能起到疏通气血、舒筋活络、祛瘀生新、调和阴阳的作用。

拍打疗法的适应证较广，可治疗分属内科、外科、妇科等多个临床学科的多种疾病，但以治疗郁闷不舒状态导致的气机不畅最为立竿见影。如肝气郁结导致的月经延后、痛经、腰腿疼痛、面色枯黄无光泽、失眠多梦、乳腺增生、胃痛、胃胀等。拍打后机体的正常反应为出痧，伴有局部皮肤组织的肿胀、青紫和皮温增高。

常用的拍打部位为八虚，所谓八虚是指人体的 8 个关节，即两肘、两腋，两髀、两腘。《黄帝内经》认为，这八处部位有五脏真气所过、相应血络所布等，与五脏联系密切；又为关节屈曲处体表虚陷之地，气血薄弱，易受外邪侵扰。故拍打这些部位可改善全身的气血运行。拍打法治疗郁闷不舒状态，临床不局限于某处，更不局限于八虚。大量临床实践中发现，郁闷不舒状态患者气机郁结的部位有规律可循，一般循经郁结于两胁部、腹股沟部、下肢内侧中部，可直接用虚掌或经络拍拍打患处，力度以患者可以耐受为佳，若拍打得当，患者可有咳嗽、嗝气、鼓出气包、出痧等表现，可谓效如桴鼓。

（三）经筋疗法

《黄帝内经》最早记载："骨正筋柔、气血自流，筋长一寸、寿延十年。"经脉与经筋同源共史，筋与脉并为系。十二经筋是属于十二经脉的筋肉系统，发掘经筋的功能可扩大"经络学说"的临床应用范围。日常生活中的习武、导引、瑜伽都属于拉筋运动。

郁闷不舒状态患者处于长期的情绪低落、拘谨状态，造成筋脉的拘急和挛缩，在穴位及其附近多有挛缩的筋结等反应点，筋脉挛缩，气血也相应阻滞不通。通过拉筋能使僵硬的筋脉变柔，令脊椎上的错位得以复位。郁闷不舒状态患者筋脉挛缩的部位也有特点可循，一般为循经分布。临证运用脉诊发现患者气机郁滞处，使用调筋手法将挛缩的筋结打开，结滞的气机自然随之而开，亦可将错位的筋脉通过拉筋或手法复位，筋归本位，气自顺行。

（四）导引法

导引疗法，又称为吐纳法等，分静功和动功，是一种以经络气血运行为基本理论的自我修炼和放松的心身并治疗法，是一种常用的治疗和养生方法，流传较广。导引的流派甚多，方法各异，大都是通过意念调节和气息运动，从而达到激发经气、疏通经络、和谐气血、调节功能、增强体质、提高抗病能力的作用。导引功法由三调组成，即调心、调息、调身，治疗的核心是进入三调合一的状态。

长期处于郁闷不舒状态，定会气机郁滞，经络不通，气不寻于常道，因此"以意引气"为治疗郁闷不舒状态之佳选，此方法即在"意"的引导下，使"气"循常路、意气相随，合为一体。具体操作方法为"意守丹田法"：静心、排除杂念，把注意力集中在脐下丹田；想象着，在丹田中有一股气，此时用腹式呼吸法，慢慢进行呼吸；吸气时，想象着丹田中的这股气由腹部逐渐上升至胸部，再上升到头部，直到头顶的百会穴；吐气时，想象着这股气由百会自后向下，顺着脖子、脊梁往下，直至回到丹田。这样一吸一呼，反复进行，也可收到自我放松的效果。临床应用还需根据具体问题，综合比较不同练习方法，辨证选择。

三、音乐疗法

音乐疗法是现今比较新颖的说法，也是研究的热点问题，所谓的音乐疗法是通过生理和心理两方面的途径来治疗疾病。一方面，人体各种器官都具有一定的振动频率，人体发生病变时器官的振动频率也会发生改变，音乐声波所传递的频率和声压会引起人体组织细胞发生和谐共振现象，能使颅腔、胸腔或某一个组织产生共振，这种声波引起的共振现象会直接影响人的脑电波、心率、呼吸节奏等。现代科学研究发现，当人处在优美悦耳的音乐环境之中，可以改善神经系统、心血管系统、内分泌系统和消化系统的功能，促使人体分泌一种有利于身体健康的活性物质，可以调节体内血管的流量和神经传导。另一方面，音乐声波的频率和声压会引起心理上的反应。音乐可直接引起人的情绪变化，情绪变化的大小与欣赏力的强弱成正比。

和缓平稳的音乐使人安慰、平稳、呼吸均匀，激情澎湃的音乐会使人兴奋。悦耳动听的乐曲，悠悠轻快的旋律，沁人肺腑的声乐，可使人凝神于音乐中而排除杂念，逐渐平心静气，呼吸深缓，全身放松，使紧张的大脑皮质弛缓，从而影响到全身肌肉、血脉及其他器官的活动，由此对患者起到特殊的镇静、安神作用，有助于消除心理、社会因素所造成的紧张、焦虑、忧郁、恐惧等不良心理状态，提高应激能力。

郁闷不舒状态则需要舒缓、宁静、快乐的音符，例如贝多芬谱曲的《欢乐颂》、舒伯特的《美丽的磨坊少女》《摇篮曲》等，给人以快乐、宁静、自由的力量。这种舒缓愉悦的声律、节拍与身体器官产生共振，作用于人的脑电波、心率、呼吸，影响体内血管的流量和神经传导，从而起到调节人体心理情绪、舒缓心情、调畅气机的作用。

四、芳香疗法

"芳香疗法"是一门利用植物精油对人体进行保育、按摩等，来达到养生保健和延缓衰老的治疗方法。它是通过香料飘逸出来的香气，经嗅觉器官吸入人体内，或与皮肤表面直接接触而产生明显的心理、生理反应，从而达到保健、治病、美容的目的。

芳香疗法自古有之，古人用这种疗法驱逐秽气，杀虫灭菌。如华佗用麝香、丁香等制成小巧玲珑的香囊，悬挂在患者的住处，以此治疗肺结核、吐泻等疾病。许多中药材提炼的精油均被应用于香薰疗法中，如肉桂、丁香、茴香、乳香、没药、广藿香、薄荷、紫檀木、檀香等，将这些植物萃取，取之液态精华，形成的精油除了具有原植物的气味，功效也是原植物的 50~70 倍。真正出现芳香疗法这一术语是在 1930 年。在美国，芳香疗法得到了科学上的发展、医学上的研究和使用，并得到了大众的承认。如今芳香疗法可通过蒸熏法、吸入法、按摩法、香薰漱口法、刮痧法和沐浴法等众多方法将精油作用于人体，从而达到舒展身心，保养皮肤、调节新陈代谢和身体健康状况的功效。

第四节 抑郁障碍郁闷不舒状态诊疗举隅

一、抑郁障碍郁闷不舒状态的病机分析

抑郁障碍属于中医学"郁病"狭义范畴，即单指情志不舒之郁。抑郁障碍可分为 5 种心理紊乱状态，郁闷不舒状态作为其中之一，其致病原因多为情绪未得到宣泄，从而使心情压抑，肝气不遂，临床以心情抑郁、情绪不宁、善太息、胁肋胀满疼痛为主要表现，或有易哭易怒；或有咽中如有异物、咳之不出咽之不下的症状，也可伴有不同程度的入睡困难、眠浅易醒等睡眠障碍症状。

中医眼中的郁闷不舒

（一）原发病机

气机郁结，脏腑功能失调，既是郁闷不舒状态的原发病机，又是核心病机，是临床辨证论治的核心。《医碥·杂症》亦云："百病皆生于郁……而郁而不舒则皆肝木之病矣。"在临床实践中，肝气郁结不仅是郁闷不舒状态的始动病机，又是导致疾病发生、发展及转归的维动病因。

（二）衍化病机

郁闷不舒状态以"气郁"为先，在此基础上常形成火、瘀、痰、虚等诸多病理变化，从而使体内气血阴阳失衡。气郁日久，郁而生热、化火；气郁于某部，则气盛，气盛则阳亢，阳亢则化风，或热极生风；气郁则湿不化，湿郁则生痰，以致痰气郁结；气郁日久，由气及血而致血瘀；气郁则气化不利，气血津液不归正化，以致气虚、营亏、精耗，但以上诸端病机衍化，皆以气郁为先。

（三）具体病机

郁闷不舒状态的终末病机为气郁日久，损及脏腑。初起多以肝郁为主，可见情绪抑郁、善太息、胁肋胀满疼痛等症状；继而肝木乘脾，脾失健运，痰气郁结，则可出现咽中梗塞异物感，吐之不出咽之不下；气郁久病伤及心肾，情志过极伤于心，加之脾失健运，气血生化不足，则可导致心脾两虚；气郁化火伤阴，肾阴亏虚，无以上濡心神，心神失养，则可出现心神不宁、虚烦少寐、多梦、健忘、腰膝酸软等临床表现。

二、抑郁障碍郁闷不舒状态的临床治疗

（一）治疗原发病机，调节气机运行

气机运行不利是郁闷不舒状态的原发病机，故行气解郁为首要治则。治疗多用风类药物逆转病势，调节气机运行。风药味辛能散，引药上行，使肝气得以升发，使气机调畅，且风药泻木，可抑制肝气横逆。张元素在《医学启源》中提出"风升生"之类风药，包括防风、羌活、独活、柴胡、升麻、川芎、麻黄、荆芥等诸多解表药物。抑郁障碍郁闷不舒状态，可应用风类药物，以逆病势而动，达到治疗的目的。

（二）明确衍化病机，阻断病情发展

对衍化病机的治疗，按照"补虚泻实"的基本原则。本病初起时气机郁滞不畅，后出现火、风、痰、瘀、虚等病理变化，化火者消其火，加栀子、石膏、黄连等；阳亢者潜其阳，加羚羊角粉、生龙骨、生牡蛎等；生风者息其风，加天麻、钩藤等；痰聚者化其痰，加石菖蒲、白芥子、莱菔子等；血瘀者活其血，加桃仁、红花、丹参等；虚者扶其正，按气血阴阳不同亏损程度，予黄芪、人参补气，当归补血，沙参、麦冬养阴，肉桂、巴戟天温阳等。

（三）参察病位，确定治法方药

肝气自郁于本经者，采用疏肝理气之法，方选如柴胡疏肝散、越鞠丸之类。肝郁气滞，心神不畅者，适当加用具有愉悦心情、畅达情志的药物，如郁金、合欢、菖蒲、远志一类。肝气克犯中焦者，脘腹胀满便秘腹痛，方选如四磨汤、半夏厚朴汤一类。肝郁久病及心肾阴虚者，方选天王补心丹一类；肝气滞于四肢及肩颈者，应疏通经络，采用手法、针刺、艾灸等手段作用于筋结点，并辅以中药调气散结，应用伸筋草、路路通、防己之类；肝气滞于头面者，应用川芎茶调散之类，并辅以秦艽、枳壳、牡丹皮等药物随症加减；肝气滞于膻中者，方选瓜蒌薤白汤、丹参饮之类。

三、抑郁障碍郁闷不舒状态方药举隅

本团队结合脏腑辨证以及心理辨证两方面，通过仔细的文献研究分析和长期的临床实践积累，总结出针对抑郁障碍郁闷不舒状态的两首经验方。

（一）肝郁脾虚证

治法：疏肝健脾，解郁舒闷。

推荐方药：疏肝健脾解郁方。柴胡 15 g，白芍 18 g，当归 21 g，白术 12 g，茯苓 15 g，防风 12 g，荆芥 12 g，清半夏 9 g，陈皮 9 g，枳壳 15 g，党参 12 g，炙甘草 9 g。

方药分析：疏肝健脾解郁方是基于"逍遥散"加减而来。逍遥散出自《太平惠民和剂局方》，主治肝郁血虚脾弱证，方中柴胡疏肝解郁，使肝

气得以调达，为君药；当归甘辛苦温，养血和血；白芍酸苦微寒，养血敛阴，柔肝缓急，为臣药。白术、茯苓健脾祛湿，使运化有权，气血有源，炙甘草益气补中，缓肝之急，为佐药。用法中加入薄荷少许，疏散郁遏之气，透达肝经郁热；烧生姜温胃和中，为使药。

心理辨治方面，柴胡，轻清升散，兼以疏泄，舒散郁闷之气，并总理肝脾。伍以防风、荆芥，取其发散之用，行散郁闷之气，改善心理状态。脾气以升为顺，脾气升则肝气、肾气皆升；胃气以降为顺，胃气降则心气、肺气皆降，脾升胃降正常，则紊乱之气机恢复通畅，有利于郁闷不舒患者气滞不畅症状的改善。《本草经解》云陈皮"味苦清心，味辛能通，所以通神也"，臣以陈皮，味辛行散，理散脾胃之气，清心通神，改善异常心理状态。白术、茯苓、党参健脾和中，亦为臣药。郁闷不舒，气机结滞，脾气不运，化生痰湿，佐以法半夏、枳壳燥湿消痰顺气。气久郁而血亦瘀，血行畅则气亦舒，方中佐以当归养血活血以助行气。另佐以白芍，以白芍之酸敛，制柴胡之辛散，抑肝散火。炙甘草可健脾胃、除烦闷，"补五劳七伤，一切虚损、惊悸、烦闷、健忘"，兼以调和诸药，用为使药。如此诸郁得舒，诸症可愈。

（二）肝郁肾虚证

治法：滋肾平肝，解郁舒闷。

推荐方药：滋肾平肝解郁方。柴胡 12 g，防风 15 g，枳壳 15 g，生地黄 10 g，栀子 9 g，郁金 12 g，牡丹皮 9 g，山茱萸 10 g，当归 9 g，白芍 15 g，泽泻 9 g，五味子 6 g，炙甘草 6 g。

方药分析：滋肾平肝解郁方是基于"滋水清肝饮"加减而来。滋水清肝饮原方出自《医宗己任编》，有滋阴养血、清热疏肝之效。其中柴胡为君，味辛升散，能通达表里，畅达气机，逆病势而动，入里散郁邪于外；防风、枳壳、郁金能宣腠理、散结气，生地黄、山茱萸滋肾益精，填髓定志，使脑神得养，共奏疏肝理气、填髓益智之功，共为臣药。白芍、当归、牡丹皮、栀子、泽泻、五味子为佐药。气郁久易化火生热，恐有耗伤阴血之弊，故佐以清热滋阴养血之品，清热除烦，解郁安神。

心理辨治方面，柴胡可除郁解闷，使不良情绪排解有道，情志舒畅。

防风味辛性温，为风药，具有发散透达之性。《日华子本草》谓防风"能安神定志，匀气脉"。枳壳有苦泄辛散之性，能理气导滞，斡旋中气，舒缓心理张力。郁金苦辛，疏肝行气、清热解郁，《本草衍义补遗》谓其"治郁遏不能散"，三药合用，疏散郁遏之气，助君药开郁除闷、疏肝理气；生地黄为补肾要药、益阴上品，既能滋肾养阴、又可清风润木。山茱萸酸温，擅补益肝肾，强阴益精定志，收涩之中兼具条畅通利之性，《医学衷中参西录》曰"收敛元气，振作精神"，合用补肾亏而强肾志，充脑髓而提精神，以助情绪稳定安和。防风、枳壳、郁金助君药理气解郁，调畅情志，解除郁闷不舒状态；当归、白芍滋阴养血，柔肝缓急；牡丹皮味苦辛，苦能泻阴火，辛能疏结气，栀子苦寒，除烦泻热，解心中懊恼，与牡丹皮共泻内郁之火，并制山茱萸之温涩，两药配当归、白芍，可达清肝解郁、养血安魂之效；泽泻甘寒，清热生津涩精，可泄肾浊，与地黄合用助真阴得复其位。五味子益气生津，补肾宁心安神，又具收敛之性，防止诸气药、风药升散太过，使气机散中有收，升中有降。炙甘草为使药，调和诸药，《日华子本草》谓之"安魂定魄，补五劳七伤……益精养气"，不仅能和中缓急，还能助精神稳定安和。

第五章 预防调护

　　当今社会迅速发展，人们的物质生活水平得到极大改善，而生活节奏越来越快、竞争压力不断增大与之同步到来，导致人们的心理难以适应这些变化，带来了诸多严重的思想压力甚至引发社会问题，严重影响着人类的身心健康。我们通过近几年的摸索和总结发现，郁闷不舒的发生虽然与遗传、人格、体质等方面的因素有关，但其起病及病情波动更与应激性的生活事件或无法解决的心理冲突分不开。每个人都有两个生命，一个是身体的生命，一个是心灵的生命。人们多重视前者，适时锻炼，适宜饮食；而忽视看不见摸不着的后者。精神卫生乃生命之魂，魂连通体则身心开泰。现代心理学认为，当本我、自我、超我三者的关系不相和谐时，便会产生心理情绪冲突，大多数人是在这种状态下发病的，一项调查表明，癌症患者发病前6个月，忧郁者占56%。各年龄段都有其特有的社会、心理问题，青少年的学业竞争，以致有些人无法应付而走向绝路；中年人的家庭、婚姻、经济、就业等，有所谓"下岗综合征"者；老年人的"退休综合征""空巢综合征"等都与社会、心理因素有关。面对如此庞大的患病群体和较高的心理问题的致病率，解决群体性的不良情绪影响刻不容缓。事实上，不良情绪的产生、郁闷不舒状态的维系都是能够预防的。

第一节 意志锻炼

现代心理学认为，意志是人在工作、学习和日常的活动中，为达到预定目标，控制自己的情绪和情感，克服体力和智力上的困难的行为。《黄帝内经》认为情志为病的条件是剧烈的情志变化和禀赋的不足，而外界刺激是发病条件，人内在的体质因素才是发病的根本。七情发生后能否致病，首先取决于机体的耐受力，而耐受力又与人的意志力有直接关系。意志坚强的人能够长时间地承受各种精神压力或不愉快的事件，并可逐渐化解。而意志薄弱的人在承受了一定精神压力之后，很容易诱发各种心身疾病。中医学认为，意志坚强的人与怯懦的人从形体结构到脏腑刚柔、气血强弱等方面都各有不同，所以对压力的耐受力和对疾病的易感性及转归预后等也各有所异。可见，意志因素对于七情的发生与致病具有重要的制约作用。郁闷不舒状态在人群中的发生和存在有其个性基础，郁闷不舒之人多仁爱宽厚，委屈自己、宽待他人，多思多虑，不善沟通、遇事不善排解，长期思想压力积压于心，从而导致郁闷不舒状态的发生和持续。

因此，郁闷不舒状态人群需要意志力的锻炼。首先要树立正确的人生观，由此产生崇高的抱负和坚定信念，这样就能激励自己坚韧不拔的意志，磨砺百折不挠的毅力，从而在面对困难与挫折时，随时与自我的懦弱心理作斗争，用自己的意志战胜因困难产生出的消极悲观情绪及彷徨逃避心理。

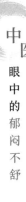

第二节　修身养性

修身养性即加强自身思想、道德、情操的修养，学会用辩证的观点看问题，从容地对待挫折和失败，做到宠辱不惊，得失坦然，做情绪的主人。自古以来，学士文人多注意修身养性，流传下来的有"六常存"："常存安静心，常存自觉心，常存欢喜心，常存良善心，常存和悦心，常存安乐心"；"三乐法"："自得其乐，知足常乐，助人为乐"。嵇康的《养生论》说："修性以保神，安心以全身，爱憎不栖于情，忧喜不留于意，泊然无感而体气平和。"当今社会变化剧烈，生活节奏快，物质要求高，金钱诱惑多，无不对人的情感产生刺激，如不能正确对待，必将导致情绪的频繁失衡。淡泊名利，乐观豁达，仁爱重义，仍不失为现今修身养性、防治情志病之良方。

郁闷不舒状态的修身养性，亦是通过加强思想、道德修养，提高自身的心理素质，以求在物质生活空前丰富、竞争空前激烈的社会中保持内心的内守和沉静，能够不随外物的变迁所牵累。

第三节　移情易性

移情易性是指导患者用具体的行动，转变自身的关注点，从而使思维的关注点更加广泛的方法。通过此法，郁闷不舒状态患者既可通过调神达到预防心理失调的目的，又可如前所述治疗心理情绪失调。具体的方法包括以下几点。

第一，培养良好的兴趣爱好。书法、绘画、写作、听音乐会、养鸟等，都可以陶冶性情。培养兴趣爱好不必拘泥于某种形式，既可以参加社会培训，接受专业的指导，也可以自娱自乐。如练书法，眼、手、心并用，聚精会神，笔走龙蛇，练到一定程度，便可沟通内气运用于笔端，通过书法练习，达到锻炼身体、调理情绪的作用；写作可使笔者全身心地投入到文章的意境之中，神游于行云流水的思绪之间，让人抛却荣辱，升华性情；反复欣赏自己的绘画、书法作品，品读自己的文学作品，给人带来一种成功的喜悦和自信。"止怒莫若诗，去忧莫若乐""情志不遂……开怀谈笑可解"，培养广泛的兴趣爱好可使郁闷不舒状态患者陶冶情操，寄托思想，疏气解郁。

第二，体育锻炼。积极参加体育锻炼，如散步、打太极拳、练导引、瑜伽、健身操等。伴随着优美的旋律打太极拳和练导引，在和谐之中进入一种忘我的境界，完成每一个动作，这样既锻炼了身体，又调理了情绪。百练不如一走，在幽静之处散步，排除一切杂念，欣赏着大自然的美，若再边走边哼哼小曲，可起到宣泄、抒发情绪的作用，使人心胸豁达，精神亢奋，不良情绪一扫而光。瑜伽能够通过呼吸及独特的姿势给予头脑、肌肉适度的刺激，缓解压力与焦虑，令身心健康，自然统一安定。各种形式的体育锻炼均讲究适度与动静结合的原则，患者可通过运动排解郁闷不舒状态的不良情绪，使心胸开朗，气机自然舒畅。

第三，美容、社交。爱美是生理和心理的双重需求。通过适度的美容人不仅从外表上变得更加年轻貌美，而且也从心理上变得年轻、自信，从而产生一种积极的情绪，可以消除生活、工作带来的疲劳和懈怠感，对促进心身健康极为有益。社交是现代生活中不可缺少的一种交流方式，人们通过交流可以增加对外界事物的了解，使眼界更为开阔，通过交流能沟通思想感情、增进了解，还可对人生中的不幸遭遇起到很好的缓冲作用，也可医治心理疾病，帮助人们增强信心和力量，重新扬起生活的风帆。郁闷不舒状态患者多性格内向，气机易郁滞不畅，而外向开朗的人气机多舒畅豁达，因此要广交这类朋友。

第六章 郁闷不舒状态病案分析

古代医案是中医理、法、方、药综合运用的具体形式，它不仅是医疗活动的真实记录，而且还能反映医家的临床经验及思维活动。中医医案浓缩、涵盖了中医基础理论和临床各方面的知识，可谓博大精深。多读医案是学医者快速建立、形成临床辨证思维的有效途径之一。通读古代医案，不仅可以了解先贤的辨证用药特点，获得医学前辈的宝贵经验，开阔视野，启迪思路，还能加深对疾病病因、病机、辨证用药的认识，从而在更深层次上了解中医的哲学思想及临床思维方式。在浩如烟海的古代病案中，蕴藏着众多关于郁闷不舒状态的典型病案，笔者通过文献查询，将古代验案中关于郁闷不舒状态导致的疾病摘录出来，尽量保持原医案内容，加以整理、分析，将其按照病证进行划分，以期发现、总结古代医家对郁闷不舒状态相关疾病的认识、用药规律及特点。

第一节 郁闷不舒状态古代验案分析

一、内伤发热

病案1　一妇人因怒发热，每经行两耳出脓，两太阳作痛，胸胁乳房胀痛，或寒热往来，或小便频数，或小腹胀闷。

［中医体征］舌黄。

［治法］清泻肝火，理气活血。

［处方］先用栀子清肝散二剂，又用加味逍遥散数剂，诸症悉退，乃以补中益气而痊。

［分析］以上诸症皆属肝火血虚。妇人因大怒后肝郁气滞，郁而化火，本体素有血虚，肝火乘虚上炎。

［出处］《续名医类案》。

病案 2 一儒者怀抱郁结，复因场屋不遂，发热作渴，胸膈不利，饮食少思，服清热、化痰、行气等剂，前症更甚，肢体怠惰。

［治法］益气健脾，滋阴养血。

［处方］加味归脾汤。服后饮食进，诸症渐退。但大便尚涩，两颧赤色，此肝肾虚火内伤阴血。用八珍汤加肉苁蓉、麦冬、五味至三十余剂，大便自润。

［分析］怀抱郁结，耗伤气血，误服清热、化痰、行气等剂，致心脾两脉涩滞，此郁结伤脾之变症也。

［出处］《薛案辨疏》。

二、头晕

病案 1 宋某，胸痞气逆，腹膨胫肿，头晕呕恶，呕甚痰中带血。

［中医体征］脉濡细，舌微白。

［治法］清肝泻火，燥湿健脾。

［处方］旋覆花、蒺藜、半夏、陈皮、蔻仁、瓜蒌、茯苓、延胡、青皮、木香、钩藤、炙草、竹二青。

［分析］此肝火化风，扰及太阴脾脏，上冒则为头晕呕恶，呕甚痰中带血，踞中则为腹胀，侵下则腿足诸病见矣。

［出处］《贯唯集》。

病案 2 内热口干，头眩，胸腹结块作痛。月事愆期，胸腹胀痛，纳谷不易消化，呕吐头眩。

［中医体征］苔腻，脉来弦细。

［治法］益肾清肝，运脾化痰。

［处方］①生白芍一钱半，左牡蛎四钱，宣木瓜一钱半，川楝肉一钱半，川石斛三钱，北沙参四钱，冬瓜子四钱，瓜蒌皮三钱，生草五分，生熟谷芽各四钱，广皮白五分，酒川连二分，淡吴萸二分，鲜竹茹一钱，金香附一钱半。②肝当冲脉，冲任隶于阳明，荣血久虚，肝阳上灼胃阴，冲任失司。脉来弦细。养血清肝，颇为合度，宜宗前法更进一筹。陈广皮一钱，制半夏一钱半，川楝肉一钱半，生白芍一钱半，生熟谷芽各四钱，女贞子三钱，宣木瓜一钱半，炙内金二钱，炒竹茹一钱，左牡蛎四钱，金香附一钱半，小胡麻二钱，吉林参须八分，北沙参四钱，红枣五枚。

［分析］脾肾久虚，肝阳上升，挟痰耗气灼荣，流灌失职。气聚则凝，气散则平，病在无形之气，不在有形之血。治宜益肾清肝，运脾化痰。

［出处］《费绳甫先生医案》。

三、咳嗽

病案 1 太仓沙头镇孙金祥，平素善怒躁急，内有肝火，得外之风寒所触，上干于肺，而咳嗽之极，则血随火沸而吐出。

［中医体征］脉息弦数。

［治法］滋阴降火，清金保肺。

［处方］生地、丹皮、麦冬、骨皮、广皮、川贝、瓜蒌、黄柏、知母、杏仁、莲子、砂仁。戒恼怒，慎起居。

［分析］平素善怒躁急，内有肝火，得外之风寒所触，上干于肺，而咳嗽之极。此乃肾水不足，不能荣养肝木，肝火上炎而烁肺，肺金受困之象，理宜滋阴降火、清金保肺之药，并宜戒恼怒，慎起居，不致酿成劳瘵也。

［出处］《郁证病案》。

病案 2 崇明方集成，平素多思多郁，以致肝气不得疏泄，胸膈不舒，去夏感受暑热而咳嗽，咳血。

［中医体征］脉息左手沉弦，右手滑涩有力。

［治法］疏肝清火，理气开郁。

[处方]香附、山栀、归尾、郁金、枳壳、丹参、广皮、苏子、茅根。

[分析]平素多思多郁,夏令咳嗽瘀血些少,此肝气郁滞。肝为藏血之脏,气滞则血不流行,而停滞于中,随火上升而吐。

[出处]《沈氏医案》。

四、胸痹

病案 胸胁跳痛,一日数次,呛咳气促。经闭半载,日晡寒热,寅汗而退,饮食不甘,频频白带。七情郁结。

[中医体征]舌瘀红,脉弦。

[治法]疏肝解郁,行气活血。

[处方]佛手片、怀牛膝、炙甘草、酸枣仁、全当归、牡丹皮、白茯神、炙远志、茜草根、银柴胡。

[分析]此乃七情郁结之病,肝郁气聚,气聚血结,必得心境开舒,肝气方能条达。

[出处]《王九峰医案(一)》。

五、心悸

病案 忧思郁结,心神不宁,惊悸慌乱,肢颤发抖,饮食不思,咳嗽痰多,形容消瘦,脉见双弦,犯五行之忌。拟方多酌明哲。

[中医体征]脉见双弦。

[治法]益气养血,宁心安神。

[处方]黑归脾汤去黄芪。

[分析]此乃忧思郁结,思则气结,郁而伤脾,气机运行不畅,上冲心脉。

[出处]《王九峰医案(一)》。

六、不寐

病案 1 沈(右),便泄稍减,腹仍痛,胸脘窒闷,入夜不寐。

［中医体征］左脉沉弦。

［治法］疏肝理气，安中和胃。

［处方］杭白芍二钱，防风一钱（煎汁炒），制香附、炒透半夏曲、炒枳壳、木瓜皮、广木香、广皮、白蒺藜、辰茯神。

［分析］土中之木稍泄，而肝木久未疏和则便泄、腹痛；木旺则胃土失降，胸脘窒闷。入夜不寐，所谓"胃不和则寐不安"也。

［出处］《张聿青医案》。

病案 2 徽州吴天具，天禀强壮，多郁善怒，性嗜酒，酒性大热，贮于胃中，夜不得安卧。

［中医体征］脉息左手沉弦带数，右手滑大有力。

［治法］清热泻火，豁痰理气。

［处方］半夏、广皮、茯苓、甘草、黄连、石膏、枳壳、山栀、香附、生姜、竹茹、石菖蒲。

［分析］此系肝胆之火，郁于胃中，煅炼津液成痰，以致胃中不和，而卧不安也。恐冬令之后，痰随火升而颠仆，为类中之疾。治法宜以豁痰清火，并忌醇酒厚味，戒恼怒，一交冬令，自然却去病蒂矣。

［出处］《沈氏医案》。

七、胃痛

病案 1 平湖陈晋公，平素多思多郁。近因春令，肝木用事，恼怒伤肝，以致左胁作痛，以手按之亦痛，胃胀而痛。

［中医体征］脉息沉弦而涩。

［治法］活血祛瘀，理气行滞。

［处方］桃仁、归尾、郁金、牛膝、香附、山栀、青皮、半夏、广皮。

［分析］平素多思多郁，肝火郁于胃中，不得疏泄，煅炼津液成痰，阻滞气道，饮食入胃，则作胀而痛。近因春令，肝木用事，恼怒伤肝，以致左胁作痛，以手按之亦痛。肝为藏血之脏，怒则伤肝，而血为之郁。《内经》云：大怒则血菀于上，令人薄厥。将来虑其随火上升而吐。脉息沉弦

而涩，此瘀血阻滞，胃中作痛也。理宜行滞消瘀，理气之药治之。

〔出处〕《沈氏医案》。

病案2 南翔杨简修，病起于思虑抑郁，胃脘作痛，流走不定，时发寒热，左边头面肿胀，肿处出水，其火得泄而渐平。至今春正月，春令发生之时，呕逆不止，而出大汗，木火得以疏泄而渐安。大便不通，善胀郁，胸膈胀满、酸痛。

〔中医体征〕脉息左手沉弦而小，右手沉滑有力。

〔治法〕疏肝和胃。

〔处方〕①半夏、广皮、白芍、甘草、香附、山栀、青皮、柴胡、木通、瓜蒌。又丸方，服疏肝和胃之药，气道宣通，左手寸关，已觉浮大，此药之对病也。②《内经》曰："木郁则达之，则胃脘之病自止矣。"治法唯以疏肝和胃为主，煎剂多服，恐伤胃气，当以丸药进之。前方，加黄柏、夏枯草，木通煎汤调服。

〔分析〕此病起于思虑抑郁，肝木不能条达，郁于胃中，至去冬一阳萌动之时，木火发越，而胃脘作痛，流走不定，时发寒热，肝胆之火上升，左边头面肿胀，肿处出水，其火得泄而渐平，至今春正月，春令发生之时，木火升腾而冲胃，呕逆不止，而出大汗，木火得以疏泄而渐安。此汗系内火销烁而出，非气虚自汗也。痛则大便不通，所谓通则不痛也。痛则胸膈胀满者，肝木之性，善胀郁，而不得疏泄，故胀而满也。痛时作酸者，肝火郁于胃，亦以不得疏泄也。两胁与小腹，皆肝部之分，故痛则必连小腹，两胁痛时，作胀作呕作酸，皆肝气郁而不舒之故，治法唯以疏肝和胃为主。诊得脉息左手沉弦而小，所以知其肝气之郁而不舒，右手沉滑有力，所以知其肝木郁于脾土之中也。

〔出处〕《沈氏医案》。

八、胁痛

病案1 汪纶诏，患左肩胛疼痛，自肩入腋至胁，觉有一筋牵引作痛，昼夜叫喊无少休息，凡攻风逐痰，历尝不应。延余视时，病已极，然虽痛闷，口不能言，脉尚不停，且弦大洪数之至，明明肝火为病。

［中医体征］脉尚不停，且弦大洪数之至。

［治法］清肝泻火，通络止痛。

［处方］人参木通煎汤吞当归龙荟丸。

［分析］此症乃肝火为病。曾记丹溪云：肝为小肠经也。胸胁，胆经也。此必思虑伤心，心脏尚未即病，而腑先病，故痛起自肩胛，是小肠经已先病也。及至虑不能决，又归之于胆，故牵引胸胁作痛，是胆经又病也。乃小肠火乘胆木，子来乘母，谓之实邪，与以人参木通煎汤吞当归龙荟丸，应手而愈。

［出处］《续名医类案》。

病案2 两胁痛如刀刺，胸闷嗳气，口内作甜，夜不成寐，七情郁结化火，老年殊属不宜。

［治法］疏肝理气，宁心安神。

［处方］远志、延胡、柏子、炒川连、冬瓜子、桂圆、枣仁、茯神、石斛、益智仁、川楝子。

［分析］暴怒伤阴，心境不畅，肝失条达。

［出处］《王九峰医案（二）》。

九、泄泻

病案1 渔庄沈（女），闺女便泻未除，呕恶已瘥，胃馁，脘闷少寐。

［中医体征］脉弱细。

［治法］养胃，和肝，凝神。

［处方］丹参三钱，佩兰叶钱半，枣仁三钱，谷芽四钱，扁豆衣三钱，猬皮一钱，香附钱半，玫瑰花五朵，茯神四钱，霍斛三钱，通草钱半。清煎三帖。

［分析］肝气逆乘犯胃，而呕恶脘闷，肝阳挟湿侮脾则便泻，更以胃不和而卧不安，故以制肝和胃，扶脾安神为治。

［出处］《邵兰荪医案》。

病案 2 大西庄沈，木克土便泻，气滞经阻，胃钝脘闷，腹中有瘕。

［中医体征］脉右涩左弦，舌心光。

［治法］泄木和中。

［处方］乌药二钱，川楝子三钱，炒谷芽四钱，左金丸八分，茯苓四钱，木蝴蝶四分，扁豆衣三钱，玫瑰花五朵，大腹皮三钱，炒白芍钱半，佩兰钱半。清煎四帖。

［分析］肝阳侮胃，气聚成瘕，阳明隶于冲脉，冲脉即是血海。兹以胃被肝乘，血海亦同时为病，以致经阻。治以泄肝救胃，方极稳健可法。

［出处］《邵兰荪医案》。

十、淋证

病案 青浦大西门徐锡昌，去夏感受暑热，又为风寒郁遏，呕吐，小便不利，肠中作泻，腹肿，头面肿痛。

［中医体征］脉息弦而大。

［治法］清湿热，疏肝火，利小便。

［处方］半夏、橘皮、川朴、枳壳、葛根、香附、茯苓、滑石、香薷，加姜；前服加味香薷饮五六剂，遂觉头面轻松，并以紫苏鲜艾，煎洗熏浴，使邪气从毫窍而发越，再以此方服之。白术、猪苓、半夏、山栀、厚朴、白茯苓、泽泻、广皮、枳壳、香附，加熟砂仁末。

［分析］此症得之于去夏感受暑热，又为风寒郁遏，不得发越，加之恼怒以动其肝火，上干于胃而呕吐，小便不利，肠中作泻，湿热郁于胃中而为腹肿，随肝火上升而头面肿痛，脉息弦而大。此乃湿热肝火，蕴于脾胃之中，不得发越之故也。

［出处］《沈氏医案》。

十一、郁病

病案 1 某悲忧哭泣致病，不饥欲呕，病属郁症。

［治法］清热化痰，条达肝胃。

［处方］制半夏、白茯苓、炒丹皮、炒神曲、吴茱萸、夏枯草、黑山栀、川连。

［分析］《景岳全书·郁证》将情志之郁称为因郁而病，将其分为怒郁、思郁、忧郁三种郁证。此因悲忧哭泣致病，为忧郁。《古今医统大全·郁证门》说："郁为七情不舒，遂成郁结，既郁之久，变病多端。"肝失条达，木郁土中，胃气不和，上逆作呕。胃为阳土，肝寄相火，虽结痰气，燥热未宜。固治宜条达肝胃。

二诊：因嗔怒，心胸痞胀三年，左胁下坚凝有形，偶触劳忿，则寒热无汗。

［治法］宣通营卫，活血散结。

［处方］炒柴胡、生香附、半夏曲、丹皮、桃仁、青皮、姜汁炒栀仁、生牡蛎，临服入鳖血五匙。

［分析］此属郁痹气血，延成肥气。治当宣通营卫，流行脉络，佐入攻坚，俾寒热得止再议。

［出处］《叶氏医案存真》。

病案2 一妇人怀抱郁结，筋挛骨痛，喉间似有一核。服乌药顺气散等，口眼㖞斜，臂难举，痰涎愈甚，日晡内热，食少体倦。

［治法］养血健脾，行气散结。

［处方］加味归脾汤二十余剂，形体渐健，饮食渐加，又服加味逍遥散十余剂，痰热少退，喉核稍利，更用升阳益胃汤数剂，诸症渐愈，但臂不能伸，此肝经血少，用地黄丸而愈。

［分析］此案之变症虽多，总不越怀抱郁结，而致三阴亏损之故。用药之错综不一，总不越先补后散、即升复降之意。然其症变处，须寻其源，用药处方须得其法。夫人怀抱郁结，则肝脾之血必虚，而肝脾之火必遏，血虚故筋挛骨痛，火遏故喉间有核，此时轻则加味逍遥，重则加味归脾，而后继以六味收功足矣。奈何以乌药顺气散进之？致肝脾之血益虚，而成燥，燥归阳明而生风，斯口眼㖞斜等症所由来也。且不特血燥，更加气虚，故至食少体倦。是所以不先逍遥而先归脾也。然归脾之功长于补气血而短

于散郁火，故但能使形体渐健，饮食渐加而已。而肝脾之郁火未散，故继以加味逍遥使痰热稍退，喉核稍利，岂非郁火稍散乎？然筋挛骨痛，以及口眼㖞斜、臂难伸举等症，又属阳明之气不能充升之故，特更升阳益胃汤而诸症得以渐愈。盖郁结之深者，适合其宜也，但臂不能伸，即筋挛也。筋属肝，虚则补肾地黄丸，是所必需，况升散之后，又当以滋降为继者乎。

［出处］《薛案辨疏》。

病案 3 某七情气郁结滞，痰涎或如破絮，如梅核，咯不出，咽不下，痞满涌盛，上气喘急。

［治法］行气散结，降逆化痰。

［处方］加味逍遥散。白芍五钱，白术、当归、茯苓三钱，柴胡、甘草、苏叶、半夏、厚朴一钱，陈皮五分。二剂痰气清，四剂喘愈。

［分析］此内伤外感兼而成也。治内伤，邪不出，治外感，内不愈。陈士铎曰："吾治肝胆，内外皆愈。盖肝胆乃阴阳之会，表里之间也，解其郁，喘可平。"病成于郁，解郁病自痊。

［出处］《辨证奇闻》。

十二、痹病

病案 1 嘉善胡天球，抑郁不舒，周身肌肉麻木，头眩晕，冷汗时出。
［中医体征］脉息左手沉弦带数，右手滑大有力。
［治法］理气通络，降逆化痰。
［处方］半夏、广皮、苍术、厚朴、香附、黄柏、天麻、木通、山栀、枳壳。

［分析］此症乃抑郁不舒，气道不通所致，又外为寒邪所郁，郁久生痰，阻滞经络，周身肌肉麻木，上升则头眩晕，冷汗时出，脉息左手沉弦带数，此肝气郁而不疏也。右手滑大有力，此胃中有湿痰也。理宜开郁豁痰，疏肝之药，并忌醇酒厚味等物。

［出处］《沈氏医案》。

病案 2 安昌顾，气郁成痹，音嘶，腹痛有瘕，癸水早期。

［中医体征］脉涩，右寸关弦。

［治法］清肝泄热，行气降逆。

［处方］瓜蒌皮三钱，石决明六钱（生打），川楝子三钱，茺蔚子三钱，薤白一钱，丹皮三钱，木蝴蝶四分，绿萼梅钱半，霍斛三钱，炒延胡钱半，新会皮钱半。清煎四帖。

［分析］情怀不畅，肝郁化热，以致癸水早期，气逆上升，则胸脘阻痹，腹中瘕痛。故治以泄肝养胃。

［出处］《邵兰荪医案》。

十三、腰痛

病案 某，带下腰痛，癸涩，腹左有瘕，病在冲任。

［中医体征］脉虚细。

［治法］柔肝固肾，理气活血。

［处方］桑寄生三钱，炒杜仲三钱，炒白芍钱半，生牡蛎四钱，全当归二钱，覆盆子三钱，木蝴蝶四分，绿萼梅钱半，茺蔚子三钱，香附三钱，鸡血藤三钱。清煎八帖。

［分析］冲任并虚，肝郁成瘕，故以柔肝固肾、理气活血为治。

［出处］《邵兰荪医案》。

十四、月经不调

病案 某，瞽目之人，经事不调，腹中作痛。经行之时，其血皆黑而成块。

［治法］行气止痛，活血消瘀。

［处方］香附、青皮、桃仁、赤芍、枳壳、牛膝、续断、厚朴、滑石、冲熟砂仁末。

丸方：制香附四两，桃仁、延胡索、郁金、青皮、丹参、牛膝、条芩，益母汤。法丸。

［分析］肝开窍于目，瞽目之人，肝气郁滞，肝为藏血之脏，气滞则血不流，经事不调，腹中作痛。经行之时，其血皆黑而成块者，此乃气滞

其血也。宜理气消瘀之药治之。

　［出处］《沈氏医案》。

十五、痉病

　病案　沈峻扬令妹，年逾五旬，体素瘦弱，不能寐者数夜，证遂濒危。乃兄延孟英视之，目张不能阖，泪则常流，口开不能闭，舌不能伸，语难出声，苔黄不渴，饮不下咽，足冷不温，筋瘛而疼，胸膈板闷，溲少便秘，身硬不柔，脉则弦细软涩，重按如无。或疑中暑，或虑虚脱。

　［中医体征］脉则弦细软涩，重按如无。

　［治法］宣肺清肝，理气化痰。

　［处方］紫菀、白前、兜铃、射干、菖蒲、枇杷叶、丝瓜络、白豆蔻。果一剂知，四剂瘳。

　［分析］孟英曰："身不发热，神又不昏，非中暑也。二便艰涩，咽膈阻闷，非脱证也。殆由情志郁结，怒木直升，痰亦随之，堵塞华盖，故治节不行，脉道不利也。误进补药，其死可必。但宜宣肺，气行自愈。"

　［出处］《王孟英医案》。

十六、癥瘕

　病案1　某，肝积曰肥气，在左胁下，恙起前年。春夏以来，渐觉硬大，客秋时感病后，积益散大，硬及腹右，食后觉饱，虑成蛊病，每遇烦劳，气逆耳鸣。

　［中医体征］脉象左部细弦，右部兼滑。

　［治法］扶土抑木，和荣泄浊。

　［处方］土炒于（白）术、枳实、当归、青皮、鳖甲、木香、姜汁、炒党参、冬瓜子、陈皮、椒目、煨姜。

　［分析］此乃疟后肝邪未尽，口腹未谨，邪与痰滞，互结络中。客秋时感病后，脾胃虽强，而脾阳困顿，土衰木旺，肝邪愈强，积益散大。心肾荣亏，肝阳上僭。法当扶土抑木，兼和荣泄浊之法。

二诊：月事不调，常多白带。

［中医体征］左脉沉弦不静，右脉滑数。

［治法］养心健脾，调和肝胃。

［处方］归脾汤去芪，加金橘皮。

［分析］肝郁不畅，气不条达，气聚为瘕，任脉为病，肝脉为患。肝脾皆伤，不宜忧虑郁结。宜养心脾，和肝胃。

［出处］《王九峰医案（二）》。

病案 2　某年已四五，生育多胎，气血皆亏，月不及期，颜色紫黑，精神倦怠，夜来少寐，早起作呕，痰不易出，兼之气郁伤肝，悲哀动中，左腹气瘕，饮食减少。

［治法］解郁疏肝，养心健脾。

［处方］①归脾汤，去黄芪、桂圆，加阿胶、茯苓、金橘饼、红糖。②已服二帖，郁结化火，心烦作渴，六日未更衣，头眩浮火内扰，木郁达之，火郁发之。补中益气汤，去黄芪。

［分析］此乃生育多胎，气血亏虚，加之悲哀动中，肝气郁结，气不条达，气聚为瘕，心、肝、脾三经俱病，当以解郁疏肝，兼养心脾。

［出处］《王九峰医案（一）》。

十七、水肿

病案　某，天禀沉静，多思多郁，泄泻，目下腹皮渐大，头面、四肢、阴囊、阳道俱肿。

［中医体征］脉息沉小。

［治法］祛风胜湿，利水消肿。

［处方］羌活、防风、香附、广皮、枳壳、厚朴、苍术、香薷、砂仁，加姜煎。

丸方：苍术、白术、厚朴、茯苓、猪苓、泽泻、香附、木香、砂仁、肉桂、木通。汤法丸。

［分析］此乃天禀沉静，多思多郁，多思则气结，多郁则肝木不得疏泄，

脾土受困，加之饮食不调，以致饮食不化，而致泄泻。《黄帝内经》云："湿胜则濡泄。"又云："诸湿肿满，皆属于脾。"脾不运化，湿气聚而为肿。暂用东垣风能胜湿之治。然后以加减胃苓汤作丸服之，缓着处治，庶可奏效。

［出处］《沈氏医案》。

十八、中风

病案1 芦店周西扶，因恼怒抑郁，动其肝火，上干胃家，痰随火升，闭其心窍，以致舌音不清，语言謇涩，口流痰涎。

［中医体征］脉息左手弦数，右手滑大。

［治法］清肝泻火，豁痰开窍。

［处方］半夏、橘红、天麻、石膏、连翘、川连、瓜蒌、枳壳、茯苓、香附、石菖蒲、钩藤。

［分析］此肝家有郁火，胃中有痰饮，乃类中之基也。理宜豁痰清肝之药治之，并戒恼怒，忌醇酒厚味等物，面色亦红甚。

［出处］《沈氏医案》。

十九、疟疾

病案 崔场官令堂，忧思抑郁，胸膈不宽而满闷，外受暑热之邪，互相为患而为疟疾。寒热止后，头昏而发晕，腰腿俱疼，不思饮食。

［治法］清肝泻火，理气宽中。

［处方］柴胡、茯苓、川朴、香薷、葛根、莱菔子、香附、半夏、橘红、青皮、枳壳，加姜。

［分析］受病之源，得之忧思抑郁，气道不行，津液聚而为痰，阻滞不通，所以胸膈不宽而满闷，外受暑热之邪，互相为患而为疟疾。《黄帝内经》云："夏伤于暑，秋必痎疟。"寒热止后，头昏而发晕，此暑热之邪上升也。腰腿俱疼，暑热之邪流注，而经络作痛也。胃中热邪不清，故胸膈不宽，不思饮食，亦无大害，不可勉强，恐邪气与谷气交相混淆，则疟来时势热不止，变成大病而治疗更难。必待胃中邪气清爽，能知饥饿，方可进谷。因太太

年高，兼之七情内扰，故难于奏效。总之，宽胸理气为第一着，胸膈一宽，寒热自止矣。

［出处］《沈氏医案》。

二十、耳鸣

病案 苏州杨安浜吕道原案，缘心事怫郁，肝胆之火上升，充塞耳窍而作响不聪，鼻窍亦不利。误用地黄丸补之，其窍愈塞，眉棱作痛，已经日久，投剂参差。

［中医体征］脉息左手弦，右手滑大有力。

［治法］理气开窍，豁痰清火。

［处方］半夏、广皮、香附、山栀、枳壳、连翘、石膏、莱菔子、薄荷、甘草，加石菖蒲根钱半，生姜二片。又痰火闭塞其窍，以致鼻塞耳聋，治法唯以理气开窍、豁痰清火之药频服，自然奏效，万不可以补肾之药壅塞其窍，则成锢疾。今酌丸方于后。半夏、广皮、香附、山栀、枳壳、瓜蒌、石膏、莱菔子、连翘、石菖蒲。

［分析］此系肝家有郁火，胃中有痰饮。《黄帝内经》云："九窍不利，肠胃之所生也。"理宜和胃豁痰、开郁清火之药为治，并忌醇酒厚味，戒恼怒躁急为要。

［出处］《沈氏医案》。

二十一、瘿瘤

病案 吴，情志郁悖，颈项结瘿，咽喉痛肿阻痹，水谷难下。

［中医体征］脉弦涩数。

［治法］清热解毒，利咽消痹。

［处方］鲜枇杷叶、射干、牛蒡子、苏子、大杏仁、紫降香。

［分析］此皆因情志郁勃，肝胆相火内风，上循清窍，虽清热直降，难制情怀之阳。是以频药勿效也。

［出处］《临证指南医案》。

二十二、中风

病案 某，七情郁结，卒（猝）然倾跌，神识不清，口眼（喎）斜，语言謇涩，溲赤而浑。

〔中医体征〕苔黄而厚，脉来沉数。

〔治法〕解肌益气，固表止汗。

〔处方〕玉屏风散升麻葛根汤加生地、归身。桂酒涂颊法：肉桂三钱（研末），高烧酒二两。煎百沸，涂两颊，不必拘左右。加入马脂更妙。

〔分析〕邪之所凑，其气必虚。阴亏水不涵木，七情郁结化火，风邪乘袭厥阴，横扰阳明。目为肝窍，胃脉挟口环唇，肝在声为呼，胃受疾则哕，诸汗属阳明，谨防呃逆鼾呼大汗。拟玉屏风散升麻葛根汤二方加味，外以桂酒涂颊。

二诊：昨药后，夜来神志渐清，语言渐爽，黄苔渐腐，身有微热微汗，大解一次，溲转浑黄，口目斜未正。

〔中医体征〕脉沉数。

〔处方〕玉屏风散升麻葛根汤去升麻，加党参、生地、归身。

〔分析〕证本阴虚火盛，情志乖违，腠理开疏，为风所袭，扰乱厥明之络。原方加减，仍以桂酒涂颊。

〔出处〕《王九峰医案（一）》。

二十三、痞满

病案 席儒正，壮热神烦，脘痞且痛，口腻呕吐，太息连声，自投和中泄表，热愈炽而呕愈甚，且加气升痰泛，人不了了。

〔中医体征〕脉右关弦数，左部细数，舌苔糙腻。

〔治法〕清泄和中，疏肝解郁。

〔处方〕豆豉四钱，蝉衣七分，左金丸三分，瓜蒌皮四钱，山栀五分，佛手七分，川楝子一钱半，枳壳汁四分，桑叶三钱，藿香二钱，半夏一钱半，梅花二钱。

［分析］此气机郁结，木土不和，而暑邪内扰也。清泄和中舒郁为治，望其转疟。

二诊：呕止脘舒，疟来寒轻热重。

［治法］清泄两阳。

［处方］青蒿三钱，宋半夏一钱半，蝉衣七分，郁金一钱半，豆卷三钱，碧玉散一钱半，藿香一钱半，桑叶三钱，鲜佛手一钱，野白蔷薇花露二两。

［出处］《慎五堂治验录》。

二十四、血证

病案1 向游永宁，曾治陈秀才，因父互讼被辱，怒气吐血，倾囊而出，昏晕于地。

［中医体征］六脉沉小，唯左关弦细而数。

［治法］疏肝解郁，理气摄血。

［处方］逍遥散吞左金丸二剂，继服散血平气汤。白芍二两，当归一两，黑荆芥穗、软柴胡、鲜红花、黑姜灰、黑栀子各三钱，甘草一钱，水煎服。果服一剂而气舒，连服二剂而血无矣。再服归脾汤解郁结、生脾血，兼服八仙长寿丸加牛膝、鹿茸，以滋补肾肝而愈。

［分析］此乃因怒气伤肝，郁气结在胸中，以致冲激而吐。不可用止血药，若强止之则气闷而不安。不可用补血药，若骤补之则胸痛而不受。宜逍遥散吞左金丸二剂，而疏散其肝木之郁。继服散血平气汤。夫怒气伤肝，不能平其气，故至大吐，不先疏肝而遽止血，愈激动肝木之气，气愈旺而血愈吐矣。方中白芍多用，妙竟平肝，又能舒气，荆芥穗炒黑，皆能引血归经；柴胡疏肝神品，适是开郁之剂，所以奏功甚速，而摄血归经甚神也；至于当归，非用补血，不过佐白芍以成功耳。果服一剂而气舒，连服二剂而血无矣。再服归脾汤解郁结、生脾血，兼服八仙长寿丸加牛膝、鹿茸，以滋补肾肝而愈。

［出处］《齐氏医案》。

病案2 某，狂吐血之后，咳嗽不已，旬日必遗泄。

［中医体征］脉来弦数。

［治法］补益肝肾，滋阴止血。

［处方］六味地黄丸合二至丸加白茅根。

［分析］《黄帝内经》曰："大怒则形气绝，而血菀于上。"此因大怒之后，气机郁滞，郁结化火，火载血上，以致吐血。遗泄伤精，精血亏虚，水不养肝，木击金鸣，肝虚制胃。

［出处］《王九峰医案（一）》。

病案3 某，甚郁作渴，呕吐吞酸，血崩，以火治或时效时不效。

［治法］平肝解郁，凉血止血。

［处方］平肝止血汤。白芍二两，归、术一两，柴胡一钱，三七根末、丹皮、生地三钱，甘草、荆芥二钱。四剂愈。

［分析］此乃肝气结也。肝藏血，气结宜血结，何反崩？此肝性急，气结则更急，急则血不藏。法宜开郁。然开郁不平肝，则肝气大开，肝火更炽，血何能止。用平肝止血汤，妙在白芍平肝，得柴胡而郁尽解；白术利腰脐，血不积住；荆芥通经络，血有归还；丹皮凉骨髓热；生地清脏腑炎；当归补中止血，自郁散血止。

［出处］《辨证奇闻》。

二十五、癫狂

病案 妇发癫不识羞，见男如饴，见女甚怒，甚至赤身露体。

［治法］清肝泻火，补肾滋阴。

［处方］散花丹。柴胡、花粉三钱，炒栀子、茯神五钱，白芍、熟地、玄参二两，当归、生地一两，陈皮一钱。三剂癫失。

［分析］此肝火炽，思男不可得，郁结成癫也。肝火炽，何成癫？盖妇女肝木旺，肝火逼心，则心君下殿，然包络外护，何任威逼？不知肝火乃虚火，虚火与相火同类，庇比匪，忘圣明，直烧宫殿。然心君走出，何但癫不死？盖肾水救援。思男子不得，因肾旺，虽是肾火，肾水实涸。然肝火逼，心有肾水资，所以但癫不死。治法泄肝木并补肾水，兼舒郁气为得。

用散花丹，三剂癫失。方妙泄肝火不耗肝血，疏肝郁不散肝气，更妙补肾不救心焰，水足木得所养，火自息于木内。火息神安，魂自返肝中，况消痰利水，痰气尽消，化水同趋膀胱，欲再花癫不可得也。

［出处］《辨证奇闻》。

二十六、胸痹

病案　某，口苦心痛，胸胁背亦痛，痛则牵引胀满。曾服旋覆代赭归芍地黄，不效。

［治法］补中益气，行气散瘀。

［处方］补中益气汤加南山楂。

［分析］《黄帝内经》以喜怒伤气，寒暑伤形，大怒则形气绝而血菀于上，阴维为病。此乃因七情郁结致病。情志不舒，肝失条达，气机郁滞，曾服旋覆代赭归芍地黄，作肝肾治理路甚善，其不效者，阳明之病，气血郁结，肝为起病之源，胃为传病之所。

［出处］《王九峰医案（一）》。

二十七、外科

病案　同学沈自求，丧子，忧愁郁结，疽发于项，调治无效。项三倍疮口，环颈长尺余，阔三寸，唯近咽喉处二寸未连，而枕骨直下之筋未断，血流不止。

［治法］清火养阴，开胃健脾。

［处方］先进护心丸二粒，令毒不内攻；又敷止血散止其血，外用围药厚涂束其根，更以珠黄等药，时时敷疮口上，其膏药长一尺三寸，再以黄芪四两，煎汤煎药服之。势定而饮食稍进，数日血止脓成，肌与腐肉，方有界限。疮口太大，皮肉不能合，以生肌等药，并参末厚涂而封之，月余口乃合。

［分析］此乃忧愁郁结，经脉不通，气血运行不畅，血脉瘀阻，邪热壅聚，化腐成脓。诸痛痒疮，皆属于火；脓流肉腐，皆伤于阴。凡属外证，总以清火养阴为主，而加开胃健脾之药，人参止用钱许，数剂即止。此从

古一定之法，其用温补，乃后世讹传之术，无不阴受其害。余凡治大证，无不神效，时人多不信之也。

［出处］《洄溪医案按》。

二十八、男科

病案 荣（左）由睾丸痛胀，而致从上攻冲，直抵中脘，痛不可忍。恶心呕吐，倏寒倏热，大便不行，小溲浑赤。

［中医体征］舌红、苔白。

［治法］理气化湿，和胃降逆。

［处方］川雅连五分（炒），淡干姜三分，川楝子三钱，制香附二钱，延胡索二钱，盐水炒陈皮一钱，淡芩（酒炒）一钱五分，杭白芍（酒炒）三钱，白茯苓三钱，生薏仁三钱，姜汁炒黑山栀三钱，泽泻一钱五分。

［分析］湿热流入厥阴，而冲隶于肝，又属阳明，起于气街，而布散胸中，所以肝病不退，冲脉之气，挟湿热之气，上冲犯胃，此属冲疝重症。拟苦辛酸合方。

二诊：苦、辛、酸合方，呕吐稍减，痛势略缓。然腹中时觉攻撑，愈撑愈痛，痛处以热物摩熨，其势即缓，而热汤入口，其痛即甚，吐出均系痰涎。

［中医体征］脉左部细弦，右部沉郁。

［治法］清热化痰，和胃降逆。

［处方］川雅连五分，淡吴萸三分（川连同炒），制香附二钱，黑山栀三钱，金铃子三钱，广皮二钱，熟附片三分，制半夏一钱五分，延胡索一钱五分，白茯苓三钱，白蛳螺壳二钱，粉丹皮二钱，上沉香二分，黑丑三分（二味研细末先调服）。

［分析］肝经之气，横扰充斥，标热本寒。与甘仁先生同议温脏而泄气火之郁，化痰而降胃腑之气。逸山先生意见相同。录方以备商用。

三诊：苦降辛通，痛势渐轻，大便虽行未畅，呕恶不止，吐出之物，气甚酸秽。

［中医体征］右脉沉郁稍起，渐见滑象。

［治法］清泄郁结，降浊镇逆。

［处方］黑山栀三钱，制半夏三钱，块辰砂三钱，鲜竹茹三钱，炙紫菀肉二钱，香豆豉二钱，茯苓五钱，柿蒂四个，郁金一钱五分，旋覆花二钱（绢包），金铃子二钱，鲜枇杷叶一两（去毛，绢包煎，汤代水）。

［分析］肝木之纵横肆扰，虽得略平，而厥气逆冲，胃土不降，气即为火，痰即为浊，酿成酸秽之味，逆从上出。与逸山、甘仁两兄同议清泄郁结，降浊镇逆。

四诊：痛势大减，略能安寐，大便不行，仍然恶心呕吐，吐出不堪秽臭，胃中窒闷异常，面色晦浊，目有红光。

［中医体征］脉左弦右滑。

［治法］宽胸理气，化痰降浊。

［处方］制半夏三钱，块辰砂四钱，细木通一钱五分，炙紫菀肉四钱，旋覆花二钱，白茯苓五钱，姜汁炒山栀三钱，鲜竹茹三钱，柿蒂五个，控涎丹八分（开水先调服）。

［分析］良由疝气上冲，胃之下口，即小肠上口，火府之气，不克下行，转从上逆，令糟粕从胃底翻出，胃浊不降，痰聚胸中，胆阳上逆，面晦目红不寐，宜有种种现象矣。夫大肠居小肠之下，与肺相表里。兹与逸山、甘仁两先生同议，控逐胸中之结聚，使肺气下通于大肠，肠痹得开，则火府之气，或从下行，冀糟粕亦转旋顺下。未识能如愿否。

五诊：攻逐胸中结聚之痰，使肺气下通于大肠，大肠居然开通，屡次畅下，糟粕之逆出于胃者，亦从下行，呕吐臭秽已定，胸中窒闷亦开，疝气痛胀大减，渐能安谷，脉数转缓，出险履夷，诚为幸事。

［中医体征］脉数转缓。

［治法］调和中气，疏泄肝木，分化湿热。

［处方］制半夏一钱五分，鲜竹茹一钱，干橘叶一钱五分，泽泻二钱，生薏仁三钱，白茯苓三钱，金铃子一钱五分，荔枝核三钱，猪苓二钱，炒谷芽三钱。

［出处］《张聿青医案》。

二十九、妇科

病案 1 某，不能安卧，咳唾白痰，食不甘味，月不及期，热甚白带，四肢无力。

〔治法〕疏肝理气，补肺养血。

〔处方〕归芍六君子汤加生地、麦冬、阿胶、苏梗，蜜丸。

〔分析〕肝升于左，肺降于右。少腹属厥阴肝也。少腹气冲左右，不能安卧，有升无降，木击金鸣，咳唾白痰，入夜尤甚。食不甘味，月不及期，热甚白带，四肢无力。气郁伤中，肝失调达，木制中胃，气血双亏，中虚肺虚。左右者，阴阳之道路也。偏久致损，损不能复，最为可虑。宜息怒宁神，保守太和为妙。

〔出处〕《贯唯集》。

病案 2 某，肝郁气聚，气聚血结，胸胁跳痛，一日数次，呛咳气促。经闭半载，日晡寒热，寅汗而退，饮食不甘，频频白带。

〔治法〕疏肝解郁，理气调经。

〔处方〕佛手片、怀牛膝、炙甘草、酸枣仁、全当归、湖丹皮、白茯神、炙远志、茜草根、银柴胡；早服调气丸：台乌药、花槟榔、蓬莪术、广郁金、降香屑、新绛屑（以上俱醋炒），红糖为丸；晚服调血丸：生地黄、京赤芍、当归身、川芎、蕲艾叶，红糖为丸。

〔分析〕七情郁结之病，必得心境开舒，肝气方能条达。

二诊：左脉尚缓，右脉尚大。

〔治法〕疏肝理气，和胃健脾。

〔处方〕党人参、白茯苓、炒谷芽、五谷虫、炒白术、上广皮、蓬莪术、鸡内金、玫瑰花露、荷叶包陈仓米。

〔分析〕气郁填胸，气血俱病，五损之病，宜从中治。调其饮食，适其寒温，心畅肝和，脾胃健运，方能有济。

三诊：三更腹痛，四更经行，淡红而少，五更紫色而多，小腹坠而痛。

〔治法〕疏肝理气，和胃健脾。

［处方］原方加减。前方去内金、谷虫，加当归、川芎、白芍、延胡索、红糖。

［分析］此仍气血运行不畅，气结血凝，不通则痛。

［出处］《王九峰医案（一）》。

病案3 经闭半载，肝郁气滞，气滞血凝，血结成癥，下离天枢寸许，正当冲脉之道，是以跳跃如梭，攻痛如咬，按有头足，疑生血鳖。肝乘土位食减，木击金鸣为咳。中虚营卫不和，寒热往来如疟，从日午至寅初，汗出而退。脾伤血不化赤，白带淋漓，脉象空弦，虚劳已著。

［中医体征］脉象空弦。

［治法］补血和血，调经化瘀。

［处方］四物汤加五灵脂、生蒲黄、茜草根、牛膝；昨暮进药，三更腹痛，四更经行，淡红而少，五更紫黑而多，少腹胀坠而痛，停瘀未尽。前方加青皮、延胡索。

［分析］情志郁结之病，必得心境开舒，服药方克有济。

［出处］《王九峰医案（二）》。

第二节 郁闷不舒状态现代病案分析

在古代病案中虽然散在记载着"郁"或者"闷"相关的病案记载，但多是以病因或症状的形式存在，且未形成系统的理论体系，更没有形成郁闷不舒状态的认识。因郁闷不舒状态导致的临床病种很多，可以涉及心系、肝胆系、气血津液系、肢体经络系等多个系统，涉及上述系统的疾病可以以各种各样的躯体化障碍形式出现，并伴有不同程度的心理、情绪异常，其临床症状复杂多变。因此，我们按照常见的17种病证总结了在门诊或病房中郁闷不舒状态的典型病案。通过客观记载、系统归纳、总结并分析具体的治法和用药规律，尽可能全面地还原疾病的整个诊疗经过，对如何进行郁闷不舒状态症状和体征的采集及其用药规律进行深入、细致、系统地研究。

一、郁病

病案1 刘某，女，47岁。2017年10月28日初诊。

[主诉] 不寐2年余，加重7天。

[现病史] 患者自述2年前因生活琐事引发失眠，入睡困难，期间多梦易醒，甚至彻夜不眠，自服阿普唑仑片0.4 mg每日1次、七叶神安片50 mg每日3次。平素心情低落，时有头晕头痛，曾在他院诊断为"抑郁障碍"，给予抗抑郁药（具体药物不详），效平，遂来就诊。现症见：患者神志清，精神差，阵发性眩晕，持续5分钟可自行缓解，心悸，胸闷气短，乏力，后背胀痛，纳少，二便调。

[中医体征] 舌红，苔薄白。

[系统辨证脉象] 涩、动、沉。

[治法] 疏肝理气，行气解郁。

[处方] 半夏9 g，厚朴9 g，白芍20 g，天麻（先煎）20 g，远志12 g，麦冬30 g，茯神20 g，当归15 g，紫苏叶15 g，防风12 g，佩兰20 g，沙参30 g，桑白皮20 g。7剂，水煎服，日1剂。

2017年11月4日二诊：入睡困难、多梦易醒症状减轻，纳少，二便调。

[处方] 半夏9 g，厚朴9 g，白芍20 g，天麻（先煎）20 g，远志12 g，麦冬30 g，茯神20 g，当归15 g，紫苏叶15 g，防风12 g，佩兰20 g，沙参30 g，桑白皮20 g，熟地黄15 g，龙眼肉15 g。7剂，水煎服，日1剂。

[分析]《素问·举痛论》说："百病生于气也……思则气结。"患者平素思虑操劳，情绪不遂，导致气机郁闭，郁久化火，郁火不得发之，内扰心神而不寐。沉、动脉表明患者情志不舒，情绪难以宣泄，气闭塞而不行。脉涩为阴虚津液损耗导致血脉经络失养，脉管气血运行不畅，脉搏往来艰涩。脉弦涩反映出患者思虑郁闷，化热伤阴的病机，气机失运，血行不利，不通则痛，"脉涩曰痹"，进而导致经络不通，引发后背胀痛。

方选半夏厚朴汤疏肝理气，散结降逆。配天麻平肝清肝，另滋阴以恐郁火耗津伤液，生用桑白皮定思解虑。此病案涉及气滞、火热、伤阴，需要准确把握脉象所反映病机。

病案 2 张某，男。2013 年 5 月 31 日初诊。

［主诉］头晕半年余。

［现病史］患者半年前无明显诱因出现阵发性头晕，休息后可自行缓解，平素情绪低落，精神疲乏，易困倦，记忆力下降明显，就诊于某医院，服用抗抑郁药物（具体药物不详），效不显，遂来就诊。现症见：阵发性头晕，时有胸闷，遇事易心慌，情绪低落，纳可，眠浅多梦，二便调。

［中医体征］舌淡红，苔白厚。

［系统辨证脉象］沉、涩。

［治法］行气解郁，清热安神。

［处方］半夏 9 g，厚朴 12 g，茯神 20 g，紫苏叶 15 g，防风 12 g，远志 12 g，当归 15 g，白芍 20 g，秦艽 20 g，香附 20 g，苍术 20 g，黄柏 12 g，浙贝母 20 g，牡丹皮 20 g，川楝子 12 g，郁金 20 g，茵陈 12 g，朱砂（冲服）0.5 g。7 剂，水煎服，日 1 剂。

［分析］《灵枢·本神》："忧愁者，气闭塞而不行。"患者因家庭原因长期担心，害怕，好忧伤，生闷气，以致气机闭塞不通，气机阻滞，日久化火，郁于内不得发，故脉象沉涩，《医学入门》曰："郁脉皆沉，血芤气涩。"《举要》云："下手脉沉，便知是气病，在气郁，脉即见沉。"由于忧思郁结，气机阻滞，气机不能鼓动于外，则运动趋势倾向于内，故其脉位沉；肝气郁结，耗伤心血，心失所养，则胸闷心慌，应以行气解郁为主，并佐以清热安神之品方可奏效。

病案 3 鲁某，女。2020 年 12 月 7 日初诊。

［主诉］情绪抑郁 10 余年。

［现病史］患者于 10 余年前因家庭琐事出现抑郁情绪，伴有入睡困难，眠浅易醒，发作性头痛，时有干呕、手抖、胸闷、心慌，就诊于当地医院，口服舍曲林 50 mg，每日 1 次，效平。现症见：情绪低落，阵发性头晕，时

有心慌胸闷，暴饮暴食，入睡困难，眠浅易醒，月经量少，小便频，大便稀溏。

［中医体征］舌红绛，苔少。

［系统辨证脉象］沉、滑、动。

［治法］疏肝解郁，健脾化痰。

［处方］牡丹皮 12 g，栀子 6 g，瓜蒌 15 g，薤白 12 g，远志 12 g，柏子仁 12 g，丹参 12 g，当归 15 g，薄荷（后下）12 g，合欢皮 30 g，半夏 9 g，厚朴 12 g，紫苏叶 12 g，玫瑰花 12 g，木香 9 g，防风 12 g，知母 12 g，紫石英 12 g。7 剂，水煎服，日 1 剂。

［分析］沉、动脉表明患者情志不舒，情绪难以宣泄，气闭塞而不行。脉滑为痰湿内盛之脉象。《素问·玉机真脏论》曰"肝受气于心，传之于脾"，患者长期处于抑郁情绪，气机郁滞，肝失疏泄，肝血输布失调，经络冲任失于濡养，故见月经量少；木郁横逆乘土，易致脾失健运，出现暴饮暴食、大便稀溏；蕴生痰浊，痰浊上逆于头窍，则出现头晕；治疗上辛苦行降，痰气并治，行中有宣，宣中有降，佐以安神助眠药物，使气机调畅，痰饮自消，共奏行气散结、降逆化痰之功。

二、头痛

病案 1 陈某，男，58 岁。2013 年 5 月 3 日初诊。

［主诉］头痛 4 年余，加重 2 周。

［现病史］患者于 4 年前无明显诱因出现头左侧阵发性昏沉疼痛，伴有脑鸣，平素服用正天丸，效可。2 周前无明显诱因出现头痛加重，伴脑鸣，服用正天丸效一般，遂来就诊。现症见：头痛，脑鸣，夜间双腿右半侧出汗，腹泻，每日 2~3 次，排便后肛门有坠胀感。平素食少易饥，眠差，易醒，醒后能入睡，小便难排。

［既往史］慢性浅表性胃炎病史，前列腺肥大病史。

［中医体征］舌胖色淡红，有齿痕，苔黄厚腻。

［系统辨证脉象］细、紧。

［治法］理气祛湿，平肝安神。

[处方] 香附20 g, 苍术20 g, 紫苏梗15 g, 远志12 g, 五加皮20 g, 木香12 g, 白芍20 g, 当归15 g, 天麻 (先煎) 20 g, 茵陈12 g, 白术20 g, 防风12 g, 佩兰20 g。7剂, 水煎服, 日1剂。

[分析] 《素问·灵兰秘典论》曰:"肝者, 将军之官。"肝主疏泄, 调畅情志, 此患者平素烦躁善怒, 导致肝气郁结, 肝郁则气机郁滞, 周行不畅, 影响水液代谢, 酿湿生痰, 痰浊阻滞清窍, 则出现头昏沉疼痛, 脑鸣; 气机运行不畅, 出现排便后肛门坠胀感、小便难排; 木郁横逆乘土, 脾运化失职则出现腹泻, 食少易饥, 眠差。故治疗上以大剂行气散结、化痰开郁之药调畅全身气机, 再佐以安神定志之品, 使气机调畅, 肝气得疏, 诸症自除。

病案2 杨某, 男, 63岁。2013年5月3日初诊。

[主诉] 头皮疼痛20天。

[现病史] 患者于20天前因上火出现头皮疼痛, 触碰后加重, 口干口苦, 晨起尤甚, 自觉有口气, 未行系统治疗, 遂来就诊。现症见: 头皮疼痛, 不敢触碰, 口苦, 口干, 咽痛, 自觉有口气, 怕冷, 无力, 汗多, 纳差, 眠多, 白天易困, 小便黄, 大便干, 2~3日一行。

[中医体征] 舌红, 苔薄白。

[系统辨证脉象] 沉、涩、热。

[治法] 清肝泻火, 活血行气。

[处方] 牡丹皮20 g, 栀子12 g, 柴胡20 g, 白芍30 g, 当归20 g, 荆芥15 g, 防风15 g, 浙贝母12 g, 贯众20 g, 夏枯草15 g, 甘草6 g, 大青叶15 g。7剂, 水煎服, 日1剂。

[分析] 《张聿青医案·气郁》:"情怀郁结, 胸中之阳气, 郁痹不舒, 胸次窒塞不开, 不纳不饥, 耳胀头巅烙热, 大便不行。"患者常生闷气, 郁闷不舒, 肝郁气滞, 气郁日久化火, 肝火内炽, 日久肝阴被耗, 肝阳失敛而上亢, 循经上炎, 气壅脉满, 清阳受扰而头痛。脉象上提示气机郁滞, 火热内郁, 血行不畅, 故治疗上以清肝泻火、活血行气治疗为大法, 同时戒除恼怒, 方能收到最佳疗效。

病案3 刘某，女，74岁。2013年5月24日初诊。

［主诉］头痛3年余。

［现病史］患者3年前无明显诱因出现前额、后枕部疼痛，自述活动后缓解，易困倦，曾在当地医院予以大脑供血不足治疗方案，服用血塞通，效果不显，遂来就诊。现症见：前额、后枕部疼痛，伴头昏沉，易困倦，脸部及腿部稍有水肿，怕冷，耳鸣，左侧尤甚，纳可，二便调，多梦。

［中医体征］舌淡红，苔薄白。

［系统辨证脉象］细、紧、退。

［治法］平肝潜阳，活血行气。

［处方］天麻（先煎）30g，钩藤（后下）30g，石决明30g，栀子9g，杜仲12g，桑寄生12g，川牛膝15g，黄芩12g，首乌藤12g，茯神15g，益母草12g，荆芥12g，防风15g，延胡索15g，威灵仙15g，苍术20g，香附20g。7剂，水煎服，日1剂。

［分析］《灵枢·本神》："忧愁者，气闭塞而不行。"《诸病源候论》："结气者，忧思所生也，心有所存，神有所止，气留而不行，故结于内。"思虑忧愁导致气机不畅。患者长期思虑操心，加之恼怒过度，肝阳上亢，风阳上扰，以致头部疼痛。故治疗上用天麻钩藤饮加减，以奏平肝潜阳、活血行气之效。

病案4 陈某，女，43岁。2013年5月17日初诊。

［主诉］头痛1年，加重5天。

［现病史］患者1年前无明显诱因出现头痛，伴头晕，未行系统治疗，近5天因情绪激动出现头痛加重，口干口苦，遂来就诊。现症见：前额疼痛，头晕，眼花，无视物旋转，咽干口苦，后颈部疼痛，失眠，多梦，纳差，二便调。

［中医体征］舌瘀红，苔白。

［系统辨证脉象］沉、涩。

［治法］疏肝理气，清热活血。

［处方］香附20g，苍术20g，红花20g，川芎15g，防风20g，白芍20g，

当归 15 g，荆芥 12 g，桃仁 9 g，黄芩 15 g，茵陈 20 g，川楝子 9 g，甘草 6 g。7 剂，水煎服，日 1 剂。

［分析］患者长期情志不畅，思则气结，怒则肝郁，气郁而化火，肝火上炎，上犯于头，阻遏络道而发为头痛；《类经·疾病类》曰"五脏六腑之精气，皆上升于头，以成七窍之用"，全身气血运行不畅，瘀血阻滞，心神失养，则失眠、多梦，舌瘀红，脉沉涩俱为佐证；故治疗上应以疏肝理气、清热活血为主。

病案 5 王某，女，40 岁。2013 年 5 月 3 日初诊。

［主诉］头痛 2 年，加重 1 年。

［现病史］患者于 2 年前无明显诱因出现头晕头胀痛，于当地就诊，具体治疗不详，效一般。近 1 年因家庭琐事出现头痛加重，未行系统治疗，遂来就诊。现症见：头晕，头胀痛，视物模糊，无耳鸣，偶有恶心呕吐，时有胸闷，四肢乏力酸胀，纳眠可，二便调。闭经 1 年。

［中医体征］舌瘀红，苔薄白。

［系统辨证脉象］沉、涩、短。

［治法］行气解郁，活血止痛。

［处方］牡丹皮 20 g，赤芍 20 g，香附 30 g，苍术 20 g，川芎 15 g，桃仁 9 g，红花 12 g，荆芥 15 g，浙贝母 20 g，黄芩 15 g，厚朴 15 g，郁金 20 g，甘草 6 g。14 剂，水煎服，日 1 剂。

2013 年 5 月 17 日二诊：病史同前，服药效可，头晕头痛减轻，四肢沉重乏力，白带过多，月经仍未行，纳眠可，二便调。

［中医体征］舌红苔薄黄，脉沉、涩、细、刚。

［处方］牡丹皮 20 g，赤芍 20 g，香附 30 g，苍术 20 g，川芎 15 g，桃仁 9 g，红花 12 g，荆芥 15 g，浙贝母 20 g，黄芩 15 g，厚朴 15 g，郁金 20 g，甘草 6 g，天麻（先煎）20 g，地榆 15 g，防己 15 g，防风 15 g。7 剂，水煎服，日 1 剂。

［分析］患者长期恼怒动气，木失调达，肝气郁结。肝主疏泄，调畅情志，肝郁则气失疏泄，气机停滞，周行不畅，则四肢乏力酸胀；《本草

纲目》卷五十二曰："故曰气者血之帅也。气升则升，气降则降；气热则行，气寒则凝。"肝郁则可伴有血停，久之则成瘀血而致头痛、头晕；肝郁日久化火，耗伤心神，则胸闷；舌瘀红苔薄，脉沉、涩、短提示有气滞瘀血，应以活血行气解郁为主，二诊时头痛、头晕减轻，但诸症仍在，脉弦提示肝阳上亢，故加天麻以平肝潜阳，地榆加强凉血止血的作用，防己辅助化湿，防风以疏通气机，诸药合用，以助行气解郁、活血止痛之功。

三、眩晕

病案 1 李某，女，49 岁。2013 年 5 月 3 日初诊。

[主诉]眩晕 3 年，加重 1 周。

[现病史]患者 3 年前患脑梗死后出现眩晕，就诊于当地医院，给予口服药治疗（具体药物不详），效可。近 1 周无明显诱因加重，遂来就诊。现症见：眩晕，头皮针扎样疼痛，用手按揉后减轻，头后两点酸痛，服用活血化瘀药物后疼痛减轻，停药后，疼痛如故，纳眠可，小便调，大便不成形，每日 2 次。

[中医体征]舌淡，苔薄白。

[系统辨证脉象]细、紧、疾。

[治法]理气化痰，平肝息风。

[处方]香附 20 g，苍术 20 g，川芎 15 g，枳壳 12 g，天麻（先煎）20 g，钩藤（后下）30 g，远志 12 g，浙贝母 20 g，白芍 30 g，当归 15 g，荆芥 12 g，桑白皮 20 g，川牛膝 20 g，甘草 6 g。7 剂，水煎服，日 1 剂。

[分析]肝为风木之脏，体阴而用阳，其性刚劲，主动主升，所以《素问·至真要大论》曰："诸风掉眩，皆属于肝。"《丹溪心法》提出"无痰不作眩"。患者情志内伤，素体阳盛，加之恼怒过度，肝阳上亢，阳升风动；肝气郁结，阻碍水液代谢，酿液为痰，痰湿交阻，则清阳不开，浊阴不降，共发为眩晕。予以理气化痰、平肝息风之剂，方能奏效。

病案 2 巩某，女，33 岁。2013 年 6 月 6 日初诊。

[主诉]阵发性头晕 3 年，加重 1 年。

［现病史］患者 3 年前无明显诱因出现头晕，无视物旋转，无恶心呕吐，头晕时身体晃动，无跌倒；于 1 年前加重，呈阵发性，休息后缓解。现症见：阵发头晕，无头痛，无视物旋转，无恶心呕吐，口干，时有耳鸣，似蝉鸣，呈持续性，纳可，多梦，二便调。

［中医体征］舌瘀红，苔薄白。

［系统辨证脉象］脉疾、紧、细。

［治法］平肝息风，调畅气机。

［处方］天麻（先煎）30 g，钩藤（后下）30 g，石决明 30 g，栀子 9 g，杜仲 12 g，桑寄生 12 g，川牛膝 15 g，黄芩 12 g，首乌藤 12 g，茯神 15 g，益母草 12 g，紫苏叶 15 g，厚朴 12 g，茵陈 12 g，香附 20 g，苍术 20 g，防风 12 g。7 剂，水煎服，日 1 剂。

［分析］《素问·举痛论》曰："思则心有所存，神有所归，正气留而不行，故气结矣。"患者素来心思细腻，善思虑，好计较，情志长期郁闷不得舒解，以致肝失条达，气机郁滞。气郁化火，使肝阴暗耗，肾精亏虚，肝失所养，以致肝阴不足，阴不制阳。肝阳上亢，阳升风动，上扰清空，发为眩晕。治宜天麻钩藤饮为底方平肝息风、滋补肝肾，再以紫苏叶、香附、厚朴等理气散结之品调畅全身气机以收功。

病案 3 冯某，男。2013 年 5 月 17 日初诊。

［主诉］头晕，左半身麻木 4 个月余。

［现病史］患者 4 个月前无明显诱因出现头晕，左半身麻木，时有活动不利，入睡困难，服用奥氮平片，效可。为求进一步中医药治疗，遂来就诊。现症见：头晕，无视物旋转，左半身麻木，乏力，怕冷，情志抑郁，纳可，入睡困难。大便干燥，2 日一行，二便调。

［中医体征］舌瘀红，苔薄黄。

［系统辨证脉象］细、涩、热。

［治法］理气解郁，疏风清热。

［处方］半夏 9 g，厚朴 12 g，茯神 20 g，紫苏叶 15 g，防风 12 g，远志 12 g，当归 15 g，白芍 20 g，香附 20 g，苍术 20 g，川芎 20 g，白芷 12 g，

蔓荆子 12 g，黄芩 12 g，浙贝母 20 g，牡丹皮 20 g。14 剂，水煎服，日 1 剂。

［分析］《灵枢·本神》第八曰："忧愁者，气闭塞而不行。"患者长期处于抑郁状态，平素急躁易怒，却常强行压制，好生闷气，不得发泄，不能痛快表达自己情感，加之好思虑，以致肝气郁结，失于调达，疏泄失职；气郁日久化热，挟风邪上扰清窍，发为眩晕；气血运行不畅，气郁于内，出现沉涩脉象。四诊合参，治疗上以理气解郁、疏风清热为大法。

病案 4 张某，男，51 岁。2013 年 5 月 31 日初诊。

［主诉］头晕半年。

［现病史］患者半年前无明显诱因出现头晕，精神差，喜卧，神志清，时有胸闷，遇事易心慌，情绪低落，曾于某医院治疗，服用抗抑郁药物，效不显，遂来就诊。现症见：阵发性头晕，休息后缓解，无视物模糊，无视物旋转；易困倦，心情低落，时有胸闷心慌，口干口苦，晨起加重，纳可，眠浅多梦，二便调。

［中医体征］舌淡红，苔白厚。

［系统辨证脉象］沉、涩、细、缓。

［治法］行气解郁，清热安神。

［处方］半夏 9 g，厚朴 12 g，茯神 20 g，紫苏叶 15 g，防风 12 g，远志 12 g，当归 15 g，白芍 20 g，秦艽 20 g，香附 20 g，苍术 20 g，黄柏 12 g，浙贝母 20 g，牡丹皮 20 g，川楝子 12 g，郁金 20 g，茵陈 12 g，朱砂（冲服）0.5 g。7 剂，水煎服，日 1 剂。

［分析］《灵枢·本神》曰："忧愁者，气闭塞而不行。"患者因家庭原因长期担心，害怕，好忧伤，生闷气，以致气机闭塞不通，气机阻滞，日久化火，郁于内而不得发，脉象沉涩可予以提示；肝气郁结，耗伤心血，心失所养，则胸闷心慌，应以行气解郁为主，并佐以清热安神之品方可奏效。

病案 5 李某，女，57 岁。2013 年 5 月 17 日初诊。

［主诉］头晕，走路不稳 1 年余。

［现病史］患者自述 1 年前无明显诱因出现走路不稳，继而出现头晕，无视物旋转，前额疼痛，语言不利，自觉舌强，四肢无力，尤以左上、下

肢明显，神情、肌力、握力正常。曾在上海某医院治疗，服用脑磷胆碱钠类药物治疗，效果不明显。现症见：阵发性头晕，走路不稳，心情烦躁、抑郁，嗜睡，大便干燥，小便难，纳可。

［中医体征］舌瘀红，苔薄白。

［系统辨证脉象］敛、细、滑、稠。

［治法］疏肝理气，豁痰安神。

［处方］半夏9g，厚朴12g，茯神20g，紫苏叶15g，防风12g，远志12g，当归15g，白芍20g，朱砂（冲服）0.5g，木香9g，浙贝母20g，石菖蒲9g，生麻黄6g，白芥子6g，黄芩15g。7剂，水煎服，日1剂。

［分析］患者忧郁恼怒太过，肝失条达，肝气郁结，气郁化火，肝阴耗伤，风阳易动，上扰头目，发为眩晕。正如《类证治裁·眩晕》所说："良由肝胆乃风木之脏，相火内寄，其性主动主升；或由身心过动，或由情志郁勃，或由地气上腾，或由冬藏不密，或由高年肾液已衰，水不涵木……以致目昏耳鸣，震眩不定。"舌瘀红，脉弦滑稠提示痰气互结。故治疗应疏肝理气、疏风清热、豁痰安神为宜。

四、咳嗽

病案1 赵某，男，成人。2013年5月3日初诊。

［主诉］咽痛，咳嗽1个月余。

［现病史］患者既往慢性气管炎病史，平素咽痛，1个月前出现咽痛加重、咳嗽，未行系统治疗，遂来就诊。现症见：咽痛，咽干，咳嗽，盗汗，纳眠可，小便黄，大便可。

［中医体征］舌红，苔白燥。

［系统辨证脉象］细、刚、热、动。

［治法］清肝泻火，润肺化痰。

［处方］香附20g，苍术20g，牡丹皮20g，赤芍15g，大青叶15g，海蛤粉（包煎）20g，郁金20g，生茵陈15g，沙参30g，麦冬30g，钩藤（后下）30g，贯众15g，金银花12g，浙贝母12g。7剂，水煎服，日1剂。

［分析］《素问·五运行大论》曰："气有余，则制己所胜，而侮所不胜"。患者素体阳盛，加之恼怒过度，肝阳上亢，阳升风动，肝郁化火，上逆侮肺，肺失清肃，故咳嗽阵作，痰滞难出；肝火上炎则咽痛、咽干；舌红苔干，脉热、动为肝火肺热之象；肝火耗伤津液，阴虚则盗汗。故治疗上以清肝泻火、润肺化痰为大法。

病案 2 王某，成人。2013 年 5 月 28 日初诊。

［主诉］咳嗽 3 个月余。

［现病史］患者自述 3 个月前无明显诱因出现咳嗽，痰少，呈白色，近期感冒则咳嗽加重，服用止咳糖浆、甘草合剂、抗炎药物，效一般。现症见：咳嗽，痰少，色白，无咽痛，无口干，偶有气短，乏力，食欲差，眠可，月经量少，颜色偶暗，偶有腰痛，二便调。

［中医体征］舌瘀红苔薄白。

［系统辨证脉象］细、刚、紧。

［治法］化痰行气，生津润燥。

［处方］沙参 20 g，麦冬 30 g，玉竹 18 g，瓜蒌 20 g，天花粉 9 g，降香 12 g，枳壳 12 g，前胡 12 g，天麻（先煎）20 g，川牛膝 20 g，甘草 6 g，防风 15 g。7 剂，水煎服，日 1 剂。

2013 年 6 月 6 日二诊：病史同前，服药效可，咳嗽减轻，乏力减轻，现仍咳嗽，偶有气短，乏力，口干，食欲差，眠可，偶有腰痛，平素畏冷怕热，5 月 30 日行经，量少，颜色偏暗，大便稍干，小便调。舌瘀红，苔薄，脉细、紧。

［处方］沙参 20 g，麦冬 30 g，玉竹 18 g，瓜蒌 20 g，天花粉 9 g，降香 12 g，枳壳 12 g，前胡 12 g，天麻（先煎）20 g，川牛膝 20 g，甘草 6 g，防风 15 g，紫苏梗 20 g，香附 20 g。7 剂，水煎服，日 1 剂。

［分析］《丹溪心法·火》曰："凡气有余便是火。"患者平素情志郁结，肝郁气滞，气郁化火，灼伤肺阴，以致肺阴亏耗；肝气郁结，肝阳动越，酿生郁热，郁热蕴肺，炼液成痰，痰热相结，阻于气道，肺失清肃，则致咳嗽。治疗上以沙参麦冬汤为底方，加用行气解郁、清肺化痰之品，

诸药配伍，共收化痰行气、滋养肺胃、生津润燥之功以止咳化痰。

五、不寐

病案 1 郭某，女，29 岁。2013 年 5 月 3 日初诊。

[主诉] 多梦 5 个月余。

[现病史] 患者 1 年前妊娠后出现入睡困难，服用脑心舒 1 周症状改善后停药，近半年出现多梦，脸上长痘。现症见：多梦，记忆力减退，全身乏力，精神差，晨起后干呕，口干，纳可，小便黄，大便可，月经规律，量正常，色暗有块。

[中医体征] 舌淡白，苔黄黑。

[系统辨证脉象] 细、敛、紧、动。

[治法] 疏肝理气，化痰解郁。

[处方] 半夏 9 g，厚朴 12 g，茯神 20 g，紫苏叶 15 g，防风 12 g，远志 12 g，当归 15 g，白芍 20 g，香附 20 g，苍术 20 g，川芎 20 g，独活 20 g，柴胡 12 g，枳壳 12 g，合欢皮 20 g。7 剂，水煎服，日 1 剂。

[分析]《灵枢·邪客》曰："行于阳则阳气盛，阳气盛则阳跷陷；不得入于阴，阴虚，故目不瞑。"人体的"阴平阳秘"维持着正常的睡眠，阴阳之气自然而有规律的转接是睡眠的重要保障。生理条件下，脏腑调和，气血充足，心有所养，心血得静，卫阳入于阴而寐。患者情志不遂，暴怒伤肝，肝失条达，气机郁结，痰热扰心，肝阳动越，阳不入阴以致多梦；气机运行不畅，则全身乏力。故治疗上用大剂行气解郁之品为主，佐以清热化痰之品。

病案 2 郭某，女，38 岁。2013 年 4 月 26 日初诊。

[主诉] 早醒，醒后难以入睡 6 年。

[现病史] 患者于 6 年前无明显原因出现早醒，醒后难以入睡，后就诊于医院，给予中药（具体不详）治疗后效果欠佳。现症见：早醒，胃痛，无头晕、头痛，无恶心呕吐，无视物旋转，无耳鸣，纳可，二便调，月经提前 4~5 天。

［中医体征］舌淡红，苔薄白。

［系统辨证脉象］细、敛、紧、涩、动。

［治法］理气解郁，养阴清热。

［处方］半夏9 g，厚朴12 g，茯神20 g，紫苏叶15 g，防风12 g，远志12 g，当归15 g，白芍20 g，香附20 g，苍术20 g，佩兰20 g，沙参20 g，麦冬30 g，茵陈20 g，郁金12 g。7剂，水煎服，日1剂。

2013年5月3日二诊：病史同前，药后效可。现症见：睡眠质量改善，每日睡眠7小时，余无不适，纳可，小便频，夜尿多，大便不成形，月经仍提前4~5天，量少，色暗，舌瘀红，脉细、敛、沉。

［处方］半夏9 g，厚朴12 g，茯神20 g，紫苏叶15 g，防风12 g，远志12 g，当归15 g，白芍20 g，香附20 g，苍术20 g，佩兰20 g，沙参20 g，麦冬30 g，茵陈20 g，郁金12 g，玉竹20 g，川芎15 g，枳壳12 g。7剂，水煎服，日1剂。

［分析］《古今医统大全·不寐候》曰："痰火扰心，心神不宁，思虑过伤，火炽痰郁，而致不寐多矣。"情志内伤，肝气郁结，肝郁化火，魂不能藏，火热上扰心神，魂不守舍而不寐；长期思虑耗伤阴血，阴亏无以制阳，发为早醒；故治疗上以理气解郁为主，养阴清热为佐，肝气得疏，阴液得补，阳入于阴，不寐自除。二诊时仍有气机不畅，加用川芎、枳壳以助行气。

病案3 王某，男，48岁。2013年5月3日初诊。

［主诉］易醒，多梦9年。

［现病史］患者9年前由于工作原因长期处于紧张焦虑状态，导致睡眠不好，易醒，醒后难入睡，服用抗焦虑药物后睡眠4~5小时，不服药难以入睡。现症见：易醒多梦，心烦，心慌，头胀，手足心热，汗多，胸闷，纳可，二便调。

［中医体征］舌瘀红，苔薄白。

［系统辨证脉象］细、敛、紧。

［治法］行气散结，清热平肝。

［处方］香附20g，苍术20g，白芍30g，当归15g，黄柏12g，知母15g，牡丹皮20g，黄连12g，栀子9g，荆芥12g，防风15g，紫苏梗15g，枳壳12g，甘草6g，赤芍20g，羚羊角粉（冲服）2g。14剂，水煎服，日1剂。

［分析］《素问·举痛论》："思则气结……思则心有所存，神有所归，正气留而不行，故气结矣。"患者个性认真严谨，好思虑，工作压力大，长期处于紧张焦虑状态，导致气机不畅，肝气郁结，郁而化热，热扰心神，则眠浅易醒、多梦、心烦、胸闷、心慌；郁热耗伤阴液，则手足心热，汗多；肝阳上亢，则头胀。治疗上用香附、苍术理气解郁，荆芥、防风、紫苏梗、枳壳行气通经，当归、白芍滋阴柔肝，黄柏、知母、牡丹皮、黄连、栀子清热凉血活血，急清热以存阴，羚羊角粉平肝潜阳。诸药合用，共奏行气散结、清热平肝之功。

病案4 程某，女，32岁。2013年4月11日初诊。

［主诉］多梦半年余。

［现病史］患者于半年前因颈椎病服用颈复康颗粒后出现多梦，睡眠质量差，晨起疲乏，就诊于医院，给予中药治疗（具体药物不详），效一般，遂来就诊。现症见：多梦易醒，怕冷，咽干，胸闷，手足冷，乏力，自觉脸部发热，腹胀，纳可，小便调，大便每日2次。

［中医体征］舌瘀红，苔薄白。

［系统辨证脉象］细、敛、涩。

［治法］理气化痰，养血健脾。

［处方］半夏9g，厚朴12g，茯神20g，紫苏叶15g，防风12g，远志12g，当归15g，白芍20g，佩兰20g，天麻（先煎）20g，藿香12g，龙眼12g，党参20g。7剂，水煎服，日1剂。

［分析］《景岳全书·杂证谟·不寐》曰："神安则寐，神不安则不寐。"情志不畅，肝气郁结，肝阳上亢，扰动神明而不寐；思虑劳倦太过、伤及心脾，气血运行不畅，心伤则心血暗耗，心阴亏虚神不守舍；脾伤则生化乏源，营血亏少，不能上奉于心，心失所养而心神不宁；肝失条达，疏泄

失司，影响水液输布，湿阻中焦，则腹胀，胸闷。故治疗上应以理气化痰、养血健脾为治疗原则。

病案 5 张某，女，52 岁。2013 年 5 月 9 日初诊。

［主诉］眠差伴思虑 4 年。

［现病史］患者自述 4 年前因心情悲伤出现入睡困难，胡言乱语，伴头胀痛，经常胡思乱想，偶有轻生念头，易恐惧，曾于当地医院诊断为抑郁障碍，一直服用西药治疗。现症见：入睡困难，白天头痛头晕，精神差，经常胡思乱想，偶有轻生念头，无耳鸣，无心慌，偶胸闷，纳一般，小便可，大便干，3~4 日一行。

［中医体征］舌瘀红，苔薄白。

［系统辨证脉象］细、敛、涩。

［治法］行气解郁、除热安神。

［处方］半夏 9 g，厚朴 12 g，茯神 20 g，紫苏叶 15 g，防风 12 g，远志 12 g，当归 15 g，白芍 20 g，香附 20 g，苍术 20 g，紫苏梗 20 g，浙贝母 20 g，朱砂（冲服）0.5 g，茵陈 20 g，赤芍 12 g，生麻黄 6 g，蝉蜕 9 g。7 剂，水煎服，日 1 剂。

［分析］《医学心悟·不得卧》曰："有心血空虚卧不安者，皆由思虑太过，神不藏也。"患者因过度悲伤，忧思伤脾，以致气机郁结，气机逆乱，阴不敛阳，则生不寐；脾气不舒，情志抑郁，易恐惧，不自主胡思乱想；气机不舒，水液代谢失常，聚湿成痰，上蒙清窍，则头痛头晕。故以半夏厚朴汤为底方行气化痰，降气散结，佐以茵陈、赤芍以清热活血，朱砂、远志安神定志以助眠。

病案 6 陈某，男，36 岁。2013 年 5 月 9 日初诊。

［主诉］眠差 1 个月余。

［现病史］患者自述因工作忙碌于 1 个月前出现眠浅易醒，似睡非睡，睡后还能入睡，仍眠浅，曾于医院服用中药治疗，症状改善，为求系统治疗来我院。现症见：眠浅易醒，每晚睡 2~4 小时，多梦伴头胀痛，眼皮发沉，白天精神可，纳可，二便调。

［中医体征］舌红瘀，苔薄黄。

［系统辨证脉象］细、敛、动、紧。

［治法］疏肝解郁，清热养血。

［处方］牡丹皮 20 g，栀子 9 g，柴胡 15 g，远志 12 g，防风 20 g，白芍 30 g，当归 15 g，枳壳 12 g，黄芩 15 g，浙贝母 20 g，甘草 6 g，荆芥 15 g，沙参 30 g，龙胆 12 g，香附 20 g。7 剂，水煎服，日 1 剂。

［分析］《类证治裁·不寐》曰："思虑伤脾，脾血亏损，经年不寐。"患者生性胆小，喜怒不形于色，遇事好生闷气，对事情过度焦虑，导致肝失条达，失于疏泄，肝气不舒，气机郁滞；肝木乘脾，脾胃运化失职，清阳不升，浊阴不降，上蒙清窍，扰乱心神，以致眠差、多梦、眼皮发沉。故治疗上用丹栀逍遥散为底方，配以行气化痰之品，共奏疏肝解郁、清热养血、滋阴安神之功。

六、痞满

病案 梅某，女，31 岁。2013 年 6 月 4 日初诊。

［主诉］胃脘部不适 3 个月余。

［现病史］患者自述 3 个月前无明显诱因出现胃脘部不适，因抚养幼子经验不足而致精神紧张，疲惫，喉中憋闷感，睡前自觉咽中多白黏涎液。未进行系统治疗，遂来就诊。现症见：入睡困难，眠浅易醒，多梦，头晕，不欲饮食，周身乏力，大便不成形，小便调。

［中医体征］舌淡红，苔薄白。

［系统辨证脉象］细、敛、沉、紧。

［治法］疏肝理气，降逆化痰。

［处方］半夏 9 g，厚朴 12 g，茯神 20 g，紫苏叶 15 g，防风 12 g，远志 12 g，当归 15 g，白芍 20 g，前胡 12 g，天麻（先煎）20 g，佩兰 20 g，僵蚕 12 g。7 剂，水煎服，日 1 剂。

［分析］《素问·至真要大论》所云："诸湿肿满，皆属于脾。"患者长期精神紧张，多思则气结，造成气机逆乱，升降失职；除脾胃之外，

中焦气机之调畅，尚赖肝气之条达，患者好生闷气，肝失条达，肝郁气滞，横逆犯脾，气机郁滞，克脾犯胃导致中焦气机不利而成痞满。如《景岳全书·痞满》有："怒气暴伤，肝气未平而痞。"肝气郁结，肝阳上亢，则生不寐，入睡困难，眠浅易醒，多梦，头晕。治疗上应以疏肝理气、降逆化痰为主，调畅气机。

七、耳鸣

病案　田某，女，40岁。2012年5月30日初诊。

［主诉］右侧耳鸣听力下降1年。

［现病史］患者于1年前无明显诱因出现右侧耳鸣，于医院检查听力下降，给予中药治疗（具体药物不详），效一般，遂来就诊。现症见：右侧耳鸣，自觉右侧颞部发胀，偶头晕，胸闷及心慌，纳可，眠差，多梦，小便正常，大便秘结，两日一行。现服六味地黄丸和血府逐瘀胶囊治疗。

［中医体征］舌瘀红，苔薄。

［系统辨证脉象］滑、细、敛、涩。

［治法］平肝潜阳，理气化痰。

［处方］天麻（先煎）30g，钩藤（后下）30g，石决明30g，栀子9g，杜仲12g，桑寄生12g，川牛膝15g，黄芩12g，首乌藤12g，茯神15g，益母草12g，紫苏叶15g，厚朴12g，防风15g，半夏9g，降香12g。7剂，水煎服，日1剂。

2013年6月6日二诊：病史同前，药后效可，现患者右侧颞部发胀减轻，右侧耳鸣，听力下降未改善，头晕，胸闷心慌均改善，自觉气管有痰，难咯，纳可，眠差，多梦，二便调。经前1周乳房胀痛，月经量少，少量血块。舌瘀红，苔薄，脉紧、细、涩。

［处方］天麻（先煎）30g，钩藤（后下）30g，石决明30g，栀子9g，杜仲12g，桑寄生12g，川牛膝15g，黄芩12g，首乌藤12g，茯神15g，益母草12g，紫苏叶15g，厚朴12g，防风15g，半夏9g，降香12g，羚羊角粉（冲服）2g。7剂，水煎服，日1剂。

[分析]《素问·灵兰秘典论》曰"将军之官,谋略出焉",故而禀性刚劲善怒。肝失调达,而致肝火上炎,肝胆之络附耳,因之循经上犯,则耳是首当其冲,而发生耳鸣;肝气郁结,郁而化火,肝火上犯,发为头胀、头晕;郁热酿液为痰,痰气互结于中焦,则胸闷心慌;上扰清窍,则眠差多梦。治宜以平肝潜阳、理气化痰为主。二诊诸症仍在,肝阳上亢未除,加用羚羊角粉以平肝潜阳。

八、痹病

病案1 卞某,女,34岁。2013年5月3日初诊。

[主诉]右半身疼痛4个月余。

[现病史]患者于1年前无明显诱因出现右半身不灵活,伴头痛,行MRI检查未见异常,近4个月出现右半身疼痛。现症见:右半身疼痛,感觉较左半身灵敏,头痛,怕冷,恶风,纳可,睡眠时间短,小便调,大便每日2次,月经不规律,经期延后,痛经,量多,色黑,有血块。

[中医体征]舌红,苔少。

[系统辨证脉象]左、沉、涩。

[治法]理气活血,清热泻火。

[处方]香附20 g,苍术30 g,白芍30 g,当归15 g,乌药20 g,生麻黄9 g,柴胡15 g,厚朴12 g,防风20 g,枳壳15 g,甘草6 g,牡丹皮20 g,栀子12 g,赤芍20 g,橘叶12 g。14剂,水煎服,日1剂。

2013年5月17日二诊:病史同前,服药效可。现症见:四肢疼痛减轻,枕部隐痛,纳眠可,小便调,大便稀,每日3~5次。

[中医体征]舌红苔薄,脉沉、涩。

[处方]香附20 g,苍术30 g,白芍30 g,当归15 g,生麻黄9 g,柴胡15 g,厚朴12 g,防风20 g,枳壳15 g,甘草6 g,牡丹皮20 g,栀子12 g,赤芍20 g,橘叶12 g,沙参30 g,麦冬30 g。7剂,水煎服,日1剂。

[分析]肝主全身之筋,与肢体运动有关。肝之气血充盛,筋得其所养,则筋力强健,运动灵活。《素问·经脉别论》曰:"食气入胃,散精于肝,

淫气于筋。"肝之气血亏虚，筋膜失养，则筋力不健，运动不利。患者性格偏执，急躁易怒，不得疏泄而生闷气，则肝气郁结，郁而化火，肝火上扰清窍，则头痛；气机郁滞，气血运行不畅，筋膜失于濡养则右半身疼痛、活动不利；郁热内闭，卫气运行不利，不能温煦则怕冷恶风；脉象左边沉涩提示血行不畅。故治疗上应以理气解郁、活血行气、清热泻火为大法。

病案2 张某，女，49岁。2013年5月17日初诊。

[主诉] 全身疼痛半年。

[现病史] 患者半年前无明显诱因出现全身疼痛，在当地治疗效果不明显。现症见：全身疼痛，压痛明显，乏力，双脚触电感，头重，视物模糊，耳鸣，肩脊痛，心慌易惊，纳眠可，小便调，大便干燥，4~5日一行。

[中医体征] 舌瘀红，苔薄白。

[系统辨证脉象] 细、敛、涩。

[治法] 疏肝解郁，活血祛瘀。

[处方] 柴胡15 g，枳壳12 g，青皮6 g，香附20 g，苍术20 g，桃仁9 g，红花9 g，川芎15 g，桔梗20 g，川牛膝15 g，防风20 g，白芍20 g，荆芥12 g，秦艽12 g，牡丹皮20 g，黄芩12 g，甘草6 g。7剂，水煎服，日1剂。

[分析]《知医必辨》曰："人之五脏，惟肝易动难静。其他脏有病，不过自病……惟肝一病及延及他脏。"人的生发之机全都仰赖肝的疏泄功能。患者经常生气郁闷，抑制肝的疏泄、生发功能，则肝气郁滞。气为血之帅，气郁则血流不畅，不通则痛，导致浑身疼痛，无力，肩脊痛。"肝主筋"，筋失濡养，则双脚触电感；肝经循行于头面、绕耳，肝气不舒，气机不畅，则发头痛、耳鸣。治宜疏肝解郁，活血祛瘀。

病案3 田某，女，47岁。2013年5月23日初诊。

[主诉] 双手双足肿胀疼痛10个月余。

[现病史] 患者于2012年7月无明显诱因出现双足疼痛肿胀，麻木；8月出现双手麻木肿胀，伴乏力。就诊于当地医院，效不显。现症见：双手麻木肿胀，双足跟部肿胀疼痛，颈后，双肩疼痛，纳眠可，小便调，大便秘结。

［中医体征］舌淡胖，苔腻。

［系统辨证脉象］细、敛、紧、涩。

［治法］行气散结，清热燥湿。

［处方］半夏 9 g，厚朴 12 g，茯神 20 g，紫苏叶 15 g，防风 12 g，远志 12 g，当归 15 g，白芍 20 g，香附 20 g，苍术 20 g，枳壳 12 g，红花 9 g，威灵仙 20 g，秦艽 12 g，黄柏 12 g，牡丹皮 20 g。7 剂，水煎服，日 1 剂。

［分析］《素问·百病始生》说："风雨寒热，不得虚，邪不能独伤人，卒然逢疾风暴雨而不病者，盖无虚，故邪不能独伤人，此必因虚邪之风，与其身形，两虚相得，乃客其形。"患者过度关注自己的身体状况，多思多虑，情志郁闷不得疏解，以致肝失条达，气机郁滞，气血运行不畅；肝木克脾，肝脾不和，脾的运化功能不及，水湿失运凝聚而成；内湿受困，又易招致外湿的入侵，内外之湿同气相求，痰湿瘀胶合羁留，痹阻血脉，筋骨关节失荣，而令痹证作矣。故治疗上以行气散结、清热燥湿为大法。

九、腹痛

病案 1 宋某，男，53 岁。2013 年 5 月 9 日初诊。

［主诉］乏力，剑突下至脐上隐痛半个月余。

［现病史］患者半个月前无明显诱因出现剑突下至脐上隐痛，乏力，未予治疗。现症见：乏力，剑突下至脐上隐痛，饭后易担心紧张，头昏沉不清，无头痛，视物不清，易烦躁，心率达 100 次／分，自觉心悸，纳差，食欲不振，眠差，二便调。

［中医体征］舌瘀红，苔薄白。

［系统辨证脉象］细、敛、动、紧。

［治法］行气解郁，祛痰散寒。

［处方］香附 20 g，苍术 20 g，白芍 30 g，当归 15 g，防风 12 g，荆芥 15 g，远志 12 g，桔梗 12 g，川芎 15 g，白术 30 g，乌药 20 g，生麻黄 6 g，甘草 6 g，枳壳 15 g，牡丹皮 20 g，沙参 30 g，佩兰 30 g。7 剂，水煎服，日 1 剂。

2013 年 5 月 21 日二诊：病史同前，服药平妥，服药后乏力症状已明显改善，头昏，视物模糊，头晕，天旋地转，心烦躁，无胸闷心慌，无耳鸣，无恶心呕吐，纳差，眠可，二便调。舌瘀红，脉细、敛、涩。

［处方］香附20g，苍术20g，白芍30g，当归15g，防风12g，荆芥15g，远志12g，桔梗12g，川芎15g，白术30g，生麻黄6g，甘草6g，枳壳15g，沙参30g，佩兰30g，木香9g，五加皮12g。7剂，水煎服，日1剂。

2013年6月6日三诊：药后效可，上述症状已明显改善。现症见：周身乏力，头昏沉，视物模糊，纳眠可，二便调。舌瘀红，苔薄，脉细、涩、沉。

［处方］香附20g，苍术20g，生蒲黄6g，川芎15g，牡丹皮20g，赤芍15g，茵陈12g，桔梗9g，乌药20g，枳壳12g，甘草6g，秦皮15g。7剂，水煎服，日1剂。

［分析］患者情志失调，抑郁恼怒，以致肝失条达，气机不畅；肝郁克脾，肝脾不和，气机不利，引起脏腑经络气血郁滞，引起乏力、腹痛。如《证治汇补·腹痛》谓："暴触怒气，则两胁先痛而后入腹。"又伤于风寒，则寒凝气滞，导致脏腑经脉气机阻滞，不通则痛。因寒性收引，故寒邪外袭，最易引起腹痛。如《素问·举痛论》曰："寒气客于肠胃，厥逆上出，故痛而呕也。寒气客于小肠，小肠不得成聚，故后泄腹痛矣。"故治疗上以行气解郁、祛痰散寒为大法。二诊乏力症状已明显改善，去乌药、牡丹皮，加用木香、五加皮以助行气化痰之功。三诊脉象细、敛、涩、沉，提示气滞日久，还可致血行不畅，形成气滞血瘀，加用生蒲黄、赤芍、牡丹皮以活血化瘀。

病案2 李某，男，24岁。2013年5月2日初诊。

［主诉］右下腹疼痛1个月余。

［现病史］患者自述1个月前无明显诱因出现右下腹疼痛，经针灸治疗，效不显，遂来就诊。现症见：右下腹疼痛，左足跟部疼痛，X线检查无异常，心慌胸闷，纳眠可，二便调。

［中医体征］舌红，苔薄黄。

［系统辨证脉象］细、敛、紧。

［治法］行气解郁，理气止痛。

[处方] 香附 20 g，苍术 20 g，枳壳 12 g，白芍 30 g，当归 15 g，防风 15 g，荆芥 15 g，乌药 20 g，茵陈 20 g，川楝子 9 g，橘核 12 g，黄芩 12 g。4 剂，水煎服，日 1 剂。

2013 年 5 月 9 日二诊：病史同前，服药效可。现症见：左足跟压痛减轻，心慌胸闷症状减轻，右下腹疼痛牵涉耻骨联合部，左胁下阵发性疼痛，纳眠可，二便调。舌红苔薄，脉敛、细、涩。

[处方] 香附 20 g，苍术 20 g，枳壳 12 g，白芍 30 g，当归 15 g，防风 15 g，荆芥 15 g，乌药 20 g，茵陈 20 g，川楝子 9 g，橘核 12 g，黄芩 12 g，桔梗 12 g，川芎 15 g，沙参 30 g。7 剂，水煎服，日 1 剂。

2013 年 5 月 23 日三诊：病史同前，服药效可。现症见：左足跟压痛减轻，心慌胸闷症状减轻，右下腹疼痛牵涉耻骨联合部疼痛消失，自述就诊前一天下午针灸治疗后今晨出现腰痛，纳眠可，多梦，二便调。舌暗红苔薄，脉敛、动。

[处方] 半夏 9 g，厚朴 12 g，茯神 20 g，紫苏叶 15 g，防风 12 g，远志 12 g，当归 15 g，白芍 20 g，木香 9 g，远志 12 g，龙眼 12 g，石菖蒲 9 g，人参 9 g，乌药 12 g。7 剂，水煎服，日 1 剂。

[治法] 化痰散结，补益心脾。

[分析] 患者为金型人，性情急躁刚强，做事认真负责，个性谨慎，长期操心，思虑过度，过于敏感，遇到不愉快的事情不得排解，以致肝气郁结，肝失条达，忧思伤脾，气机不利，脏腑经络气血郁滞，故而腹痛；《素问·六节脏象论》曰"肝者……其充在筋"，肝主筋，肝郁气血运行不畅，筋失濡养，则左足跟部疼痛；肝郁化热，热扰心神，则心慌；气机阻滞于中焦，久不得散，以致出现胸闷，此非心脏的器质性病变所致，临床上当明辨。治疗上应以行气解郁、理气止痛为主，调畅气机运行。二诊左足跟压痛减轻，心慌胸闷症状减轻，左胁下阵发性疼痛，脉弦细涩，提示肝气郁结，又津液不足，故治疗上加用行气、滋阴之品。三诊根据病情变化，予以半夏厚朴汤为底方，佐以补益心脾、养血安神之药，共奏化痰散结、补益心脾之功。

十、月经不调

病案1 申某，女，22岁。2012年5月30日初诊。

［主诉］月经不调3年。

［现病史］患者自述因情绪波动导致月经不调，月经提前，最长有1周，量少，色黑，伴腹痛，痛时偶伴呕吐。现症见：月经时腹痛，因恼怒生气后腹痛尤甚，偶伴呕吐，平素畏冷，手脚凉，腰酸痛，易感冒，纳可，二便调。

［中医体征］舌瘀红，苔白厚。

［系统辨证脉象］细、敛、涩、动。

［治法］行气解郁，活血温中。

［处方］乌药20 g，香附20 g，苍术30 g，白芍30 g，当归15 g，地榆12 g，枳壳12 g，川芎12 g，川楝子9 g，荆芥12 g，甘草6 g，生蒲黄（包煎）9 g，五灵脂（包煎）9 g，生山楂9 g。7剂，水煎服，日1剂。

［分析］患者平素性格倔强，好计较小事，不如己愿便恼怒生气，以致肝气郁结，气机郁滞，气为血之帅，气郁则血流不畅，导致月经不调；气郁化火，扰动冲任则月经先期；《灵枢·本神》提到肝藏血，血舍魂。肝如同"血库"一般，能够贮藏一定的血液，以供人体活动所需，发挥其濡养脏腑组织、维持相应功能作用，气血运行不畅不能濡养全身，则畏冷、手脚凉；冲任失调，则腰酸痛、腹痛。故治疗上以行气解郁、活血温中为大法。

病案2 邓某，女，42岁。2013年5月23日初诊。

［主诉］月经未至5个月余。

［现病史］患者自述9个月前因乳腺占位性病变服中药4个月余，后月经未至。现症见：月经未至，汗多，心烦，时有心慌，头昏沉不清，嗜睡，纳可，多寐，小便调，大便干，2~3日一行。

［中医体征］舌暗红，苔少。

［系统辨证脉象］细、敛、紧。

［治法］行气散结，降逆化痰。

[处方]半夏9g，厚朴12g，茯神20g，紫苏叶15g，防风12g，远志12g，当归15g，白芍20g，佩兰20g，木香9g，降香12g，沙参30g，麦冬20g。7剂，水煎服，日1剂。

2013年5月30日二诊：病史同前，服药平妥。现症见：汗出减轻，烦躁差，头感清亮，纳眠可，小便调，大便可，日一行。舌暗红苔薄白，脉细、敛、紧。

[处方]半夏9g，厚朴12g，茯神20g，紫苏叶15g，防风12g，远志12g，当归15g，白芍20g，佩兰20g，木香9g，降香12g，沙参30g，麦冬20g，前胡15g，枇杷叶12g，独活12g。7剂，水煎服，日一剂。

[分析]肝主疏泄，性喜条达，具有舒展、升发的生理功能，它与人体气机的升降与调节有密切关系。肝的疏泄功能正常，则气机舒畅，升降有序，气血和平；《素问·五脏生成》云："肝受血而视，足受血而能步，掌受血而能握，指受血而能摄。"如果肝气抑郁，则血流不畅，势必影响到肝藏血的基本功能。患者情志抑郁，肝气不舒，以致月经闭而不行。舌暗红少苔提示津液不足。故治疗上以行气散结、降逆化痰为主，佐以养阴生津。二诊诸症稍有减轻，但仍存在，故在原方基础上加前胡、枇杷叶、独活以助降气祛痰理气之功。

病案3 黄某，女，31岁。2012年4月30日初诊。

[主诉]月经淋漓不尽5个月余。

[现病史]患者自述5个月前行剖宫产，术后首次月经，20余天不尽。现症见：月经淋漓不尽，服用中西药物（具体药物不详），效果差，偶有腹痛，纳可，眠差，二便调。

[中医体征]舌瘀红，苔薄白。

[系统辨证脉象]细、敛、沉、紧。

[治法]行气散结，清热活血。

[处方]半夏9g，厚朴12g，茯神20g，紫苏叶15g，防风12g，远志12g，当归15g，白芍20g，黄柏12g，香附20g，苍术20g，地榆15g，茵陈12g，白头翁20g，牡丹皮20g，赤芍20g。7剂，水煎服，日1剂。

2013 年 5 月 17 日二诊：病史同前，服药效佳。月经已停，身轻。舌淡胖苔薄，脉细、紧。

[处方] 半夏 9 g，厚朴 12 g，茯神 20 g，紫苏叶 15 g，防风 12 g，远志 12 g，当归 15 g，白芍 20 g，黄柏 12 g，香附 20 g，苍术 20 g，地榆 15 g，茵陈 12 g，白头翁 20 g，牡丹皮 20 g，赤芍 20 g，秦艽 20 g，川楝子 9 g，独活 12 g。14 剂，水煎服，日 1 剂。

[分析]《临证指南医案·调经》曰："女子以肝为先天。"患者长期焦虑，情绪过度紧张，以致肝失条达，气机郁滞，肝郁化热，热扰冲任，迫血下行；气为血之帅，气郁则血运行不畅，瘀血内阻，新血难安，不得归经，以致月经不尽。临床除行气散结、清热活血以外，尚需调畅情志，改善患者不良情绪。二诊月经已止，身轻，但气机仍不通畅，加用疏肝行气之品。

十一、中风

病案 1 齐某，女，86 岁。2018 年 12 月 1 日初诊。

[主诉] 左侧肢体活动不利 4 天。

[现病史] 患者 4 天前因情绪波动出现左侧肢体活动不利，伴言语不清，无头晕头痛，无视物模糊，未行系统治疗，遂来就诊。现症见：左侧肢体活动不利，伴言语不清，吞咽困难，饮水呛咳，咳嗽、咳痰、痰多难咳，纳少，嗜睡，小便失禁，大便干，每周一行。

[中医体征] 舌暗红，苔白。

[系统辨证脉象] 沉、细、涩。

[处方] 瓜蒌 21 g，清半夏 9 g，薤白 12 g，紫苏梗 21 g，防风 21 g，甘草 6 g，川芎 15 g，白芍 30 g，丹参 21 g，牡丹皮 20 g，焦栀子 12 g，炒杏仁 9 g，黄芩 12 g，麦冬 30 g，片姜黄 15 g，红花 12 g，檀香 12 g，砂仁（后下）6 g。7 剂，水煎服，日 1 剂。

[分析] 患者为老年女性，平素急躁易怒，却不擅发泄，自我克制，郁闷日久，气机不畅，伏邪内生，痰浊瘀血阻滞，故咳嗽、咳黏痰，舌暗红。患者年老体衰，正气亏虚，时值冬季，邪盛正衰，又逢情绪波动，引发伏

邪,发为中风。上焦郁闭,宣发布散水液功能失常,津液停而成痰浊积液,小便失禁亦是上焦失用的表现,如《金匮要略》所言"必遗尿,小便数,所以然者,以上虚不能制下故也"。治当先祛邪通阳,开肺气之郁闭,后扶正调养。给予针刺、推拿等疗法疏通胸背部及心、肺经经络,中药方选瓜蒌薤白半夏汤加减以开上焦之痰郁,扶亏虚之正气,标本兼治。

病案2 肖某,男,49岁。2013年5月23日初诊。

[主诉]左侧肢体运动不利5个月余。

[现病史]患者自述5个月前因脑出血出现左侧肢体运动不利,无言语不利,无口眼㖞斜,曾就诊于当地医院行规范治疗。现症见:左侧肢体活动不利,无口眼㖞斜,无言语不利,纳眠可,大便调,小便频。

[中医体征]舌淡红,苔薄白。

[系统辨证脉象]细、敛、动、涩。

[治法]活血行气,清热化痰。

[处方]柴胡15g,枳壳15g,红花12g,川芎12g,黄芩15g,郁金20g,香附20g,苍术20g,夏枯草12g,茵陈15g,牡丹皮20g,赤芍15g,秦艽15g,甘草6g,栀子12g,浙贝母20g。14剂,水煎服,日1剂。

[分析]患者脉象细、敛、动、涩,表明对某一件事情或者个人很敏感,不耐受刺激,一触发就会引起全身不适,又脾气暴躁,好生闷气。《素问·痿论》曰"肝主身之筋膜",日久气机郁滞,气血运行不畅,气郁化火,灼伤津液,筋脉失养,则出现肢体运动不利。故治疗上以活血行气、清热化痰为主,以达到调畅气机的目的。

病案3 刘某,男,62岁。2013年5月17日初诊。

[主诉]偏身活动不利4个月余。

[现病史]患者4个月前突发左侧肢体活动不利,言语不清,曾于省五院治疗,效不显。现症见:左侧肢体活动不利,口角流涎,言语不清,饮水呛咳,头昏沉,夜间盗汗。纳眠可,二便调。

[中医体征]舌淡红,苔黄厚。

[系统辨证脉象]细、涩。

[治法]平肝息风，行气解郁。

[处方]天麻（先煎）30 g，钩藤（后下）30 g，石决明 30 g，栀子 9 g，杜仲 12 g，桑寄生 12 g，川牛膝 15 g，黄芩 12 g，首乌藤 12 g，茯神 15 g，益母草 12 g，香附 20 g，苍术 20 g，茵陈 20 g，青皮 12 g，枳壳 12 g，郁金 20 g，降香 12 g。7 剂，水煎服，日 1 剂。

[分析]《素问·调经论》云："血之与气，病走于上，则为大厥，厥则暴死，气复反则生，不反则死。"本患者以脉象评定为肝郁气滞导致的气机运行异常，患者暴怒伤肝，则肝阳暴张，风火相煽，气血逆乱，血随气逆，上扰脑窍而发为中风；肝郁化火，烁津成痰，痰郁互结，携风阳之邪，窜扰经脉；年老体衰，肝肾不足，阴血亏虚则阴不制阳，内风动越。故治疗上以天麻钩藤饮为底方，以平肝息风、滋补肝肾，又加以大剂量行气解郁之品，调畅气机，以收全功。

十二、癫痫

病案 徐某，男，13 岁。2013 年 4 月 12 日初诊。

[主诉]发作性四肢抽搐 2 年余，加重 1 个月。

[现病史]患者 1 周岁患脑膜炎，出院后右侧三指出现活动不利，10 年后出现四肢抽搐，口角流涎，眼斜，口歪，服用托吡酯片，开浦兰效果欠佳。现症见：四肢抽搐，口角流涎，口眼㖞斜，右侧手指活动不利，脾气暴躁，心烦，自觉头部、背部有过电感，饮食差，睡眠差，大便稀，每日 2 次，小便闭。

[中医体征]舌瘀红，苔薄白。

[系统辨证脉象]细、敛、紧。

[治法]疏肝理气，清热安神。

[处方]香附 20 g，苍术 30 g，白芍 30 g，当归 15 g，防风 20 g，荆芥 12 g，紫苏梗 15 g，桔梗 9 g，茵陈 15 g，郁金 20 g，川芎 15 g，柴胡 12 g，桂枝 12 g，黄柏 12 g，黄芩 12 g，白头翁 20 g，朱砂（冲服）0.5 g，远志 12 g。14 剂，水煎服，日 1 剂。

2013 年 4 月 26 日二诊：病史同前，药后效可。现症见：抽搐发作次数减少，2 周发作 3 次，发作时程度减轻，抽搐，流涎，口眼㖞斜消失。纳眠差，睡觉时间不规律，小便时黄时清，大便稀，每日 2~3 次。舌瘀红，脉弦细。

[处方] 香附 20 g，苍术 30 g，白芍 30 g，当归 15 g，防风 20 g，荆芥 12 g，紫苏梗 15 g，桔梗 9 g，茵陈 15 g，郁金 20 g，川芎 15 g，柴胡 12 g，桂枝 12 g，黄柏 12 g，黄芩 12 g，白头翁 20 g，朱砂（冲服）0.5 g，远志 12 g，生麻黄 9 g，麦冬 30 g，党参 15 g，黄芪 30 g。7 剂，水煎服，日 1 剂。

2013 年 5 月 3 日三诊：病史同前，服药平妥。抽搐发作已明显减轻，家属代述服药后又发作 2 次，已无流涎，口角抽搐，纳差，眠可，大便时干时稀，小便正常。舌淡，脉弦软。

[处方] 人参（单包）12 g，黄芪 30 g，知母 15 g，白芍 30 g，厚朴 20 g，陈皮 12 g，白术 30 g，生麦芽 15 g，鸡内金 12 g，香附 20 g，苍术 20 g，朱砂（冲服）0.5 g，川芎 20 g，五加皮 15 g，木香 9 g，沙参 20 g，生麻黄 9 g。7 剂，水煎服，日 1 剂。

[治法] 行气解郁，益气养胃。

[分析]《证治汇补·痫病》认为："或卒然闻惊而得，惊则神出舍空，痰涎乘间而归之。"由于突受大惊大恐，造成气机逆乱，进而损伤脏腑，肝肾受损，阴不敛阳而生痰生风。肝胃受损，则致精微不布、痰浊内聚、经久失调，一遇诱因，痰浊或随气逆，或随火炎，或随风动，蒙蔽清窍而致痫证发作。患者年龄尚小，脏腑娇嫩、元气未充、神气怯弱或素蕴风痰，更易受惊恐而发生痫证。《景岳全书·癫狂痴呆》指出："小儿痫证，有从胎气而得者，有从生后受惊而得者，盖小儿神气尚弱，惊则肝胆气夺而神不守舍，舍空则正气不能主而痰邪足以乱之。"故治疗上以疏肝理气、清热安神为主。二诊患者脉弦细提示气血不足，加以益气养阴之品。三诊患者癫痫发作次数明显减少，脉弦软提示在气机郁滞的同时又兼有气虚，脾胃虚弱，故治宜行气解郁、益气养胃。

十三、痿证

病案 李某，男，68 岁。2021 年 3 月 6 日初诊。

［主诉］行走拖曳 2 年余。

［现病史］患者于 2 年前无明显诱因出现情绪焦虑睡眠不佳，口服盐酸丁螺环酮及佐匹克隆，2019 年出现行走拖地，站立时头晕，自觉舌体僵硬，写字等精细活动受限，反应迟缓，记忆力下降，曾就诊于当地医院。现症见：患者行走无力伴拖地，双下肢肿胀，站立时头晕，写字等精细活动受限，舌体僵硬，言语不清，饮水饮食偶有呛咳，腹部坠胀，纳一般，眠差，入睡困难，小便调，大便排便无力且便秘。

［中医体征］舌淡红，苔薄白。

［系统辨证脉象］弱、细、敛、直、刚，左手郁动。

［治法］疏肝解郁，提气举陷。

［处方］当归 15 g，熟地黄 20 g，桃仁 9 g，红花 9 g，枳壳 12 g，甘草 6 g，白芍 20 g，柴胡 12 g，川芎 15 g，桔梗 12 g，川牛膝 15 g，沙黄芪 30 g，党参 30 g，独活 12 g，黄芩 12 g，秦艽 15 g。7 剂，水煎服，日 1 剂。

［分析］《素问·宝命全形论》中提到"土得木则达"。肝的疏泄功能与胃肠气机的升降密切相关，肝失疏泄影响胃的降浊及大肠传导，易形成便秘。正如《难经·第十六难》所云："假令得肝脉，其外证：善洁，面青，善怒……其病：四肢满，闭淋，溲便难，转筋。"患者脉弱、下、进少退多、寸细尺粗，提示气虚且气的升降运动失衡，肝气郁结，肝郁乘脾，肺脾气虚，运化失职，大肠传导无力，故见排便困难；脾虚日久，脾胃升清降浊的功能减弱，气陷于下，故见腹胀，升清之力不足，气血无法濡养于头目，故见头晕，气机下沉，郁于腿部，故见下肢肿胀；脾气虚弱，气血不能通过经脉上荣于舌，导致舌体僵硬，言语不清。综合脉象分析，病机为气陷气滞证。方中以黄芪为君，补肺脾之气、升阳举陷、缓解气机不升之状态；臣以党参助君药补气之功，枳壳行气，破除气机之郁滞。佐以柴胡、桔梗升发阳气、疏理气机，川芎、牛膝、桃仁、红花活血祛瘀，当归、

熟地黄、白芍补血，独活、秦艽祛风通络，黄芩清热燥湿，甘草调和诸药。

十四、鼾眠症

病案 张某，男，70岁。2020年12月7日初诊。

［主诉］乏力伴昏睡感1年余。

［现病史］患者述1年前无明显诱因出现打鼾，鼾声时断时续，乏力感伴昏睡感，未经系统治疗。现症见：打鼾，精神疲倦，全身乏力、昏睡感，白日精力差，头部昏沉，伴胸闷气短。纳可，眠多嗜睡，小便调，大便干。

［中医体征］舌红，苔白厚，舌体胖大，有裂纹。

［系统辨证脉象］怠、缓、涩。

［处方］柴胡15 g，白芍18 g，川芎15 g，桔梗9 g，当归15 g，熟地黄12 g，枳壳12 g，甘草6 g，羌活15 g，党参20 g，川牛膝15 g，桃仁9 g，红花9 g。7剂，水煎服，日1剂。

［分析］根据"系统辨证脉学体系"分析，患者整体脉象曲、脉郁动、左关动表征患者郁闷不舒状态。《难经·二十二难》说："气主呴之，血主濡之。"由脉形看，脉怠、缓、涩表征气虚、气机运行不畅；气机不畅，无以推动血液进退，故脉涩、右脉进少退多。由脉势看，进少退多，说明气机逆乱，表征气陷。整体脉弱表征患者气虚；血管壁薄，说明后天精血亏虚，肝郁日久，气血亏虚，与患者老年也有关系，故精神疲倦乏力明显。双寸脉沉涩说明上焦气机郁闭不利。整体脉弱，双寸细沉，表征患者整体虚的基础上，上焦心肺尤虚，故患者气短、上气不足、头昏沉。总体来说，患者气滞、气虚、血瘀、气陷、上焦气机郁闭不利。通过脉象分析出病机特点，反观舌象。患者气机不利，核心病机为肝气郁结，故两侧舌肿胀，发胖，舌中裂纹。患者上焦郁闭，上气不足，故从舌态看，上焦偏薄，舌尖偏小。

十五、口僻

病案1 王某，男，28岁。2018年12月8日初诊。

［主诉］右侧口眼㖞斜1天余。

［现病史］患者自述平素工作不顺心，性格内向，不欲与人交流，昨日与同事发生矛盾，生气恼怒后出现右侧眼睑闭合不全，额纹消失，鼻唇沟变浅，鼓腮漏气，刷牙漱口漏水，于地方诊所就诊，给予针灸、口服药物治疗（具体不详），疗效不佳。现症见：右侧面部肌肉板滞伴口眼㖞斜，右侧眼睑闭合不全，鼓腮漏气，情绪低落，胸前区闷胀堵塞感，胃脘胀闷，无耳后疼痛，无听力下降，无胸痛心慌，纳可，眠浅易醒，二便调。

［中医体征］舌紫暗有瘀斑、苔白腻。

［系统辨证脉象］滑、稠、热、涩、动、上。

［中医治法］理气解郁，化痰祛瘀。

［处方］瓜蒌20g，薤白9g，半夏9g，丹参18g，檀香9g，紫苏梗12g，苍术12g，砂仁（后下）6g，防风12g，牡丹皮21g，徐长卿12g，桔梗9g，红花9g，川芎18g，甘草6g。14剂，水煎服，日1剂。

12月22日二诊：患者右侧口角歪斜伴面肌板滞感明显改善，胸前区闷胀堵塞及胃脘部胀闷感较前缓解，纳眠可，二便调。

［处方］瓜蒌20g，薤白9g，半夏9g，丹参18g，檀香9g，紫苏梗12g，苍术12g，砂仁（后下）6g，防风12g，牡丹皮21g，徐长卿12g，桔梗9g，红花9g，川芎18g，甘草6g，全蝎9g，僵蚕12g，蝉蜕6g。14剂，水煎服，日1剂。

［分析］本病的发生当以患者内向个性特征为基础，《素问·举痛论》曰"思则心有所存，神有所归，正气留而不行，故气结矣"。情志郁闷不舒为诱因，气血阴阳失和、经络功能紊乱为病机形成，进而导致气血攻冲壅塞于上，经气布散失常，经脉闭阻，筋肉纵缓不收，发为面瘫。治疗时应直击患者的原发病机，调气散结，在此前提下兼顾衍化病机，统观大局，辨证施方。方选瓜蒌薤白半夏汤加减，方中瓜蒌、薤白、半夏宽胸理气，化痰散结，丹参、牡丹皮、川芎、红花活血祛瘀，檀香、紫苏梗、防风、徐长卿行气解郁，缓解心理压力，宣达胸中郁遏之气，砂仁、苍术健脾和胃化痰，桔梗载药上行，引诸药达病所，甘草调和诸药。

病案2 李某，男，42岁。2018年10月18日初诊。

［主诉］左侧口眼㖞斜 3 天。

［现病史］患者 3 天前与家人发生矛盾，生气大怒后出现左侧口角歪斜、抬眉无力、刷牙漱口漏水，于当地医院就诊，诊断为"周围性面瘫"，给予针灸，膏药（具体不详）治疗，未见明显好转。现症见：左侧面部肌肉板滞伴口角歪斜，左侧额纹变浅，左侧眼睑闭合不全，伴见流泪，鼓腮漏气、刷牙漱口漏水，头部胀痛，情绪抑郁，急躁易怒，胸闷气短，胃脘部胀闷感，纳眠可，二便调。

［中医体征］舌紫暗有瘀斑，苔白腻。

［系统辨证脉象］细、涩、直、敛。

［治法］疏肝解郁，化痰祛瘀。

［处方］红花 9 g，枳壳 12 g，桔梗 12 g，柴胡 12 g，甘草 6 g，川牛膝 15 g，川芎 15 g，牡丹皮 20 g，赤芍 15 g，黄芩 15 g，桃仁 9 g，熟地黄 21 g，徐长卿 20 g，防风 20 g，僵蚕 12 g，当归 15 g。14 剂，水煎服，日 1 剂。

2018 年 11 月 1 日二诊：患者左侧面部肌肉板滞感明显减轻，胸闷气短，胃脘部胀闷感好转，仍见轻度左侧口角歪斜、抬眉无力、刷牙漱口漏水等症状，纳眠可，二便调。

［处方］红花 9 g，枳壳 12 g，桔梗 12 g，柴胡 12 g，甘草 6 g，川牛膝 15 g，川芎 15 g，牡丹皮 20 g，赤芍 15 g，黄芩 15 g，桃仁 9 g，熟地黄 21 g，徐长卿 20 g，防风 20 g，僵蚕 12 g，当归 15 g，全蝎 9 g，蝉蜕 6 g。14 剂，水煎服，日 1 剂。病愈，未复发。

［分析］《灵素节注类编·内伤诸病》曰："愁忧则气郁结，久则经脉闭塞而不流行也。"患者的面瘫与其个性有密切的关系，平素思虑过度，遇事性情烦躁易怒，久而久之导致患者的气血壅塞于上，头面部脉络闭阻不通，发为面瘫。肝气犯脾，运化失调，气乱于心，痰积于脘，痰气郁而化火，上侵肺系，导致胃脘部胀闷不适，伴胸闷气短。辨证治疗时应直击患者的根本病因，釜底抽薪，疏肝解郁，化痰祛瘀，达到治愈目的。方选血府逐瘀汤加减，全方配伍，标本兼治，共奏疏肝解郁、化痰祛瘀之功。后患者复诊加用全蝎、蝉蜕等虫类药物，以增祛风通络之效。

十六、颤证

病案 李某，男，55岁。2018年11月15日初诊。

[主诉] 左上肢颤抖3年余。

[现病史] 患者述2015年车祸后出现惊恐、焦虑等不良情绪，持续时间较长，后渐出现左上肢颤抖，逐渐发展至双上肢，走路起步缓慢，逐渐加重，确诊为帕金森病，服美多芭可暂时缓解症状，但不能持久，呈逐渐加重趋势。现症见：左上肢颤抖，尤以手抖明显，双下肢麻木，右侧尤重，晚上加重，头部麻木发胀，左耳鸣，无头晕，情绪低落；腹胀，右侧疼痛，有气顶感，纳可，眠差，每日约三四小时，间断服用阿普唑仑；小便频，便秘，3~4日一行。

[中医体征] 舌暗红有瘀点，苔薄黄。

[系统辨证脉象] 直、动、敛、沉、涩。

[治法] 疏肝理气，祛瘀通络。

[处方] 柴胡15g，枳壳15g，红花12g，桃仁9g，当归15g，瓜蒌20g，姜黄20g，防风15g，徐长卿15g，远志12g，桑白皮20g，羚羊角粉（冲服）2g，柏子仁12g，巴戟天15g，白芍30g，甘草6g。7剂，水煎服，日1剂。

2018年11月22日二诊：服药效可，头部麻木胀痛减轻，耳鸣减轻，头昏沉，左上肢略抖动，双下肢麻木，进食后自觉右下肢麻木胀痛感及腹部气顶感，纳眠差，梦多，小便频，夜尿较多，每夜二三次，大便干，3~4日一行。

[处方] 柴胡15g，山茱萸20g，防风15g，枳壳20g，巴戟天15g，木瓜12g，远志12g，独活20g，紫苏叶15g，厚朴15g，天麻（先煎）20g，威灵仙15g，羚羊角粉（冲服）2g，牡丹皮20g，黄芩15g。7剂，水煎服，日1剂。

2018年11月29日三诊：服药效好。现症见：左侧头痛头胀减轻，肢体颤抖减轻，以左手稍明显，情绪紧张时颤抖明显，伴心慌，右脚麻木，腹部不适感减轻，汗多，纳可，眠欠安，小便频，大便仍干，4~5日一行。

［处方］柴胡 15g，山茱萸 20g，防风 15g，枳壳 20g，巴戟天 15g，木瓜 12g，远志 12g，独活 20g，紫苏叶 15g，厚朴 15g，天麻（先煎）20g，威灵仙 15g，羚羊角粉（冲服）2g，牡丹皮 20g，黄芩 15g，川续断 15g，琥珀粉（冲服）2g，香附 15g。7 剂，水煎服，日 1 剂。

［分析］气机郁闭紊乱、经络痹阻为基本病机。肝气郁结，气滞血瘀，痹阻经络郁结之气窜扰经络则肢体颤动、腹部气顶感，经络痹阻，则肢体麻木、沉重；肝木侮金犯胃则腹胀，肝气郁滞，气行不畅，日久发为血瘀。《素问·脏气法时论》曰"肝欲散，急食辛以散之"，故采用解表类药物以宣达透散，使肝气调达，协调血府逐瘀汤加强疏肝解郁升散之力，调节紊乱的气机状态，羚羊角粉清热解毒、醒神开窍，琥珀粉重镇安神，可缓解和调节患者的焦虑情绪，对患者紊乱的心理状态进行调治。

十七、便秘

病案 吕某，男，48 岁。2013 年 4 月 5 日初诊。

［主诉］大便干结 4 年余。

［现病史］患者自述 4 年前行直肠手术后出现大便干结，4~5 日一行，每日 7~8 次，无规律，曾于当地治疗效不显。现症见：大便干结，无规律，无头痛头晕，口干，喜热饮，纳眠可，小便调。

［中医体征］舌淡红瘀，苔薄白。

［系统辨证脉象］涩、沉、燥。

［治法］行气解郁，清热活血。

［处方］香附 20g，苍术 30g，川芎 30g，白芍 20g，黄芩 15g，升麻 12g，青皮 9g，吴茱萸 9g，黄柏 15g，川楝子 12g，柴胡 12g，浙贝母 20g，桃仁 9g，红花 9g，荆芥 12g，秦艽 20g。7 剂，水煎服，日 1 剂。

2013 年 4 月 11 日二诊：病史同前，药后泻下黏滞大便，矢气多。现症见：眠差，多梦，眠浅易醒，白天易困，口干口苦，舌淡红，苔薄，脉弦紧。

［处方］香附 20g，苍术 30g，川芎 30g，白芍 20g，黄芩 15g，升麻 12g，

青皮 9 g，黄柏 15 g，川楝子 12 g，柴胡 12 g，浙贝母 20 g，桃仁 9 g，红花
9 g，荆芥 12 g，秦艽 20 g，桔梗 15 g，紫苏子 12 g，牡丹皮 20 g，防风 12 g。
14 剂，水煎服，日 1 剂。

2013 年 5 月 9 日三诊：病史同前，服药效可。现症见：仍口干，口苦，
睡眠改善，纳可，喝粥、饮茶时有烧心感，大便成形，每日 2~3 次，排便
时肛门有灼热感，小便可。舌瘀红，苔薄，脉敛、细、涩。

［处方］牡丹皮 20 g，栀子 12 g，贯众 20 g，柴胡 15 g，枳壳 15 g，厚
朴 15 g，防风 20 g，生麻黄 6 g，白芍 30 g，当归 12 g，川芎 15 g，香附 20 g，
苍术 20 g，浙贝母 20 g，槐角 9 g，秦皮 20 g，甘草 6 g，黄柏 12 g。14 剂，
水煎服，日 1 剂。

［治法］清热泻火，行气解郁。

［分析］患者个性原因，易忧愁思虑，思则脾伤气结，抑郁恼怒，肝
郁气滞，气机不利，导致腑气郁滞，通降失常，传导失职，糟粕内停，不
得下行，或大便干结，或出而不畅，而成气秘。如《金匮翼·便秘》曰："气
秘者，气内滞而物不行也。"肝气郁结，郁而化热，耗损津液，则大便干结；
气血运行不畅，升降失调，则大便不下。治疗上以行气解郁、清热活血为大法。
二诊泻下黏滞大便，矢气多均为气机得畅之表现，但诸症仍在，加用理气
活血之品。三诊大便成形，每日 2~3 次，排便时肛门有灼热感，治以清热
泻火为主，佐以行气解郁之品。

十八、胸闷

病案 冀某，男，39 岁。2013 年 5 月 28 日初诊。

［主诉］胸闷，气短 1 年余，加重 4 个月。

［现病史］患者自述感冒后出现胸闷，气短，于当地抗感冒治疗后改善。
现症见：胸闷，气短，乏力，无心悸，无咳嗽，无头晕头痛，纳眠可，二便调。

［中医体征］舌淡白，苔薄白。

［治法］行气解郁，化痰散结。

［处方］半夏 9 g，厚朴 12 g，茯神 20 g，紫苏叶 15 g，防风 12 g，远

志 12 g，当归 15 g，白芍 20 g，佩兰 20 g，朱砂（冲服）0.5 g，浙贝母 20 g，天麻（先煎）20 g，前胡 12 g，枇杷叶 12 g，降香 12 g。7 剂，水煎服，日 1 剂。

[分析] 患者因遇事抑郁，不能自行排解，以致肝失条达，疏泄失职，气机郁滞；郁怒肝阳动越，郁而化热，炼液为痰，阻滞中焦，心神失养，《杂病源流犀烛·心病源流》曰"总之七情之由作心痛"，出现胸闷、气短诸症；故治疗上以半夏厚朴汤为底方，浙贝母、前胡清热化痰，当归、白芍养血柔肝，朱砂、远志安神定志，诸药配伍，共奏行气解郁、化痰散结之功。

十九、脚凉

病案 孟某，女，64 岁。2013 年 4 月 11 日初诊。

[主诉] 双脚及左手大拇指发凉 4 年余。

[现病史] 患者自述 4 年前无明显诱因出现双脚发凉，脚心明显，夜间脚冷易醒，2012 年 6 月曾于医院住院治疗，效不显。曾服中药治疗，效不显。现症见：双脚发凉，小腿抽搐，晨起时加重，纳可，二便调。

[中医体征] 舌瘀红，苔白燥。

[系统辨证脉象] 细、敛、紧。

[治法] 行气解郁，活血柔肝。

[处方] 香附 20 g，苍术 20 g，白芍 30 g，当归 15 g，防风 20 g，独活 15 g，紫苏梗 20 g，党参 15 g，桃仁 9 g，红花 9 g，木香 9 g，五加皮 15 g。7 剂，水煎服，日 1 剂。

2013 年 5 月 9 日二诊：病史同前，服药效可。现症见：双脚发凉，早晨严重，偶有小腿抽筋，偶有口干多饮，无头痛头晕，无心慌胸闷，二便调。舌瘀红，脉细、敛、紧。

[治法] 理气解郁，补肾平肝。

[处方] 香附 20 g，苍术 20 g，白芍 30 g，当归 15 g，防风 20 g，独活 15 g，紫苏梗 20 g，黄芩 15 g，桃仁 9 g，红花 9 g，木香 9 g，五加皮 15 g，天麻（先煎）20 g，钩藤（后下）30 g，川牛膝 20 g，骨碎补 12 g，川续断 12 g。7 剂，水煎服，日 1 剂。

2013年5月23日三诊：病史同前，服药平妥。现仍双脚发凉，夜间脚凉尤甚，时眠中惊醒，偶有晨起后小腿抽筋，无四肢痛，纳可，眠可，二便调。舌瘀红，脉细、敛、紧。

［治法］行气散结，清热化痰。

［处方］半夏9g，厚朴12g，茯神20g，紫苏叶15g，防风12g，远志12g，当归15g，白芍20g，黄芩15g，玄参30g，黄连12g，黄柏12g。7剂，水煎服，日1剂。

2013年5月30日四诊：病史同前，服药平妥，现双脚仍发凉，晨起脚凉减轻，晨起易小腿抽筋，无四肢疼痛，自觉喉中有痰，纳可眠好，二便调。舌瘀红，脉细、敛、紧。

［处方］半夏9g，厚朴12g，茯神20g，紫苏叶15g，防风12g，远志12g，当归15g，白芍20g，黄芩15g，玄参30g，黄连12g，黄柏12g，羚羊角粉（冲服）2g，独活12g，桑白皮20g。7剂，水煎服，日1剂。

［分析］本案系思虑、惊悸而致的郁闷不舒案。《医源》云："天地之道，阴阳而已矣；阴阳之理，升降而已矣。"《素问·六微旨大论》又云："出入废则神机化灭，升降息则气立孤危。故非出入则无以生长壮老已，非升降则无以生长化收藏。"患者平素好思虑，郁闷，遇事放不下，日久肝气郁结，气机升降出入失调，气血运行不畅，气郁日久化热，耗伤气血，四肢失于温煦濡养则双脚凉、左手大拇指偶感发凉。故治疗上行气解郁、清热散结为大法。二诊患者年老体衰，肝肾不足，肝阳偏亢，加用天麻、钩藤、川牛膝平肝潜阳、引火归元，骨碎补、川续断滋补肝肾。三诊热象突出，加用黄芩、黄连、黄柏、玄参清全身之热。四诊自觉喉中有痰，加用独活、桑白皮以清热化痰。辨证论治，遣方用药，随症加减。

二十、肛门坠痛

病案 孙某，女，63岁。2013年5月17日初诊。

［主诉］肛门坠胀疼痛4年余。

［现病史］患者自述4年前出现头痛，继而出现尿急、尿频、尿痛、

肛门坠胀，后经治疗头痛、尿频、尿急、尿痛症状缓解。现症见：肛门坠胀疼痛，蚁行感，便后不畅，失眠，烦躁，纳可，小便调。

［中医体征］舌瘀红，苔薄黄。

［系统辨证脉象］细、敛、沉。

［治法］理气活血，清热化痰。

［处方］香附 20 g，苍术 20 g，白芍 30 g，当归 15 g，青皮 9 g，桔梗 15 g，浙贝母 20 g，防风 20 g，紫苏叶 15 g，半夏 9 g，玄参 30 g，麦冬 30 g，枳壳 12 g，牡丹皮 15 g，栀子 9 g。7 剂，水煎服，日 1 剂。

［分析］《诸病源候论》曰："淋者，肾虚而膀胱热也……膀胱热则小便涩。"本案患者情绪烦躁，恼怒伤肝，肝失疏泄，气血运行不畅，肝郁化热，郁于下焦，膀胱气化不利，发为气淋，则尿急，尿频，尿痛；气郁化火，肝阳上亢，气壅脉满，清阳受扰而头痛；气机失调，升降不利，则肛门坠胀疼痛；气机郁滞，影响水液输布，郁热酿液为痰，痰火扰神，则失眠。故治疗上以理气活血、清热化痰为大法。

二十一、面痛

病案 段某，男，73 岁。2013 年 5 月 31 日初诊。

［主诉］右三叉神经痛 10 年余，加重 2 天。

［现病史］患者自述无明显诱因出现右脸面部电击样疼痛，曾服尼美舒利、卡马西平治疗，效不显。现症见：右脸电击样疼痛，左面部痉挛样抽搐。右侧鼻唇沟变浅，纳眠可，二便调。

［中医体征］舌淡红，苔薄白。

［系统辨证脉象］紧、动、数。

［治法］平肝息风，清热活血。

［处方］天麻（先煎）30 g，钩藤（后下）30 g，石决明 30 g，栀子 9 g，杜仲 12 g，桑寄生 12 g，川牛膝 15 g，黄芩 12 g，首乌藤 12 g，茯神 15 g，益母草 12 g，紫苏梗 20 g，玄参 30 g，知母 12 g，牡丹皮 15 g，川楝子 9 g。7 剂，水煎服，日 1 剂。

　　[分析]《难经·四十七难》中说："人头者，诸阳之会也。"患者情志不舒，郁怒伤肝，肝失条达，失于疏泄，肝郁化火，内风上扰，气滞血凝，阻遏经络，导致"不通则痛"。治宜平肝息风为主，配合清热活血、补益肝肾。以天麻钩藤饮为基础方，方中天麻、钩藤、石决明平肝息风；栀子、黄芩、知母清肝泻火；杜仲、桑寄生补益肝肾；首乌藤、茯神养心安神；益母草活血利水；牛膝活血通络，引血下行；川楝子疏肝行气之痛；牡丹皮、玄参凉血活血；紫苏梗理气宽中止痛。诸药合用，共成清热平肝、理气活血、潜阳息风之效。

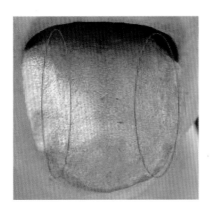

图 1　分界线

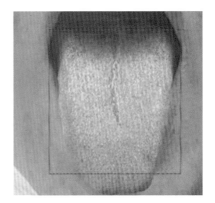

图 2　舌干

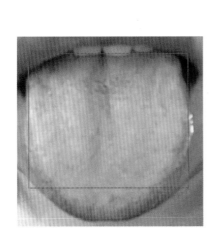

图 3　舌苔糙腻

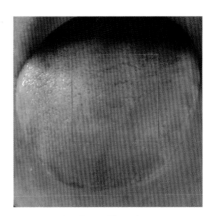

图 4　裂纹舌